全国高职高专旅游管理专业系列规划教材

食品营养与卫生

（第二版）

主　编　彭　萍
副主编　李晓英

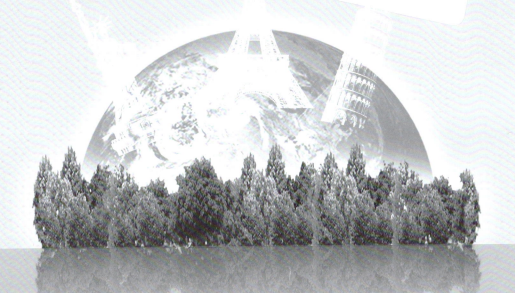

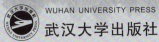

武汉大学出版社

图书在版编目(CIP)数据

食品营养与卫生/彭萍主编;李晓英副主编. —2版. —武汉:武汉大学出版社,2012.8(2017.2重印)
全国高职高专旅游管理专业系列规划教材
ISBN 978-7-307-09765-0

Ⅰ.食… Ⅱ.①彭… ②李… Ⅲ.①食品营养—高等职业教育—教材 ②食品卫生—高等职业教育—教材 Ⅳ.①R15

中国版本图书馆 CIP 数据核字(2012)第089521号

责任编辑:柴 艺　　责任校对:刘 欣　　版式设计:韩闻锦

出版发行:**武汉大学出版社**　(430072　武昌　珞珈山)
（电子邮件:cbs22@whu.edu.cn　网址:www.wdp.com.cn）
印刷:武汉鑫佳捷印务有限公司
开本:787×1092　1/16　印张:11.75　字数:269千字　插页:1
版次:2006年3月第1版　2012年8月第2版
　　 2017年2月第2版第3次印刷
ISBN 978-7-307-09765-0/R·162　　定价:20.00元

版权所有,不得翻印;凡购买我社的图书,如有质量问题,请与当地图书销售部门联系调换。

前 言

当今世界，食品营养与安全问题已对人类的生存和发展产生了重大影响。世界贸易组织有关资料显示，就全世界而言，因营养不良和食用不洁食品而引发的食源性疾病发病率呈逐年上升趋势，而且恶性事件不断发生。全世界2/3以上的人患有不同程度的营养失衡等综合症状，每年有数亿人因食品污染而感染疾病，约有200万儿童因食物和水污染而丧生。因此，食品营养与安全已成为全人类所普遍关心的话题。

在此背景下，为填补高职高专学生在食品营养与卫生知识方面的空白，满足新时期旅游行业对专业领域人才的需求，深化高等职业教育的教学改革，根据全国旅游管理专业高等职业教育教材研讨会的要求，我们编写了这本教材。本书在形式上，注重对学生旅游综合职业能力和岗位实践能力的培养；在内容上，能更好地与食品生产、加工、销售以及人们的日常生活相联系，更多地介绍了有关食品营养与食品安全等方面的新知识和新动向，有些最新资料在国内是第一次引用，这使教材体系更完整、更科学；在方法上，注重知识的应用性和可操作性，力求理论与实际相结合，通俗易懂。

本书由彭萍任主编，李晓英任副主编。全书的编写分工是：湖北大学职业技术学院彭萍编写第一章、第四章；大连大学旅游学院李晓英编写第二章、第三章；湖北大学职业技术学院张文杰编写第五章、第六章。

在本书的编写过程中，我们参考了许多文献、资料，难以一一鸣谢作者，在此一并表示感谢。

本书在编写过程中，得到全国旅游职业教育指导委员会的悉心指导，得到湖北大学职业技术学院领导及同行的关怀和支持，得到武汉大学出版社的大力支持，谨此表示感谢。

由于编者的水平有限，缺点和错误难免，恳请广大读者批评指正。

编　者

目 录

绪论 ………………………………………………… 001

第 1 章
人体需要的营养素和能量 ………………………… 004
 第一节 蛋白质 ……………………………… 004
 第二节 脂肪 ………………………………… 009
 第三节 碳水化合物 ………………………… 013
 第四节 维生素 ……………………………… 017
 第五节 矿物质 ……………………………… 022
 第六节 水 …………………………………… 027
 第七节 人体热能 …………………………… 029

第 2 章
各类食品的营养价值与特殊功效 ………………… 032
 第一节 动物性食品的营养价值及特殊功效 ……… 034
 第二节 植物性食品的营养价值及特殊功效 ……… 044
 第三节 其他食品的营养价值及特殊功效 ………… 059

第3章
餐饮行业中的营养学 ··· 065
第一节 营养素与烹调 ··· 065
第二节 合理营养与平衡膳食 ··· 075
第三节 中国及国外具代表性国家膳食结构与特点 ··· 083
第四节 餐饮行业特殊宾客的营养与膳食 ··············· 094

第4章
食品污染与危害 ··· 104
第一节 食品污染 ··· 104
第二节 食品腐败变质 ··· 107
第三节 食品添加剂 ··· 109
第四节 食品容器，包装材料的卫生和安全 ··············· 118
第五节 消化道传染病和寄生虫病 ··························· 119

第5章
食源性疾病及其预防 ··· 125
第一节 食源性疾病的分类、产生原因和事故处理 ··· 125
第二节 细菌性食源性疾病 ····································· 129
第三节 动物、植物性食源性疾病 ··························· 134
第四节 其他方面食源性疾病 ··································· 137
第五节 食物过敏 ··· 141

第6章
食品安全与卫生管理 ··· 145
第一节 食品安全现状及对策 ··································· 146
第二节 各类食品的安全 ··· 151
第三节 食品标准 ··· 158
第四节 食品卫生监督管理体系 ································· 164
第五节 餐饮行业卫生管理 ····································· 170

参考文献 ··· 181

绪 论

食品营养与卫生，是运用现代食品营养与卫生学的基础理论和基本原则来研究食品成分、营养价值、卫生标准，合理膳食，防止食品污染和有害因素对人体的危害，预防食物中毒和维护人体健康的一门综合性应用学科。这门课程实际上包含既有区别又密切联系的两门学科，即食品营养学与食品卫生学。二者有各自的研究对象、内容、理论体系、方法，又都体现在人类的饮食生活中。具体而言，食品营养学是研究食物中的有益成分与健康的关系，食品卫生学则是研究食物中的有毒有害成分与健康的关系。

我国古代有关饮食调养、健身、治疗方面的文献与专著很多，例如《食经》、《千金食话》、《食疗本草》、《食物本草》、《食医心鉴》、《饮膳正要》等，这些古典的养生学说都从肌体与外界食物间的辩证关系，用"食医同源"、"医膳同功"的唯物观点，论述了食物的功用和合理营养的重要意义。《千金食话》说："安生之本，必资于食……不知食宜者，不足以生存也。"另有《周礼·天官》说："以五味五谷五药养其病。"五味五谷就是饮食调养。特别是墨子在《辞过篇》中说："其为食也，是以增气、充虚、疆体、适腹而已矣。"如果以现代营养生理学的观点来解释，这就是说，食物在体内的功能，是输入热能，使身体有气力（"增气"）；补充身体组成物质的消耗，维持新陈代谢的进行（"充虚"）；提供有生理重要性的物质，增强体质，维护健康("疆体");满足口胃的食欲("适腹")。《黄帝内经·素问篇》也提出五谷为养、五果为助、五畜为益、五菜为充等合理营养和平衡膳食的概念。

随着社会的发展,人们对饮食营养卫生的知识也更加丰富。元朝忽思慧所著的《饮膳正要》,全面介绍了正常营养、食物、食谱、烹调方法、食物中毒和营养治疗等知识,可以说是我国最早的一本内容丰富的食品营养与卫生书籍,之后有关食品加工、保藏、卫生等文献记载还有很多。从人类历史发展的观点看,这些知识的积累与观念的形成,为现代营养学奠定了基础。

新中国成立以后,我国的人民营养卫生事业有了进一步发展,整顿及设置了营养科研机构,建立了各级卫生防疫机构,创办了营养学刊,培养了专门的人才队伍,开展营养性调查、保健膳食和营养缺乏病的调查与防治等多种活动。

近年来我国居民的营养状况得到了很大改善,1993年国务院颁布和组织实施的《20世纪90年代中国食物结构改革与纲要》,对促进20世纪90年代我国农业、食品、卫生、科技等食物生产相关行业发展,增强食物综合生产能力,提高居民食物消费和营养水平产生了重大影响;2000年推出《中国居民膳食营养素参考摄入量(DRIs)》,为进一步推广合理饮食、促进健康发挥了重要作用,中国居民营养与健康状况数据库的建立为科学研究提供了主要资源。目前,我国居民人均每日热能、蛋白质、脂肪摄入量已基本满足,反映食品消费支出占生活费支出比重的恩格尔系数,城镇为44.5%,农村为53.4%。小康目标的恩格尔系数是40%~50%,城镇已达到小康目标,农村也接近小康目标。

我国食品卫生学的发展源于20世纪初,目前主要研究以下几方面:首先,新的生物性污染物的出现。其次,新的化学性污染物的出现。此外,食品新技术和新型食品的出现,如转基因食品等带来了食品安全的新问题。

我国日益重视食品安全卫生工作。为了保证人民身体健康,1995年第八届全国人民代表大会常务委员会第十六次会议通过了《中华人民共和国食品卫生法》;1988年开始,先后颁布17个食品企业卫生规范,对厂房、设备、设施和企业自身卫生管理等方面提出了卫生要求;2002年提出执行《食品生产企业危害分析与关键控制点(HACCP)管理体系认证管理规定》,在多个企业中推广HACCP;2009年第十一届全国人民代表大会常务委员会第七次会议通过了《中华人民共和国食品安全法》,最大限度保证食品卫生安全,预防食物中毒的发生。

讲究营养、减少污染、关注健康已成为社会文明的重要标志。在科技迅速发展的今天,旅游饭店作为弘扬中国饮食文化的窗口,除了要展示中国高超精湛的烹饪技术和"色、香、味、形俱佳"的丰富菜肴外,更要注重食品营养与合理搭配。因此,从事饭店服务、烹饪的技术人员必须学习和掌握食品营养与卫生的基础知识,应用这些知识指导工作。这是编写本教材的目的。

本课程的主要学习内容是:

(1)各类营养素对人体的主要生理功能和食物的营养特点,依据平衡膳食原则来合理配膳。

(2)各类营养素的理化性质及其在烹调加工过程中的变化情况,减少和防止各类营养素在烹调中的损失，做到合理烹调。

（3）食品及制品的卫生要求和卫生管理，食品污染、腐败变质的原因、预防措施及怎样对食品进行合理储存。

（4）食物中毒的发生原因、中毒症状和预防措施，与饮食行业有关的几种主要传染病的预防知识。

（5）食品卫生管理，包括食品卫生、环境卫生、个人卫生、操作卫生管理。

第1章
人体需要的营养素和能量

【学习目标】

通过本章的学习,学生应掌握蛋白质、脂肪、碳水化合物的生理功能;正确理解必需氨基酸、必需脂肪酸对人体健康的意义;掌握维生素、矿物质的生理功能及缺乏症;了解各种营养素的推荐摄入量;了解膳食纤维的生理功能及科学饮水的方法。

食物能不断地供给人体必需的物质,以维持人体正常发育,包括供给能量、维护健康和修复损伤等,这些作用的总和,就叫"营养"。食物内所含的促进身体生长、发育、繁殖以及维持各种生理活动的物质,称为"营养素"。食品营养是食品中所含的能被人体摄取的维持生命活动的物质及其特性的总称。

目前已知人体需要的营养素有42种,归纳起来为7大类,即蛋白质、脂肪、碳水化合物、矿物质、维生素、水和膳食纤维,此外还包括其他一些生物活性物质。营养素的基本功能是:构成机体组织,供给身体生存、发展和更新组织所需的原料,调节生理功能和提供人体所需的能量。

第一节 蛋 白 质

蛋白质是由多种氨基酸组成的高分子化合物,主要由碳、氢、氧、氮4种元素构成,有的还含有少量的硫、磷、铁和铜元素。氮元素在各种蛋白质中的含量是最稳定的，平均含量为16%。因此，只要测得食物的含氮量，就可计算该食物的蛋白质含量。

氨基酸是含有氨基的有机酸，是组成蛋白质的基本单位。天然氨基酸有很多种，构成蛋白质的氨基酸主要是其中的20多种。

一、蛋白质的生理功能

（一）构成机体，修复组织

蛋白质是生命的基础，是细胞的重要成分，因而是构成全身各种器官和组织的基本成分、修复各种组织的主要原料。人体的肌肉、血液、皮肤、头发等，没有一样不是由蛋白质形成的。儿童的生长发育需要充足的蛋白质。成人各种器官和组织的细胞都在不断地衰老、死亡与新生，疾病使细胞破坏加快，所有这些都需要蛋白质来修复组织。

（二）调节生理功能

蛋白质也是体液的主要成分，如激素、酶、抗体和血浆蛋白，都直接或间接来自蛋白质。激素能调节生理功能，酶能调节新陈代谢，抗体能增加人体对感染的抵抗力，血浆蛋白能维持血液内的胶体渗透压。此外，遗传信息的传递及许多主要物质的转运都与蛋白质有关。

（三）供给能量

人体热量主要由糖类供给，蛋白质只予以补充，约占总蛋白质的14%，1克蛋白质在体内氧化可产生4千卡（16.7千焦耳）热量。

二、人体对蛋白质和氨基酸的需求

（一）氮平衡

所谓氮平衡是指一个人每日摄入的氮量与排出的氮量相等时的状态。氮平衡说明组织蛋白质的分解与合成处于动态平衡状态，多见于成年人。氮平衡用下式表示：

摄入氮=尿氮+粪氮+其他氮损失（从皮肤及其他途径损失的氮）

对婴儿、儿童、少年、孕妇、哺乳期妇女及恢复期的病人，因机体内大量组织蛋白质形成，所以会出现正氮平衡，即摄入的氮量多于排出的氮量时的氮平衡状态。

如机体内蛋白质的分解量多于合成量就会出现负氮平衡，即摄入的氮量少于排出的氮量时的氮平衡状态。一般机体处于病态、膳食中蛋白质摄入量不足时会出现这种状态。

在机体正常生长发育的情况下，保持总氮平衡或正氮平衡，防止负氮平衡的最有效的办法，就是摄取足够量的优质蛋白质。

（二）必需氨基酸及需要量

必需氨基酸是人体必需但自身不能合成或合成速度不能满足机体需要，必须由食物供给的氨基酸，包括异亮氨酸、亮氨酸、赖氨酸、蛋氨酸、苯丙氨酸、苏氨酸、色氨酸、缬氨酸、组氨酸（婴儿必需）。此外，胱氨酸可节约蛋氨酸，酪氨酸可节约苯丙氨酸，人们称之为半必需氨基酸。在人体内能够合成或者可由其他氨基酸转变而成，可以不必由食物蛋白质供给的氨基酸称为非必需氨基酸。

人体对必需氨基酸的需要量随着年龄的增长而不断下降。婴儿和儿童对必需氨基酸的需要量比成人高，主要是用以满足其合成蛋白质，促进生长、发育的需要。

人体对必需氨基酸不仅有数量上的需要，而且还有比例上的要求。这是因为组成人体各种组织细胞蛋白质的氨基酸有一定的比例，每日膳食中蛋白质所提供的各种必需氨基酸必须与此种比例一致才能在体内充分被机体利用，满足机体合成组织细胞蛋白质的需要。如果膳食中蛋白质的氨基酸构成比例与机体的需要不相符合，一种必需氨基酸的数量不足，其他氨基酸就不能得到充分利用，蛋白质合成就不能顺利进行，长期下去易造成蛋白质缺乏症，对人体健康造成危害。

几种食物蛋白质和人体蛋白质的氨基酸模式见表1-1。

表1-1　　　　　　　　几种食物蛋白质和人体蛋白质的氨基酸模式

氨基酸名称	鸡蛋	牛奶	牛肉	大豆	面粉	大米	人体
异亮氨酸	3.2	3.4	4.4	4.3	3.8	4.0	4.0
亮氨酸	5.1	6.8	6.8	5.7	6.4	6.3	7.0
赖氨酸	4.1	5.6	7.2	4.9	1.8	2.3	5.5
蛋氨酸+半胱氨酸	3.4	2.4	3.2	1.2	2.8	2.8	2.3
本丙氨酸+酪氨酸	5.5	7.3	6.2	3.2	7.2	7.2	3.8
苏氨酸	2.8	3.1	3.6	2.8	2.5	2.5	2.9
缬氨酸	3.9	4.6	4.6	3.2	3.8	3.8	4.8
色氨酸	1.0	1.0	1.0	1.0	1.0	1.0	1.0

（三）限制性氨基酸

当食物蛋白质中某一种或几种必需氨基酸含量不足或缺乏时，会限制其他氨基酸发挥作用，这些必需氨基酸称为限制性氨基酸，依缺乏程度称为第一、第二、第三限制性氨基酸。

一般来说，赖氨酸是谷类蛋白质的第一限制性氨基酸，蛋氨酸则是大豆、花生、牛奶和肉类蛋白质的第一限制性氨基酸；小麦、大麦、燕麦和大米缺乏苏氨酸，玉米缺乏色氨酸，苏氨酸、色氨酸分别是它们的第二限制性氨基酸。要改变这种状况，通常进行食品强化或食物相互搭配，可以改进必需氨基酸平衡和提高蛋白质的利用率。常见植物性食物的限制性氨基酸见表1-2。

表1-2　　　　　　　　常见植物性食物的限制性氨基酸

食物种类	第一限制性氨基酸	第二限制性氨基酸	第三限制性氨基酸
小麦	赖氨酸	苏氨酸	缬氨酸
大麦	赖氨酸	苏氨酸	蛋氨酸

续表

食物种类	第一限制性氨基酸	第二限制性氨基酸	第三限制性氨基酸
大米	赖氨酸	苏氨酸	—
玉米	赖氨酸	色氨酸	苏氨酸
花生	蛋氨酸	—	—
大豆	蛋氨酸	—	—

三、食物蛋白质的营养价值

各种食物中蛋白质的组成成分不同，其营养价值也不同。通常将营养价值较高的蛋白质称为完全蛋白质，较低的称为不完全蛋白质。一般来说，蛋类、乳类、鱼类、肉类和大豆蛋白质的营养价值较高，而一般植物性食物蛋白质的营养价值较低。此种方法较粗略，仅具有相对意义。

食物中蛋白质的营养价值高低，主要取决于其所含必需氨基酸的种类、含量及其相互比例是否与人体内的蛋白质相近似。影响蛋白质价值的因素有以下几点。

（一）食物蛋白质含量

食物蛋白质含量的多少，虽然不能决定一种食物蛋白质营养价值的高低，但评定时一般以含量为基础，不能脱离含量单纯考虑营养价值。因为某种食物即便营养价值很高，但含量太低，也不能满足机体需要，无法发挥优质蛋白质应有的作用。

食物蛋白质含量的测定一般通过凯氏定氮法测定其含氮量，多数蛋白质的平均含氮量为16%，所以测得的含氮量乘以6.25（100/16），即为蛋白质含量。

日常食物中，谷类每500克约含蛋白质40克，同量的豆类含蛋白质150克、蔬菜含蛋白质5~10克、肉类含蛋白质80克、蛋类含蛋白质60克、鱼类含蛋白质50~60克。

（二）蛋白质质量

食物蛋白质的质量高低是影响其营养价值的主要因素。食物蛋白质的质量、价值或平衡取决于其所含氨基酸的种类和数量，这是人体利用蛋白质效率的指标。高质量的蛋白质所含必需氨基酸与人体的需要是相当或接近的。从各种食物蛋白的必需氨基酸组成可以看出，蛋、乳、鱼、肉和大豆蛋白质的质量优于一般植物性蛋白质。

（三）蛋白质消化率

蛋白质消化率是指一种食物蛋白质被消化酶分解的程度。蛋白质消化率越高，则被机体吸收利用的可能性越大，其营养价值也就越高。蛋白质消化率通常以蛋白质中被消化吸收的氮的数量与该种蛋白质含氮总量的比值来表示：

$$蛋白质消化率 = \frac{蛋白质中被消化吸收的氮的数量}{蛋白质含氮总量}$$

$$= \frac{食物中含氮总量-（粪中排出氮量-肠道代谢废物氮）}{食物中含氮总量} \times 100\%$$

有许多因素可以影响食物中蛋白质的消化率，如食物的属性、抗营养因子和烹调加工条件等。一般植物性食物中蛋白质的消化率要比动物性食物蛋白质的消化率低。有的食物中含有蛋白质酶抑制剂、如大豆中的胰蛋白质酶抑制剂、蛋清中的抗生物素等，都可降低蛋白质的消化率。

按常用方法烹调食物时，蛋白质的消化率奶类为97%~98%，肉类为92%~94%，蛋类为98%，米饭为82%，面食为79%，马铃薯为74%，玉米面窝头为66%。

（四）蛋白质的互补作用

蛋白质的互补作用是指不同食物相互搭配，使各自所含蛋白质中缺少的必需氨基酸得以补偿，以提高蛋白质的总体营养价值。蛋白质的互补作用或称氨基酸的互补作用，在饮食调配、烹饪原料的选择和提高蛋白质的生物价方面有着重要的意义。

发挥食物蛋白质的互补作用，应遵循的原则是：

（1）搭配的食物种类应越多越好，这是因为饮食多样化不仅增进食欲，而且氨基酸的种类会更完全。

（2）食物的种属越远越好，这是因为动、植物性食物之间搭配更有利于提高蛋白质的生理价值（如表1-3所示）。

（3）要同时吃各种食物，这是因为人体所需的氨基酸只有同时到达身体各组织，才能构成组织蛋白质。

表 1-3　　　　　　　　　几种食物混合后蛋白质的生理价值

蛋白质来源	混合食用所占份数	生理价值	
		单独食用	混合食用
大豆	3	64	77
小麦	2	67	
玉米	2	60	
小米	2	57	73
大豆	1	64	
小麦	6	67	
小米	4	57	89
大豆	1	64	
干牛肉	2	76	

四、蛋白质的食物来源及供给量

（一）蛋白质的食物来源

供给人体所需蛋白质的食物包括动物性食物和植物性食物（如表1-4所示）。动物性食物主要是肉类及动物内脏，畜、禽、鱼的蛋白质含量一般为10%~30%，蛋类为11%~14%，奶类为1.5%~3.8%。动物性食物蛋白质含量高，易消化吸收，质量好，还能改善菜肴口味，属于优质蛋白质，缺点是脂肪含量较高，因此选择动物性食物应有一定限度。植物性食物中，黄豆蛋白质含量达 36%~40%，质量也较优，素有植物肉之称；其他干豆类蛋白质含量在 20% 左右，尤以赖氨酸含量较多，可与粮谷等主食搭配食用，能起到较好的互补作用；硬果类如花生、核桃含有 15%~20% 的蛋白质；粮食一般只含 6%~10% 的蛋白质，而且质量较差，但因是主食，摄入量较大，仍是食物蛋白质的主要来源，应注意选择互补食物搭配使用。

表 1-4　　　　　　　　　　　供给蛋白质的主要食物

食物	蛋白质含量（%）	营养性
牛奶	3.3	完全
鸡蛋	12.3	完全
瘦牛肉	20.3	完全
肥猪肉	16.7	完全
整米	9.5	完全
整麦	12.4	完全
干黄豆	69.2	完全
鲜豌豆	6.4	不完全
玉米	8.6	不完全

（二）蛋白质的供给量

膳食中蛋白质的供给量可占总热能的 10%~14%，其中儿童和青少年正处于生长发育期，对蛋白质的需求量稍高，为 12%~14%，成年人为 10%~12%。

我国居民每日膳食蛋白质供给量为：1 岁以内婴儿每千克为 1.5~3 克，14 岁男青少年为 85 克，成年男性为 80 克，成年女性为 70 克。

保证供给充足蛋白质的同时，应保证供给充足的热量，如热量供给不足，就不能有效地利用食物蛋白质，造成氮的丢失。

第二节　脂　　肪

脂肪，广义包括中性脂肪和类脂质，狭义仅指中性脂肪。中性脂肪是构成机体的储备脂肪，而类脂质是细胞原生质组成的固定脂，又称原生质脂。营养学上重要的脂类主要有甘油三酯、磷脂、固醇类。食物中的脂类 95% 是甘油三酯，5% 是其他脂类。脂肪主要由碳、氢、氧三种元素组成，有的含少量磷、氮等元素。

一、脂肪的生理功能

（一）供给能量

人类合理膳食总能量的20%～30%由脂肪供给。脂肪属高能源营养素，每克脂肪在体内氧化可产生9千卡热量，比碳水化合物和蛋白质高1倍，在体内可作为储备热能的"燃料库"。当机体能量消耗大于摄入量时，贮存脂肪即可随时补充机体所需的能量。

（二）构成组织

磷脂和胆固醇是所有生物膜的主要组成成分，如细胞膜、内质膜、核膜等主要机体的生物膜，胆固醇还是组成维生素D、胆汁酸、性激素、肾上腺激素的主要原料，这些物质在调节、维持机体代谢过程中起着重要作用。

（三）供给必需脂肪酸

脂肪为机体提供必需脂肪酸和其他具有特殊营养功能的多不饱和脂肪酸，满足机体的正常生理需要。

（四）提供脂溶性维生素并促进其消化吸收

如鱼肝油和奶油富含维生素A、维生素D，麦胚油富含维生素E。脂肪还能促进脂溶性维生素的吸收。

（五）增加食物风味与饱腹感

脂肪能改善食品的感官性状，增加食品风味，促进食欲。脂肪富含热量，是一种比较浓缩的食物，在胃内停留时间长，不易饥饿，饱腹作用强。

二、脂肪酸

脂肪酸是有机酸中链状羧酸的总称，与甘油结合成脂肪，分为饱和脂肪酸和不饱和脂肪酸。组成脂肪的脂肪酸种类很多，由不同脂肪酸组成的脂肪其功能也不同。

（一）必需脂肪酸

必需脂肪酸是指不能被机体合成，但又是人体生命活动所必需，一定要由食物供给的脂肪酸。过去认为，亚油酸、亚麻酸和花生四烯酸是人体必需脂肪酸，但是亚麻酸和花生四烯酸可以由亚油酸合成，亚麻酸虽然有一定促进生长的作用，却不能消除亚油酸缺乏导致的症状，所以，亚油酸是重要的必需脂肪酸，α-亚麻酸也属于必需脂肪酸。

必需脂肪酸在人体内具有重要的生理功能，它是组织细胞的组成成分，对线粒体和细胞膜的结构特别重要，在体内参与磷脂的合成，对胆固醇的代谢也很重要，胆固醇与必需脂肪酸结合后才能在体内进行正常代谢；动物的精子形成也与必需脂肪酸有关，缺乏它可导致不孕症。长期摄入不含脂肪膳食的人会出现皮炎和伤口难愈合等现象。

（二）饱和脂肪酸

饱和脂肪酸是直链上不含双键的脂肪酸，如软脂酸、花生酸、月桂酸等。通常4～12碳的脂肪酸都是饱和脂肪酸。

已经证明，血浆中胆固醇的含量可受食物中饱和脂肪酸与多不饱和脂肪酸的影响。饱和脂肪酸可增加肝脏合成胆固醇的速度，提高血胆固醇的浓度。摄取过量的饱和脂肪酸会增加引起冠心病的危险。

（三）不饱和脂肪酸

不饱和脂肪酸是直链上有一个或一个以上的双键的脂肪酸，如亚油酸、亚麻酸、花生四烯酸等。多不饱和脂肪酸根据其距离脂肪中性末端（ω端）的第一个双键位置不同，分为ω-6和ω-3两类多不饱和脂肪酸。这些脂肪酸对人体健康虽然有很多益处，但不可忽视其会导致脂质过氧化作用，对细胞和组织造成一定损伤。在考虑脂肪摄入量时，必须同时考虑饱和脂肪酸、多不饱和脂肪酸和单不饱和脂肪酸三者间的合适比例。

常见食物的脂肪酸构成见表1-5。

表1-5　　　　　　　　　　　　　　常见食物的脂肪酸构成

食物	饱和脂肪酸	单不饱和脂肪酸	多不饱和脂肪酸	食物	饱和脂肪酸	单不饱和脂肪酸	多不饱和脂肪酸
猪油	42.7	45.6	8.5	橄榄油	14.0	77.0	8.0
牛油	51.6	42.1	6.3	茶油	9.8	82.3	7.6
羊油	62.6	33.5	3.9	菜子油	4.5	74.0	21.5
鸡油	25.9	45.8	26	花生油	19.9	42.5	37.6
鸭油	29.1	48.4	20.5	大豆油	14.8	20.9	62.8
黄油	58.3	34.3	5.8	玉米油	12.0	28.0	57.0
深海鱼油	28	23	49	芝麻油	12.5	40.9	46.6
红花油	10	13	77	米糠油	20.8	44.1	35.2
葵花子油	11.0	26.0	59.0	棕榈油	59	39	10
棉子油	27.9	16.5	55.6	椰子油	92	6	2

资料来源：陈炳卿，孙长颢. 营养与健康. 北京：化学工业出版社，2004.

三、膳食脂肪与健康

（一）膳食脂肪与心血管疾病的关系

脂肪摄入量过高，尤其饱和脂肪酸摄入量高，是导致血胆固醇、甘油三酯和低密度脂蛋白胆固醇升高的主要原因。血浆中胆固醇过多，沉积在大、中动脉内膜上，这样会最终造成动脉管狭窄，形成动脉粥样硬化，增加患冠心病的危险。

（二）膳食脂肪与癌的关系

专家研究和动物实验得出脂肪的摄入量与某些癌症的生成有关，膳食脂肪总量增加，某些癌的发生也增加，尤其是乳腺癌和结肠直肠癌。最新研究成果指出，人体必需脂肪酸的摄入也要强调正确选择，过量食用某一必需脂肪酸，如ω-6多不饱和脂肪酸（多分布在种子、谷子中），会导致人患癌症、抑郁症、肥胖症、胰岛综合症等。专家提倡食用橄榄油、茶油，它们富含维生素E，必需脂肪酸含量均衡，因而导致疾病的可能性较小。

(三) 膳食脂肪与免疫应答的关系

动物实验揭示高脂肪摄入和肥胖导致免疫应答下降。亚油酸摄入量高，对免疫功能有抑制作用。脂肪摄入量低，维生素 A 的来源就主要靠 β-胡萝卜素，若 β-胡萝卜素的摄入少，易造成维生素 A 缺乏。维生素 A 缺乏会导致免疫功能下降，增加呼吸道感染和腹泻。

(四) 膳食脂肪与肥胖的关系

引起肥胖的原因很多，最根本的原因是摄入的能量超过了消耗所需的能量，多余的能量转化为脂肪储存在体内。脂肪是浓缩的能量，在肥胖中起的作用不可忽视。肥胖是导致一些慢性病的重要危险因素，如肥胖者患糖尿病的比率比体重正常者高 3~5 倍。

脂肪过量摄入会对人体健康带来危害，但适量脂肪对人体生理和心理健康是不可缺少的。脂肪不等于肥胖病、动脉粥样硬化、冠心病、中风、乳腺癌、直肠癌等。

☞ **知识链接**

营养均衡应关注脂肪酸平衡

现代科学认为，健康是指人体处于高度平衡的和谐状态。目前人们对蛋白质、维生素、矿物质等名词耳熟能详，而脂肪酸平衡这个科学概念却很少有人关注。脂肪酸平衡主要是指膳食脂肪酸中饱和脂肪酸、单不饱和脂肪酸、多不饱和脂肪酸三者比例要适当，而且多不饱和脂肪酸中 ω-6 与 ω-3 的比例也要适当。

专家指出：减少膳食脂肪摄入量的同时，必须考虑各种脂肪酸的搭配，按适宜比例摄入。它能防止心血管疾病，并促进胎儿、婴幼儿脑和视功能的发育。

脂肪酸的失衡，是引发血脂异常、心脑血管疾病等多种慢性疾病的主要原因之一。《中国居民膳食营养参考摄入量》指出，在控制膳食总脂肪摄入小于总能量摄入 30% 的前提下，少吃含饱和脂肪酸多的动物油，使饱和脂肪酸供能小于 10%，而单不饱和脂肪酸和多不饱和脂肪酸供能都为 10%；在多不饱和脂肪酸中，亚油酸和 α-亚麻酸的比例为 4~6∶10。

除了对膳食脂肪的科学了解，膳食多样化，合理地控制膳食脂肪的数量和质量，是实现脂肪酸平衡的关键。

资料来源：赵杨. 营养均衡应关注脂肪酸平衡. 光明日报（科技周刊版），2005-7-21 (7).

四、脂肪的食物来源及供给量

(一) 脂肪的食物来源

脂肪的来源主要是烹调油，也包括食物本身所含的油脂。通常，动物脂肪所含饱和脂肪酸较多，而植物油含不饱和脂肪酸较多，是人体必需脂肪酸的良好来源。一般认为，植物油如大豆油、花生油、芝麻油、玉米油、米糠油、橄榄油、茶油等营养价值高，动物脂肪如奶油、蛋黄油、鱼脂、鱼肝油的营养价值高。动物性食物以肉类脂肪较高，禽类次之，鱼类较少。肉类中猪肉、羊肉脂肪含量较高，牛肉次之。

几种食物的脂肪含量见表1-6。

表1-6　　　　　　　　　几种食物的脂肪含量　　　　　　　　单位：g/100g

名称	含量	名称	含量	名称	含量
猪肉（肥）	90.4	芝麻	39.6	鱿鱼	3.1
猪肉（肥瘦）	37.0	葵瓜子仁	53.4	草鱼	5.2
牛肉（肥瘦）	13.4	松子仁	70.6	带鱼	4.9
羊肉（肥瘦）	14.1	大枣（干）	0.4	大马哈鱼	8.6
鸡肉	9.4	栗子（干）	2	海鳗	5.0
鸡蛋	10.0	南瓜子（炒）	46.1	鲤鱼	4.1
鸡腿	13.0	西瓜子（炒）	44.8	猪肝	3.5
大豆	16.0	水果	0.1~0.5	猪大肠	18.7
核桃仁	58.8	蔬菜	0.1~0.5	猪蹄爪尖	20.0
花生仁	44.3	大黄鱼	2.5	猪脖子	60.5

（二）脂肪的供给量

人体脂肪的需求量是根据人的年龄、生理变化和劳动强度来确定的。

我国建议每日膳食中脂肪的适宜摄入量应占总能量的比例，成年人为20%~30%，儿童和少年可达25%~30%。一般认为每日食物中有50克脂肪即可满足生理需要。

劳动强度大的人员，妊娠、哺乳期妇女和发育期青少年，均应增加脂肪的供给量，而中老年人则要控制脂肪和胆固醇的摄取量。

患有肝病、高血压和高血脂的人，一定要限制脂肪和胆固醇的摄入量，以防导致脂肪肝和加重动脉粥样硬化等疾病。

第三节　碳水化合物

碳水化合物是含醛基或酮基的多羟基碳氢化合物及其缩聚产物和某些衍生物的总称，是提供人体热能的重要营养素。碳水化合物是生物界三大基础物质之一，也是自然界最丰富的有机物。碳水化合物是糖类的总称。

一、碳水化合物的生理功能

（一）提供能量

碳水化合物是人类获取能量最经济、最主要和最安全的来源，所有的碳水化合物在体内消化后，主要以葡萄糖的形式被吸收，并迅速氧化，给机体提供能量，氧化的最终产物为二氧化碳和水。1克葡萄糖可产生4千卡（16.7千焦耳）热量。脑组织、骨骼肌和心肌活动都只能靠碳水化合物供给能量。

（二）构成机体的重要物质

碳水化合物是构成机体的主要物质并参与细胞的多种活动。糖脂是细胞膜与神经组织的结构成分，糖蛋白是一些具有重要生理功能的物质如抗体、酶和激素的组成成分，核糖及脱氧核糖核酸是核酸的重要组成部分。糖对维持神经系统的机能活动有特别的作用。

（三）参与营养素的代谢

碳水化合物有利于机体中氮的储存，充足的碳水化合物摄入，可以节约蛋白质以热的形式消耗，这种作用称为碳水化合物对蛋白质的节约作用。脂肪在体内的代谢也需要碳水化合物的参与，如果碳水化合物供应不足，脂肪氧化不完全而产生过量酮体，会导致生理性酸中毒。

（四）维持血糖和解毒作用

机体所有细胞、组织和血液循环中都有一定的葡萄糖，缺乏或过多均可造成组织损害。肝脏中的糖原储备充足，对某些化学毒物（如四氧化碳、酒精、砷等）和各种致病微生物产生的毒素有较强的解毒能力。

（五）增强肠道功能

多糖类纤维素和果胶、低聚糖等碳水化合物，能刺激人体肠道蠕动，有利于正常消化和增加排便量。

二、碳水化合物的分类及特性

碳水化合物主要按其化学结构和分子量不同分为单糖、双糖和多糖三类。

（一）单糖

单糖是指化学结构上由3~6个碳原子构成的最简单的糖，其特点是有甜味，葡萄糖甜度为74；果糖最甜，甜度为170；半乳糖甜度为32.1。单糖呈结晶体，易溶于水，可被人体直接吸收利用。它是一切复杂糖的基本组成单位，在自然界分布最广。食物中常见的单糖有葡萄糖、果糖和半乳糖。

1. 葡萄糖

葡萄糖广泛分布在植物和动物之中，在植物性食物中含量最丰富，在葡萄中含量高达20%，故称葡萄糖。在动物的血液、肝脏、肌肉中也含有少量的葡萄糖。葡萄糖是人体血液中不可缺少的成分，也是双糖、多糖的组成部分。

2. 果糖

果糖存在于水果和蜂蜜中，为白色晶体，是糖类中最甜的一种。食物中的果糖在人体内转变成肝糖，然后分解为葡萄糖。

3. 半乳糖

半乳糖在自然界单独存在的较少。乳糖经过消化后，一半转变为半乳糖，一半转变为葡萄糖。半乳糖稍具甜味，为白色晶体，在人体内可转变成肝糖而被利用，是神经组织的重要成分。琼脂（冻粉）的主要成分就是多缩半乳糖。半乳糖的醛酸是植物中果胶和半纤维素的成分之一。软骨蛋白中也含有半乳糖的化合物。

(二) 双糖

双糖是由两个单糖分子组成的糖类，具有甜味，多为结晶体，溶于水，不能直接为人体吸收，必须经酸或酶的水解作用后，生成单糖，才能被人体吸收。与日常生活关系密切的双糖有蔗糖、麦芽糖、乳糖。

1. 蔗糖

蔗糖在自然界分布广泛，甘蔗和甜菜中含量很高，它们是制糖工业的重要原料。日常食用的绵白糖、砂糖、红糖主要是蔗糖。烹调中的红烧菜肴的酱色，就是将白糖炒成焦糖着色而成的。多吃蔗糖容易引起龋齿，大量摄入食糖可能与肥胖症、糖尿病、动脉硬化、冠心病等病症有关。

2. 麦芽糖

麦芽糖由两个葡萄糖分子组成，在麦芽中含量最高。人们吃饭和馒头时，在细细咀嚼中感到的甜味就是由淀粉水解的麦芽糖。麦芽糖在饴糖、高粱饴、玉米浆中大量存在，是食品工业中重要的糖质原料，同时也是烹饪加工的原料，如制作烤鸭、面包、烧饼等食品，常用饴糖来增色。

3. 乳糖

乳糖是动物乳汁中特有的糖，甜味是蔗糖的1/6。乳糖是婴儿主要的碳水化合物。乳糖较难溶于水，在消化道中吸收较慢，有利于保持肠道中合适的肠菌丛数，并能促进钙的吸收。有些成人会出现乳糖不适应症。

☞ 知识链接

关注健康的糖——糖醇

糖醇是糖的衍生物，食品工业常用其代替蔗糖作为甜味剂，在营养上亦有其独特作用。

（1）山梨醇。山梨醇是将葡萄糖氢化，使其醛基转化为醇基而制成的。其特点是在人体代谢时可转化为果糖，而不转变成葡萄糖，不受胰岛素控制，食后不影响血糖的迅速上升，适合作为糖尿病等患者的甜味剂。

（2）木糖醇。木糖醇存在于多种水果、蔬菜中，如南瓜、香蕉等。木糖醇的甜度及氧化供能与蔗糖相似，但其代谢利用不受胰岛素调节，因而可被糖尿病人食用。此外，木糖醇不被口腔细菌发酵，具有防龋或抑龋作用。

（3）麦芽糖醇。麦芽糖醇由麦芽糖氢化而来。麦芽糖醇为非能源物质，不升高血糖，也不增加胆固醇和中性脂肪的含量，因此是心血管病、糖尿病等患者理想的甜味剂。

资料来源：王尔茂.食品营养卫生.北京：科学出版社，2004：8.

(三) 多糖

多糖是由多个单糖分子聚合形成的，如淀粉、植物纤维、动物淀粉（肝脏淀粉和肌肉淀粉）等都是多糖。

1. 淀粉

淀粉是以颗粒的形式贮存在植物种子、根茎中的多糖，由单一的葡萄糖组成。淀粉在消化道内经过消化分解，最终变成葡萄糖供人体吸收利用。淀粉中有两个性质不同的组成成分，能溶解于热水的可溶性淀粉，叫直链淀粉；只能在热水中膨胀，不溶于热水的叫支链淀粉。淀粉不溶于冷水，但和水共同加热至沸点，就会形成糊浆，这又叫淀粉糊化，具有胶粘性。这种糊浆遇冷产生胶凝作用，淀粉制品如粉丝、粉皮就是根据这一性质制成的。烹调中的勾芡，也是利用淀粉的糊化性质。淀粉在谷类、豆类和薯类中含量丰富，是人类膳食的主要组成成分。

2. 动物淀粉

动物淀粉又名糖原或肝糖，是在动物的肝脏和肌肉中找到的多糖。它和淀粉一样，经过分解生成葡萄糖分子。人体内贮藏的肝淀粉和肌淀粉数量不多，一般只有350克左右。它在维持人体能量平衡方面起着重要的作用。

3. 纤维素与半纤维素

纤维素也是葡萄糖构成的多糖，是构成植物细胞壁的主要物质。其水解比淀粉困难，遇水加热不溶，需要用浓酸或稀酸在较高压力下长时间加热才能水解；半纤维素与纤维素一起存在于植物细胞壁，大量存在于植物的木质化部分。人体因缺少水解纤维素的酶，不能利用纤维素；动物体内含有纤维素酶，故能够利用纤维素。

4. 果胶

果胶是植物细胞壁的成分之一，存在于相邻细胞壁的中胶层，在植物体内一般有原果胶、果胶和果胶酸三种形态。人们常常把纤维素与其他碳水化合物，如半纤维素、果胶、木质素等结合在一起，称之为"粗纤维"。

☞ 知识链接

膳食纤维——平衡膳食结构的必需营养素

膳食纤维又称食物纤维，是植物性食物中含有的不被人体消化酶分解利用的多糖类碳水化合物，包括纤维素、半纤维素、木质素和果胶等物质，是植物细胞壁间质组成成分。

膳食纤维没有营养功能，却是人体健康所必需的，是平衡膳食结构的必需营养素。

有"清道夫"之称的膳食纤维，对人体健康的作用表现在：膳食纤维能刺激肠道的蠕动，减少慢性便秘，对心血管疾病、糖尿病、结肠癌有一定的预防作用；膳食纤维呈胶态，可阻碍食物中脂肪和葡萄糖的吸收，降低血脂和血糖水平，减少糖尿病患者对胰岛素的依赖，降低胆固醇；膳食纤维可改善肠内细菌丛，发挥免疫作用，减少有毒物的吸收；膳食纤维还可增加饱腹感，减少食物量的摄入，有利于控制体重，起到减肥的作用。必须指出，过量摄入膳食纤维会阻碍机体对蛋白质、钙、磷、铁、锌以及一些维生素的吸收和利用。一般认为每人每天膳食中有500克左右的绿叶蔬菜及粗杂粮、水果等，就可满足机体的需要。

三、碳水化合物的食物来源和摄入量

（一）碳水化合物的食物来源

碳水化合物主要来源于植物性食物如五谷（如稻、麦、粱等）、豆类和块根类（如土豆、芋头等）以及谷类制品如面包、饼干、糕点等。糖除少部分存在于果蔬中外，绝大部分的食糖和糖果可直接食用。乳糖是婴儿最重要的碳水化合物。

对于上述各种碳水化合物，应尽量以粮食为主要来源，多食用粗杂粮及蔬菜、水果以获得一定量的纤维素，少吃纯糖食物。

（二）碳水化合物的摄入量

碳水化合物的摄入量根据人的生长发育、体力劳动的不同而不同。我国规定，成人轻体力劳动每日碳水化合物需 7.5 克/千克体重，中等体力劳动需 8.8 克/千克体重，重体力劳动需 13.3 克/千克体重；儿童处于生长发育期，每日每千克体重需供给 10 克左右的碳水化合物。平均说来，由糖所供给的热量，应占每日所吃食物总热量的 60%～70%为宜。

第四节　维　生　素

维生素是维持生命必需的低分子有机化合物。它既不参与供能，又不形成机体组织，而主要是促进人体正常生理机能的代谢。近年来，有关维生素的作用有不少新发现，证明它不仅是防止多种缺乏病症的必需营养素，而且具有预防多种慢性退化性疾病的保健功能。

维生素种类较多，化学性质不同，生理功能各异，人体必需的维生素有 10 多种，根据其溶解性能分为水溶性维生素和脂溶性维生素两大类。

（1）脂溶性维生素。此类维生素溶解于脂肪中，不溶于水，与机体脂肪代谢有关，包括维生素 A、维生素 D、维生素 E 和维生素 K 等。

（2）水溶性维生素。此类维生素溶解于水，易在烹调中损失，主要有维生素 B_1、维生素 B_2、维生素 B_3、维生素 B_5、维生素 B_6、维生素 B_{12}、维生素 PP 和维生素 C 等。

一、脂溶性维生素

（一）维生素 A（视黄醇）与类胡萝卜素

维生素 A 只存在于动物性食物中，如动物肝脏、蛋黄、奶类、鱼肝油等。维生素 A 以两种形式出现：一是动物活性维生素 A，二是植物性维生素 A 原——胡萝卜素。胡萝卜素存在于有色蔬菜和水果中，如菠菜、胡萝卜、油菜、红黄色水果（柿子、杏等），经人体吸收后，在小肠壁和肝脏中转化成活性维生素 A。

1. 生理功能

（1）促进体内组织蛋白质的合成，加速生长发育。维生素 A 能促进生长发育，这是因为维生素 A 可提高幼小动物对氮的利用效率，从而促进体内组织蛋白质的合成、细胞分裂和刺激细胞的生长。人体缺乏维生素 A 时，可造成生长停滞。

(2) 参与眼球内视紫红质的合成和再生，维持正常视觉，防止夜盲症。当维生素A缺乏时，视网膜细胞中视紫红质含量下降，眼睛在暗处看不清东西，引起夜盲症（也称雀目）。供给充足的维生素A，症状即可消失。

(3) 维持皮肤和黏膜等上皮组织的正常代谢。维生素A缺乏，会引起上皮细胞退化，黏膜分泌减少，出现皮肤粗糙、脱屑、眼膜干燥、发炎，从而导致各种眼疾病。

(4) 帮助骨齿健康。维生素A能使骨骼钙化，促进骨骼的生长发育，增强牙齿的坚固性，缺乏时易发生骨折。

(5) 维生素A与免疫功能密切相关，可增进人体对疾病的抵抗力，对预防腹泻和呼吸道感染有一定效果。

2. 需要量与来源

我国居民膳食中维生素A的主要来源为类胡萝卜素，膳食维生素A的供给量以视黄醇当量（Retinol Equivalent，RE）表示：

RE（μg）= 视黄醇（μg）+0.167 β-胡萝卜素（μg）+0.084×其他类胡萝卜素（μg）

☞ 知识链接

维生素A与β-胡萝卜素

存在于有色蔬菜和果实中的β-胡萝卜素经人体消化吸收后，在肠黏膜转化成维生素A，然后参与维生素A的代谢。

理论上1mol β-胡萝卜素转变成2mol维生素A，但由于胡萝卜素的吸收率远远低于维生素A，经实验研究证明，就生理活性而言，6μg β-胡萝卜素才相当于1μg维生素A（即1μg β-胡萝卜素相当于0.167μg维生素A）。所以目前表示膳食中维生素A的供给量时，多采用视黄醇当量。

以往维生素A的供给量常用国际单位（IU）表示：

1IU 维生素A≈0.3（μg）维生素A　　　　1IU β-胡萝卜素≈0.6（μg）β-胡萝卜素

我国规定维生素A每日需要量是：儿童为500~700μg RE，成年男子为800μg RE，成年女子为700μg RE，孕妇为800~900μg RE，哺乳期妇女为1000μg RE。

我国目前的膳食中维生素A和类胡萝卜素的摄入量普遍偏低，对婴儿可适当补充鱼肝油或维生素A制剂。

摄入过量维生素A，可引发中毒，急性中毒表现为恶心、呕吐、嗜睡，慢性中毒表现为食欲不振、毛发脱落、头痛、耳鸣、复视等。

(二) 维生素D

维生素D又名抗佝偻病维生素，为类固醇衍生物，主要包括两种：维生素D_2称麦角钙化醇，维生素D_3称胆钙化醇。植物中麦角钙化醇在日光或紫外线照射后可以转变成维生素D_2，人体皮下7-脱氢胆固醇在日光或紫外线照射下可以转变为维生素D_3。

1. 生理功能

维生素D有促进钙、磷吸收和骨内钙的沉积功能，与骨骼、牙齿的正常钙化有关。缺乏维生素D时，儿童易患佝偻病，成年人易患软骨病，特别是孕妇和哺乳期妇女更易患骨软化症。但维生素 D 过量食用，会造成血钙过高，血管及其他器官不必要的钙化，引起中毒。

2. 维生素 D 的需要量与来源

我国居民维生素 D 的每日推荐量为：0~10 岁为 10μg，11 岁至成年为 5μg，50 岁以后为 10μg。由于阳光直接照射皮肤可产生胆钙化醇，经常在户外活动的人不易缺乏维生素 D，一般不需要另外补充。

天然食物中维生素 D 的含量较少，主要存在于酵母和鱼肝油中。为此，婴幼儿食品常进行维生素 D 强化。长期摄入过多的维生素 D 也可导致中毒。

（三）维生素 E

维生素 E 又名抗不育维生素，是酚类化合物，对热和酸、碱稳定。它的生理功能是维持肌肉的正常生长发育，也是抗氧化剂，与动物的生殖功能有关，可防流产，还具有抗动脉粥样硬化与抗癌作用。维生素 E 多存在于植物组织中，麦胚油中含量最多，豆类和蔬菜中含量也很丰富。

（四）维生素 K

维生素 K 具有促进凝血的功能，故又名凝血维生素。它最易被碱和光破坏，如缺乏此种维生素，会导致出血凝固时间延长，医学上常用维生素 K 做止血剂。凡是绿叶蔬菜如苜蓿、菠菜、白菜等以及蛋黄都含有维生素 K。

二、水溶性维生素

（一）维生素 B_1（硫胺素）

维生素 B_1 又名抗脚气病维生素，溶于水，对热相当稳定，在酸性溶液中更稳定。在一般烹调温度下，维生素 B_1 损失并不大，遇碱易被破坏，所以在烹调食物时，应尽量不放或少放碱。

1. 生理功用

（1）抗脚气病。维生素 B_1 具有维持正常代谢和神经传导功能，参与碳水化合物代谢。如果膳食中维生素 B_1 摄入不足，碳水化合物代谢就会发生障碍。碳水化合物代谢障碍首先影响神经系统，碳水化合物的不完全代谢产物 α-酮酸，在血液中蓄积可导致酸碱性平衡紊乱，并出现多发性神经炎、心脏活动失调和胃机能障碍，即典型的脚气病。

（2）促进正常生长发育。维生素 B_1 具有促进氨基酸的转氨作用，增加机体氮平衡，加速蛋白质的合成，从而促进机体的生长发育。

（3）增进食欲。维生素 B_1 具有促进胃液分泌的作用，从而帮助消化食物。

2. 需要量与来源

维生素 B_1 的需要量是按热量标准来计算的。我国维生素 B_1 的每日需要量为 0.6 毫克/1000 千卡，如低于 0.3 毫克/1000 千卡，即可引发脚气病。根据上述原则，正常成人每人每日需 1.2~2.0 毫克，发育期需 1.2~1.8 毫克，高龄和体力劳动者应增加至 5~6 毫克。

维生素 B_1 多存在于种子外皮及胚芽中,米糠、麦麸、大豆、酵母和瘦肉中含量最丰富,极易被人体小肠吸收,蔬菜较水果含量多。粮食是维生素 B_1 的主要来源(如表 1-7 所示)。

表 1-7　　　　　　　　　常见食物的维生素 B_1 含量　　　　　　　　单位:mg/100g

品种	含量	品种	含量
糙米	0.34	猪肉(瘦)	0.53
标准米	0.19	猪肝	0.40
面粉	0.13	鸭肝	0.44
羊肾	0.49	大豆	0.79
鸡蛋黄	0.27	豌豆	1.02
绿豆	0.53	牛奶	0.04
花生米	1.03	酵母	32.80
小米	0.57	猪心	0.34

(二)维生素 B_2(核黄素)

维生素 B_2 在自然界中主要以磷酸酯的形式存在于黄素单核苷酸(FMN)和黄素嘌呤二核苷酸(FAD)两种辅酶中。

1. 生理功能

(1)参与体内生物氧化与能量生成。核黄素构成调节人体重要机能的黄酶,参与体内氧化还原反应与能量的生成、蛋白质和脂肪的代谢等。维生素 B_2 不足时,可使体内物质代谢发生障碍,从而影响正常的生长发育。

(2)构成递氢体系中的辅酶。黄酶在生物氧化呼吸链中起传递氢原子的作用,缺乏时可使生物细胞氧化过程发生障碍,出现多种多样的缺乏病,如口、眼和外生殖器黏膜炎症、糜乱等,严重者可致白血球减少、巨红血球低色素贫血等。

2. 需要量与来源

维生素 B_2 的需要量与能量代谢有关,需要量随热量而定。我国规定每消耗 1000 千卡热时需 0.6~0.7 毫克,即成人每日为 1.2~2.1 毫克,儿童为 1.3~1.5 毫克,孕妇、哺乳期妇女则在成人供给量的基础上再分别增加 0.2 毫克和 0.5 毫克。

维生素 B_2 主要来源于动物内脏、禽蛋类、奶类、豆类食物及新鲜绿叶蔬菜。谷类和一般蔬菜含量较少,但在某些野菜、菌藻类食物中含量较高,如表 1-8 所示。

表 1-8　　　　　　　　　　常见食物的维生素 B$_2$ 含量　　　　　单位：mg/100g

名称	维生素 B$_2$	名称	维生素 B$_2$	名称	维生素 B$_2$
猪肝	2.11	花生（炒）	0.20	鸭蛋	0.31
羊肝	3.57	豆豉	0.34	鸭肝	1.28
猪心	0.52	黑木耳	0.55	鸡	9.09
黄鳝	0.95	大豆	0.25	芝麻酱	0.20
咸鸭蛋（熟）	0.38	胡萝卜缨	0.15	紫菜	2.07
牛奶（鲜）	0.13	口蘑（干）	2.53	干枣	0.15
全鸡蛋	0.31	菠菜	0.17	羊心	0.56

（三）维生素 B$_6$

维生素 B$_6$ 包括吡哆醇、吡哆醛、吡哆胺三种，它们以磷酸盐的形式广泛存在于动、植物体内。

1. 生理功能

维生素 B$_6$ 是许多酶系统的辅酶，参与氨基酸的脱羧作用、转氨作用，色氨酸的合成、含硫氨基酸的代谢、氨基酮戊酸的形成和不饱和脂肪酸的代谢都需要维生素 B$_6$。它还帮助糖原从肝脏或肌肉中释放能量，参与烟酸的形成和氨基酸的运输等。

缺乏维生素 B$_6$，人体会出现贫血、脑功能紊乱、皮炎等症状，婴儿会出现生长缓慢。

2. 需要量与来源

维生素 B$_6$ 的需要量一般认为与蛋白质的摄入量有关，如人们每天若摄入蛋白质 100 克，就需要 2 毫克的维生素 B$_6$。成年人每日需维生素 B$_6$ 2 毫克，孕妇及哺乳期妇女每天的需要量为 2.5~4.0 毫克，婴儿（1~3 岁）为 0.35 毫克。

维生素 B$_6$ 在食物中分布很广，主要来源为米糠、干酵母、麦麸、牛肉、香蕉、鸡肉等，如表 1-9 所示。

表 1-9　　　　　　　　　　常用食物的维生素 B$_6$ 含量　　　　　单位：mg/100g

名称	维生素 B$_6$	名称	维生素 B$_6$	名称	维生素 B$_6$
干酵母	2.5~2.6	牛肾	0.35	白菜	0.12
牛肉干	1.65	鸡肉	0.68	嫩豌豆	0.16
猪肝	1.62	蛋	0.11	菠菜	0.28
麦麸	1.65	白面包	0.04	牛奶	0.04
土豆	0.22	白米	0.16	苹果	0.03
小牛肉	0.65	胡萝卜	0.12	香蕉	0.51

（四）维生素C（抗坏血酸）

维生素C又名抗坏血酸，是一种多羟基化合物，具有酸的性质，对热、碱、氧都不稳定，一般蔬菜烹调时会损失30%~50%的维生素C。

1. 生理功能

（1）预防和治疗坏血病。维生素C具有维持细胞间质生长和正常状态的重要作用，并参与胶原蛋白的合成；缺乏时可导致坏血病，主要表现为牙龈、皮肤和内脏出血，牙齿松动和骨骼脆弱、易折断。

（2）增强抵抗力。维生素C具有促进抗体形成、增加人体抵抗力、预防传染病和促进伤口愈合的功能。

（3）促进铁吸收，刺激骨髓的造血机能，有预防和治疗贫血的作用。

（4）促进血脂下降，预防和治疗动脉粥样硬化。

2. 需要量与来源

由于维生素C在食物烹调加工过程中极易被破坏，需要量应考虑损失的量。我国成年人每日需70~75毫克的维生素C。

维生素C广泛存在于植物性食品中，特别是在蔬菜水果中含量丰富（如表1-10所示）。

表1-10　　　　　　　　　　　常用食物的维生素C含量　　　　　　　　　单位：mg/100g

名称	含量	名称	含量
樱桃	1300	辣椒	185
刺梨	2585	雪里红	83
鲜枣	540	西兰花	51
酸枣	830~1170	荠菜	43
广西沙田柚	123	芹菜	41
猕猴桃汁	120~400	油菜	51
心里美	34	草莓	47
蒜苗	42	苦瓜	84

第五节　矿　物　质

矿物质是指维持人体正常生理功能所必需的无机元素，又称无机盐，约占机体化学元素的4%（碳、氢、氧、氮占96%）。人体所需矿物质有60余种，但必需元素有12种，它们是铁、钙、磷、镁、钠、锌、铜、碘、钼、钴、硒、氟等，按在人体内的含量可分为以下两类：

(1) 常量元素，指人体含量在 0.01% 以上的元素，如钙、镁、钠、磷等。

(2) 微量元素，指人体存在数量极少的元素，有的甚至只有痕量（在组织中的浓度以 mg/kg 甚至 μg/kg 计），如铁、铜、碘、锌、钴、氟、钼和硒等。

一、矿物质的功能

矿物质构成机体组织，维持正常的生理功能，但不能提供热能。归纳其功能有以下 5 个方面。

(1) 矿物质是构成机体组织的主要材料，如钙、磷、镁是骨骼和牙齿的主要成分，磷、硫是构成组织蛋白的成分。

(2) 矿物质是细胞内外液的重要成分，它们（主要是钠、钾、氯）与蛋白质一起维持着细胞内外液的渗透压，从而在体液的储留和移动中起着重要作用。

(3) 酸性、碱性无机离子的适当配合，加上重硫酸盐和蛋白质的缓冲作用是维持机体酸碱平衡的主要机制。

(4) 一定比例的钾、钠、钙、镁离子对维持神经、肌肉兴奋性、细胞膜构造及细胞正常功能起着重要作用。

(5) 无机离子是构成酶的活化剂、辅助因子或组织成分。

人体需要的矿物质很多，但影响较大的有钙、磷、铁、碘、锌 5 种。

二、常量元素

（一）钙（Ca）

钙是构成骨骼和牙齿的主要原料。成年人的机体内含钙量约 1200 克，其中 99% 集中在骨骼和牙齿中，其余 1% 则以游离或结合状态存在于体液和软组织中。

1. 生理功能

钙的生理功能主要是构成骨骼和牙齿的主要成分，维持神经、肌肉的兴奋性，参加血凝过程，对多种酶有着激活作用。钙对心肌有重要影响，钙与钾相结合，有利于心肌收缩、维持心跳节律。如膳食中长期缺钙，儿童易患佝偻病，成人易患骨质软化症，老年人易患骨质疏松症。

2. 影响钙吸收的因素

(1) 钙磷比例。钙必须在一定浓度磷的情况下才能被吸收，膳食中钙磷吸收的最佳比例为 1∶1.2~1.5，老年人摄入含磷过多的膳食，其钙磷比例大于 1∶2 时，将影响钙的吸收，引起骨质疏松症。

(2) 草酸、植酸等。食物中的草酸或植酸能直接与钙生成不溶解的钙盐，如草酸钙、植酸钙，不利于钙的吸收。

3. 食物来源与需要量

钙的主要食物来源是奶类、水产品、豆类，含钙量丰富的有虾皮、海带、大豆、黑芝麻、豆腐、雪里红、荠菜等，如表 1-11 所示。

表 1-11　　　　　　　　　　　常用食物的钙含量　　　　　　　　单位：mg/100g

食物	含钙量	食物	含钙量	食物	含钙量	食物	含钙量
虾皮	991	海带（湿）	241	豆腐	240~277	蛋黄	134
河虾	325	紫菜	264	黑芝麻	780	猪肉（瘦）	11
河蚌	306	牛奶	120	荠菜	294	牛肉（瘦）	6
鲜海参	285	奶酪	590	雪里红	230	标粉	13
泥鳅	299	大豆	367	苋菜	187	标准米	10

正常成年人每日钙的需要量为 700 毫克，孕妇和哺乳期妇女为1500~2000 毫克，儿童为 600~800 毫克，生长发育期青少年为1000~1200 毫克。

（二）磷（P）

磷是构成骨骼及牙齿的主要成分之一。正常人骨骼和牙齿中含磷总量为 400~800 克，约占体内含磷总量的 85%，其余分布在其他细胞和体液内，主要经过肾脏排泄。

1. 生理功能

磷是组织细胞中许多重要成分的原料，如核酸、磷脂以及某些酶等；参与碳水化合物和脂肪的代谢，是辅酶的重要成分；磷脂是构成脑脊髓的成分，对儿童生长发育起着重要作用。

2. 需要量与来源

磷的来源广泛，如瘦肉、蛋、豆类、乳类以及谷类，特别是米糠和麦麸皮中含量高，蔬菜和水果中含量较低。谷类中的磷主要是植酸磷，利用率很低。我国膳食中的主食为谷类，更要注意磷的质量，如表 1-12 所示。

表 1-12　　　　　　　　　　　常用食物的磷含量　　　　　　　　单位：mg/100g

名称	磷	名称	磷	名称	磷
大豆	571	花生仁	399	鸭蛋	210
核桃仁	399	玉米	210	番茄	158
松花蛋	200	大黄鱼	135	猪瘦肉	101
鸡	190	牛奶	97	小米	240

磷的供给量应与钙保持一定比例。儿童、孕妇、哺乳期妇女磷的需要量是每日 1.02 克，钙、磷比例保持为 1∶10；成人每日需要磷 1.8 克，钙、磷比例保持 1∶1.2~1.5 为宜；若患有佝偻病、骨质疏松，应增加磷的供给量。

三、微量元素

(一) 铁 (Fe)

铁是人体极为重要的微量元素之一。人体含铁总量为4~5克，其中60%~70%存在于血红蛋白中，3%~5%存在于肌红蛋白中，铁蛋白和血红素中储存有16.4%的铁，铁在体内与蛋白质结合，无游离状态。

1. 生理功能

铁参与血红蛋白、肌红蛋白、细胞素和其他蛋白酶的构成，负责人体内氧气的输送，并将组织中的二氧化碳送至肺部排出体外，对机体生存起着重要作用。

机体缺铁可使血红蛋白减少，发生营养性贫血，表现为食欲不振、烦躁、乏力、面色苍白、心悸、头晕、免疫功能低下等，严重者会出现缺氧症状，如心跳加快、心脏杂音等。

2. 食物来源与摄入量

铁的良好来源为动物肝脏、鱼类、豆类和某些蔬菜，常用食物的铁含量如表1-13所示。动物性食物中铁的吸收率较高，如鱼为11%，动物肌肉、肝脏为22%。植物性食物中铁的吸收率较低，如大米为1%，玉米、黑米为3%，小麦为5%，大豆为7%。植酸影响铁的吸收而维生素C能促进铁的吸收。

表1-13　　　　　　　　　常用食物的铁含量　　　　　　　　单位：mg/100g

名称	铁	名称	铁	名称	铁（毫克）
猪肝	25.0	红苋菜	4.8	中白籼米	1.5
羊肾	11.7	桃	3.5	标二粳米	1.5
大豆	11.0	小米	4.7	大白菜	0.5
油菜	7.0	胡萝卜	3.2	葡萄	2.0
芹菜	8.5	干枣	3.1	中白米饭	0.3
西瓜子	8.3	标准粉	4.2	牛奶	0.2
蛋黄	7.0	红果	2.4	卷心菜	1.2
芝麻酱	5.8	猪肉（瘦）	2.4	油菜	1.4

我国居民膳食中铁的每日适宜摄入量为：少年男子20毫克、少年女子25毫克，成年男子15毫克、成年女子20毫克，孕妇25~35毫克。

如膳食达不到要求，应在营养师的指导下，补充铁剂以预防缺铁性贫血。

(二) 碘 (I)

碘是人体不可缺少的微量元素。正常人机体内含碘约50毫克，其中50%存在于肌肉组织，10%存在于皮肤，20%储存在甲状腺内。

水和食物中的碘，主要是无机碘化物，可由肠道迅速吸收，大部分被甲状腺所利用，形成甲状腺素，从而发挥其生理功能。

1. 生理功能

碘是构成甲状腺素的重要成分。甲状腺素具有调节人体热能代谢以及蛋白质、脂肪、碳水化合物的合成和分解作用，促进肌体生长发育。

膳食和饮水中碘供给不足时，机体内含量降低，就会促使脑垂体促甲状腺素分泌增加，甲状腺不断受到促甲状腺素的刺激，引起甲状腺肿大，俗称"大脖子"病。机体严重缺碘，还会发生粘液性水肿，造成后代生长停滞、发育不全、智力低下、聋哑、矮小形似侏儒，即所谓的"克汀病"（呆子病），并具有遗传性。

2. 食物来源与摄入量

碘缺乏是全世界广泛存在的公共卫生问题，全世界有10亿人生活在低碘地区，其中约40%在我国。用碘化钾或碘化钾强化食盐是预防碘缺乏的有效措施。常用食物的碘含量如表1-14所示。

表1-14　　　　　　　　常用食物的碘含量　　　　　　　单位：100μg/kg

名称	含量	名称	含量
海带	240000	梨	73
紫菜	18000	干发菜	18000
芹菜茎	31	海参（干）	6000
干海蜇	1320	海盐	39
干贝	1200	甜薯	24
黄花鱼	120	大豆	21
鸡蛋	97	稻米	12
大白菜	98	玉米	21

我国居民碘的每日需要量是：成人0.12~0.2毫克，儿童0.1~0.11毫克，孕妇0.115毫克，哺乳期妇女0.125毫克。

（三）锌（Zn）

锌存在于人体所有组织中，具有多种生理功能和营养作用。成人体内含锌1.4~2.3克，主要分布在肝脏、肌肉、骨骼和皮肤中，通常皮肤、毛发和指甲中的锌水平可反映营养状况。

1. 生理功能

锌是人体很多金属酶的组成成分或激活剂，在组织呼吸和物质代谢中起重要作用，并与消化系统、胰腺、性腺、脑下垂体和皮肤的正常功能有着密切的关系；锌参与唾液蛋白的构成，对味觉及食欲起促进作用。人体缺锌时，儿童表现为生长发育停滞、脑垂体调节机能障碍、食欲不振、味觉与嗅觉减退、皮肤干燥粗糙、脱发、伤口难愈合、易受感染、男性性成熟延迟和性腺机能减退等。

2. 食物来源与摄入量

动物内脏、海产品、红色肉类、鱼中含锌较多。干果、谷类也富含锌，乳酪、虾、燕麦、花生等也是良好来源。一般植物性食物中含锌较低。常用食物的锌含量如表1-15所示。

表1-15　　　　　　　　　　　常用食物的锌含量　　　　　　　　单位：mg/100g

名称	含量	名称	含量	名称	含量
牛肉	3.71	鸡胗	3.9	蟹	5.5
羊肉	6.00	黑米	3.80	牡蛎	10.0
猪肉	2.06	玉米	1.85	鲜贝	2.38
猪肝	5.78	大米	1.70	淡菜（鲜）	2.47
猪腰	2.55	鲈鱼	2.83	大豆	3.34
羊肝	3.45	海参	2.24	豌豆	2.35
牛肝	5.01	鱿鱼	1.36	绿豆	2.18
鸡肝	5.0	虾皮	8.4	花生仁	2.5

我国居民锌的每日摄入量为：儿童和青少年12.0~19.0毫克，成年男性15.0毫克，成年女性11.5毫克，孕妇、哺乳期妇女16.5~21.5毫克。

第六节　水

水是人体的重要组成成分。人体内的活动，如各种化学反应、新陈代谢，都需要水。人体体重的65%是水，分布在各组织器官中，血液中含有约80%的水。人体如果损失20%的水便无法维持生命，可以说，一切生理活动都离不开水。

一、水的生理功能

（1）人体构造的主要成分，是保持细胞外形及构成体液所必需的物质。
（2）作为各种营养物质及其代谢产物的载体和溶剂参加代谢反应。
（3）调节体温。血液中含大量水，由于水比热大，可通过血液循环调节体温。
（4）润滑组织。水在体内形成各种体液来润滑各器官。

二、水的需要量与来源

人体在正常情况下，经皮肤、呼吸道及排泄器官排出一定量的水，同时也摄入一定量的水，称为"水平衡"。正常人每日每千克体重需要水40毫升，即60千克体重的成人每日需水2500毫升，婴儿的需水量为成人的3~4倍，人体缺水或失水过多，消化液分泌会减少，食物的消化、吸收率会降低；供水过多，则稀释消化液，也会减弱消化。

热水可使食物软化，能增进胃的收缩，促进胃液分泌，供给一定数量的热水有利于食物的消化。

人体水分主要源于饮水、食物水分和体内代谢水。

（1）饮水。饮水因气温、劳动、生活习惯不同而异，成人每日应饮水、汤、乳或其他饮料1200毫升。

（2）食物水分，主要指饮食、菜肴和水果中的水分，约为1000毫升。

（3）体内代谢水（内生水），指人体内各种有机物氧化产能过程所生成的水，每日约为300毫升。

三、饮水的选择

随着生活水平的提高，人们对饮水的重视程度日益提高，合理地选择饮水及饮料，有利于保障人体健康。我国居民生活中经常饮用的水有白开水、符合卫生要求的自来水、桶装水、茶水、各种饮料、咖啡等。

合理选择饮料对人体健康具有重要作用。饮料的主要功能是补充人体所需的水分，同时也带给消费者愉悦的味觉感受。但是，很多饮料都有一定的能量，在补水的同时会增加能量的摄入。

选择饮料应根据个人的身体健康状况而定。果蔬汁饮料可以补充水溶性维生素、矿物质和膳食纤维；运动大量出汗时可以选择富含电解质的运动饮料；对于需要控制能量或者糖分的人，可在同类饮料中选择能量低的产品。由于目前市场上出售的饮料都有一定的能量，所以，不宜摄入过多的饮料。

为了大家的健康，请首选卫生、方便、经济实惠的白开水。

☞ 知识链接

哪些水是健康好水

纯净水能长期饮用吗？

纯净水一般以城市自来水为水源，在把有害物质过滤掉的同时，也去除了钾、钙、镁、铁、锶、锌等人体必需的矿物元素。"2005年中国饮用水高层论坛"的专家强调指出："纯净水是高度不饱和水，不但不能给人体提供宏、微量元素，反而会迅速地吸附人体的钙、镁等离子，随汗液、尿液排出体外。人们大量饮用纯净水后，将导致体内营养状态失去平衡，出现健康赤字，不利于身体健康。现在许多欧洲国家都规定纯净水不能直接作为饮用水。"正因如此，中国消费者协会也反复告诫消费者：纯净水不宜作为日常饮用水长期饮用，特别是老人和小孩。

矿物质水有利于健康吗？

矿物质水是通过人工添加矿物质来改变水的矿物质含量。一些厂家通过添加氢氧化合物来释放镁、钾离子。这样的水虽然解决了纯净水缺少矿物质的弊端，但是在水的另外一个指标——酸碱度上却并不理想。一些矿物质水的pH值比纯净水更低，长期饮用酸性饮用水很不利于人体健康。

天然水是好水

天然水对水源要求苛刻，必须是符合国际标准的地表水、泉水、矿泉水，取水区域内必须环境清幽，无任何工业污染。如美国的 Nicolet 天然水源自威斯康星州尼克来特国家森林公园，国际知名的依云（Evian）天然水源自阿尔卑斯山泉水，国内知名的农夫山泉天然水源自国家一级水体千岛湖。天然水的原水还要求有稳定的 pH 值（弱碱性）、对人体有利的一定量的矿物元素。此外，高科技的生产设备也是保证天然水在加工过程中免受二次污染的必要条件。比如农夫山泉，从原水进入水处理车间开始到产品包装完成，整个生产过程都由电脑实行全过程自动监控，没有任何用手碰产品的机会。简而言之，含有一定的矿物元素，pH 值呈弱碱性（大于 7.0）是好水的首要标准，而这些指标都在瓶装水的标签上有所标注。

资料来源：http://www.dy88.cn/life/510.html.

第七节 人体热能

所有生物都需要热能以维持生命活动。人体内需要的热量来自食物中的碳水化合物、脂肪、蛋白质三种营养素。根据生理需要和饮食习惯，三种产热能营养素之间提供热能的比例为：碳水化合物占总热量的 60%~70%，蛋白质占 10%~14%，脂肪占 16%~20%。

一、人体热能的消耗

人在生命活动过程中，每时每刻都要进行能量的消耗。成年人的能量消耗主要用于维持基础代谢、体力活动和食物特殊动力作用三个方面。对于正处在生长发育期的儿童，还要增加生长发育所需要的能量。

（一）基础代谢的能量消耗

基础代谢的能量消耗是维持生命最基本活动所必需的能量消耗。测定前空腹 12~14 小时，清醒静卧，室温保持在 25~30℃，在无体力与脑力负担，也无胃肠和消化活动状态下进行测定，实际上是机体处于维持最基本的生命活动的状态下，用于维持体温、心跳、呼吸、各器官组织和细胞基本功能等生命活动的能量消耗。基础代谢受许多因素的影响，特别是身高、体重、性别、年龄、气候的影响。一般来说，男性的基础代谢比女性高，儿童和青少年比成年人高，寒冷气候下比温热气候下高。

（二）体力活动的能量消耗

每日从事各种活动消耗的能量，主要取决于体力活动的强度和持续时间。体力活动一般分为职业活动、社会活动、家务活动和休闲活动。体力活动是影响人体热能消耗的最主要原因。根据劳动强度不同，分 3 个等级。

1. 轻体力活动

轻体力活动是指 75% 的时间坐或站立，25% 的时间站着活动，如办公室工作、销售、酒店服务、组装和修理电子产品、化学实验操作、教师讲课等。

2. 中等体力活动

中等体力活动是指 25% 的时间坐或站立，75% 的时间从事特殊职业活动，如学生日常活动、机动车驾驶、电子安装、车床操作、金工切割等。

3. 重体力活动

重体力活动是指40%的时间坐或站立，60%的时间从事特殊职业活动，如非机械性农业劳动、体育活动、炼钢、舞蹈、装卸、搬运、采矿等。

实际上，各种劳动强度的分级划分，与特定职业活动的机械化、自动化水平直接有关，随着科学技术的迅速发展，人们的劳动强度正逐步降低。

(三) 食物特殊动力作用的能量消耗

食物特殊动力作用是指人体摄食过程中引起的额外能量消耗。这是摄食后一系列消化、吸收、合成活动及营养素代谢产物之间相互转化过程中消耗的能量。经科学测定，正常成年人摄入混合膳食，则能量代谢比原来的基础代谢增加10%；若摄入全蛋白质食物，则增加热量消耗30%；若摄入糖类或脂类食物，则增加热量消耗4%~6%。在计算能量时应考虑这部分"额外"消耗。

二、热能的计算和热能的供给量

(一) 食物热价

食物热价是指1克热源质在同等氧的作用下释放的热量。例如，1克碳水化合物或蛋白质同0.81升氧在体内发生反应后生成4.1千卡热，1克脂肪同0.81升氧在体内发生反应后产生9.3千卡热。

由于食物中所含营养素在消化道内并非全部被吸收，所以，营养素在体内氧化释放能量时，还应考虑吸收率。正常人摄入普通混合膳食时，碳水化合物的平均吸收率为98%，脂肪为95%，蛋白质为92%，则碳水化合物和蛋白质的热价为4千卡，脂肪的热价为9千卡。

(二) 热能计算单位

1. 千卡

千卡是指1000克15℃水上升1℃所需要的热量，其全称为"千克卡"，简称"千卡"，是我国目前营养学采用的能量计算单位。

2. 焦耳

焦耳是指用1牛顿力把1千克食物移动1米所需的能量。这是国际通用的能量计算单位。

1000千焦耳是1大焦耳，营养学常用大焦耳作为热能计算的单位。上述两个单位可以互换，1千卡=4.184千焦耳，或简化为4.2千焦耳，即1千焦耳=0.239千卡。

三、食物中热量的计算

经食物成分对照表查出所吃食物产热营养素的含量，乘以各营养素的热价，将三者热量相加，总和即为该食物的热量。

例：100克米饭的热量是多少？

解：100克米饭中含蛋白质1.9克、脂肪0.5克、碳水化合物28.2克。其热量是：

$$1.9 \times 4 + 0.5 \times 9 + 28.8 \times 4 = 127.3 \text{（千卡）}$$

能量的摄入必须满足机体对能量的需求，一般成年人能量的摄入和消耗保持平衡，就能维持人体健康和正常体力活动的需要。一般人体的能量需要与其食欲相适应，当正常食欲得到满足时，其能量需要也可以满足。体重是评定膳食能量摄入适当与否的标准，如能量摄入过多或不足，则导致人体肥胖或消瘦。

思考题

1. 什么叫营养素？它包括哪些种类？
2. 蛋白质是由哪些元素组成的？营养学上蛋白质分为哪几类？是依据什么来分类的？什么叫蛋白质的互补作用？蛋白质的营养功能是什么？
3. 影响蛋白质营养价值的因素有哪些？
4. 什么是人体必需氨基酸？
5. 多不饱和脂肪酸的主要功能有哪些？
6. 维生素分为哪几类？各类维生素的生理功能是什么？
7. 碳水化合物是如何进行营养分类的？
8. 膳食纤维对人体健康有什么好处？
9. 矿物质主要有哪几种？钙、磷、铁、碘、锌的生理功能是什么？可从哪些食物中获得？
10. 为什么必须对食盐加碘？
11. 哪些因素影响钙的吸收和利用？
12. 人体为什么要消耗热量？人体能量的来源是什么？
13. 简述水的生理功能。

第2章
各类食品的营养价值与特殊功效

【学习目标】

通过本章的学习，学生应掌握什么是营养素，在此基础上掌握奶类、豆类食物的营养价值；掌握茶叶的营养价值及其对人体的特殊功效；熟悉其他各类食物中所含营养素的情况及各种食物的营养价值；了解其他不同食物对人体的特殊功效。在学习食品的营养价值的同时，要注意某些食品内部天然存在的一些阻碍营养素吸收的抗营养因子；同时，也要了解某些有毒有害的物质对人体健康的危害。

食品的营养价值是指食品中所含营养素的种类、质量、数量、比例以及所能满足人体营养素需要的程度。一般认为，食品所提供的营养素越接近人体需要的水平，该食品的营养价值就越高。

在研究食品的营养价值时，要充分注意某些食品内部天然存在的一些抗营养因子对营养互相吸收利用的阻碍，以及有毒有害的物质对人体健康的危害，如豆类食品中的抗胰蛋白因子、菠菜中的草酸等，在食用时要通过适当加工烹调予以破坏或去除。

☞ 知识链接

保健食品 保健食品是指声称具有特定保健功能的食品，即适宜特定人群食用，具有调节机体功能，不以治疗疾病为目的，并且对人体不产生急性、亚急性或慢性危害的食品。保健食品是食品的一个种类，具有一般食品的共性，可以是普通食品的形态，也可以使用片剂、胶囊等特殊剂型，标签说明书可以标示保健功能。保健食品与药品的主要区别是，保健食品不以治疗为目的，但可以声称具有保健功能，不能有任何毒性，可以长期使用；而药品应当有明确的治疗目的，并有确定的适应症和功能主治，可以有不良反应，有规定的使用期限。

功能食品 到目前为止，功能食品还没有一个全球统一的定义。目前最普遍接受的定义是：功能食品是含有具一般营养作用以外的其他健康效益的生理活性物质的食品。

消费者关注的"目标功能"大体表现在如下三个方面：

（1）以公众健康为目标的功能领域。在美国大约有50%的消费者为了健康目的而购买功能食品，有60%的人在服用含有多种维生素和矿物质的营养素补充剂。公众最为关心的健康领域有控制体重、增强免疫、抗氧化。

（2）以提升机体健康和精神状态为目标的功能领域。例如，提供能量的功能食品，其中以运动营养食品和饮料最为热门，还有提高"脑能量"的产品出现。

（3）以降低慢性病风险为目标的功能领域。利用功能食品辅助药物以减轻症状，降低患病风险是未来功能食品开发的一个主要方向。现有49%的欧洲健康食品生产厂商将降低心血管疾病风险列为产品研发的首选功能，其次是癌症、肥胖、骨质疏松、肾脏健康及免疫等。

绿色食品 绿色食品特指遵循可持续发展原则，按照特定生产方式生产，经专门机构认证，许可使用绿色食品标志的无污染的安全、优质、营养类食品。

绿色食品标志由三个部分构成，上方的太阳、下方的叶片和蓓蕾，象征自然生态；标志为正圆形，意为保护、安全；颜色为绿色，象征着生命、农业、环保。AA级绿色食品标志与字体为绿色，底色为白色；A级绿色食品标志与字体为白色，底色为绿色。整个图形描绘了一幅阳光照耀下和谐生机的画面，告诉人们绿色食品是出自纯净、良好生态环境的安全、无污染食品，能给人们带来蓬勃的生命力。绿色食品标志还提醒人们要保护环境和防止污染，通过改善人与环境的关系，创造自然界新的和谐。

有机食品 有机食品比绿色食品要求更严、档次更高，目前其主要市场在发达国家。一位营养学家曾经开玩笑地说，美国人平常摄取的绝大部分东西是有毒的。这话也许有点危言耸听，但人们已经发现，一般食物里所含的营养不到有机食品的一半，而且大多含有化学毒素。正是出于这个原因，近几年有机食品——不使用农药和杀虫剂等化学品而种出来的食品开始风靡全球，渐渐变得深入人心。

不要以为有机食品就是绿色食品。事实上，有机食品对大气、水土等的要求更严格。农民常常需要成天在地里为庄稼除草而不能直接喷洒除草剂；为了防止害虫的侵袭，还得盖上植物做的防护网；有机食品生产区和常规农田之间还要有隔离带等。绿色食品的生产则没有这些规定，而且对化学品也只是限制使用，并没有完全禁止。总之，在技术要求、原料来源、加工、认证等方面，有机食品比绿色食品要求更严、档次更高。

第一节 动物性食品的营养价值及特殊功效

动物性食品包括畜禽肉、内脏、奶、蛋、水产品及其制品。

一、畜禽肉的营养价值及特殊功效

（一）畜禽肉的组织结构

虽然畜禽肉的种类很多，但其组织结构基本相同，一般由肌肉组织、脂肪组织和结缔组织构成。不同的组织有不同的结构特点和不同的化学组成。因此，它们具有不同的性质特点和食用价值。同一机体内相互之间有一定的比例，而它们的比例是由畜禽的种类、品种、年龄、性别、部位及饲养情况等决定的。

1. 肌肉组织

肌肉组织是畜禽肉的主要构成部分。在各种畜禽肉中，肌肉组织占50%~60%。肌肉组织是最有食用价值的部分。随着人民生活水平的提高，培育肌肉组织发达的瘦肉类型品种的畜禽具有重要意义。

肌肉组织主要由横纹肌组成。构成横纹肌的最小结构单位为肌纤维，肌纤维含有蛋白质、矿物质等营养素和各种酶的主要成分，一般由结缔组织包围连接而组成肌肉组织，中间贯穿血管、神经等。

肌肉组织食用价值的大小，取决于肌纤维之间结缔组织的多少。结缔组织属不完全蛋白质，且结缔组织过多，肌肉组织在烹调时不易熟烂。

2. 脂肪组织

脂肪组织是决定肉品质的重要因素，也决定肉的食用价值。脂肪组织一般沉积在皮下、肾脏周围及腹腔内肠膜的表面，一部分与蛋白质相结合存在于肌肉中，占畜禽肉的20%~30%。肌肉中的脂肪称为肌间脂肪，能使肉的口味柔滑而鲜美，因而食用价值很高。

脂肪组织由脂肪细胞构成。脂肪细胞的外围是由网状纤维所组成的脂肪细胞膜，膜内面有一层凝胶状原生质。原生质中有一个细胞核，中间为脂肪滴。细胞与细胞之间有网状结缔组织相连，形成脂肪组织。要使脂肪流出，就需要通过加热等手段破坏网状结缔组织。

3. 结缔组织

结缔组织在畜禽体内执行着机械职能，由它连接着机体各部分，建立起软硬支架。在整个有机体内部都有结缔组织分布，如腱、筋膜、血管等。结缔组织有连接和保护机体组织的作用，一般占畜禽肉的9%~11%。

结缔组织主要由两种蛋白质构成，即胶原蛋白与弹性蛋白。胶原蛋白具有较大的机械牢固性，在一般条件下不溶解，在70℃、100℃时变为胶质，可以被消化，但营养价值远不如肌肉组织的蛋白质。弹性蛋白在高温130℃才能被水解，可视为无营养价值。胶原蛋白与弹性蛋白属不完全蛋白质，营养价值低且不易消化，故结缔组织含量越少，肉的营养价值越高。

(二) 畜禽肉的营养价值

1. 蛋白质

肉类的蛋白质主要存在于动物肌肉组织和结缔组织中，占动物总重量的10%~20%。牛肉中蛋白质含量为15%~20%，瘦猪肉中含量为10%~17%，羊肉中含量为9%~17%，鸡肉中的含量可达20%以上，鸭肉中含量为15%~18%，鹅肉中的含量在10%左右。

肌肉组织的蛋白质包括肌浆蛋白质（20%~30%）、肌原纤维蛋白质（40%~60%）及间质蛋白质（10%~20%）。这些蛋白质含有各种必需氨基酸，与维持人体组织生长所需的必需氨基酸在种类和比例上非常相似，且易于消化，所以，营养价值很高。结缔组织中色氨酸、酪氨酸含量很少，是不完全蛋白质。

肉类蛋白质氨基酸组成大致相同，按联合国粮农组织（FAO）暂定的蛋白质评分模式评价，化学成分都很多，生物利用率也很高。肉类蛋白质经烹调后，氨基酸、肌肽、嘌呤碱等溶出，是肉汤鲜美的原因。

2. 脂肪

肉类的脂肪由各种脂肪酸的三酰甘油酯以及少量卵磷脂、胆固醇和脂色素等组成。不同的畜禽肉的脂肪含量不同，脂肪酸的种类也不同。畜肉中脂肪含量为10%~30%，含饱和脂肪酸较多，熔点高，不易被机体消化吸收；但禽肉脂肪熔点较低，含有一定量的亚油酸等不饱和脂肪酸，含量为20%左右，所以禽肉的营养价值高于畜肉。动物脑、内脏和脂肪中含有较多的胆固醇，要避免过多摄入影响健康。

煮制的肉汤滋味与肉中脂肪含量有一定关系。脂肪含量过少，肉质不仅发硬，而且汤味也较差，尤其是肌间脂肪的含量更为重要。

3. 碳水化合物

肉类的碳水化合物主要是指动物淀粉，一部分存在于肝脏，一部分存在于肌肉组织，其正常含量应占动物体重的5%。动物宰杀后，碳水化合物的含量下降，在贮存过程中，由于糖酵解作用继续进行，动物淀粉含量逐渐下降，肉的酸性增强。

4. 无机盐

肉类的无机盐含量为0.8%~1.2%，多集中在内脏器官如肝、肾中。肝、肾中铁和磷含量较多，并含有一定量的铜和钙。肉中所含的铁主要以血红素铁的形式存在，吸收利用不受其他因素的干扰。每100克肉约含磷150毫克，每100克肉约含钙10毫克。

5. 维生素

肉类含有丰富的脂溶性维生素和B族维生素。动物的内脏特别是肝、肾含维生素更为丰富。每100克猪肝中含维生素C 18毫克、烟酸16毫克，还含有维生素A等。鸡肉中含有的尼克酸的量比一般肉类高，维生素B_1和维生素B_2的含量也较高。

(三) 常见肉类的营养价值及特殊功效

1. 猪肉

猪肉是我国最主要的肉食原料，除伊斯兰教居民外，大多数地区的人经常食用猪肉，在膳食结构中为蛋白质的主要来源之一。

猪肉性味平和，食法极多，营养价值较高，有滋阴润燥的功效，可治疗热病伤津、燥咳、便秘等症。

据研究，成年人每日多食猪肉对人体有不利影响，尤其是肥肉，能增高血液中胆固醇的含量，从而增加诱发高血压、冠心病的机会。多食瘦肉不利于消化吸收，增加肠胃负担。

2. 牛肉

牛肉虽然在我国的膳食中不及猪肉广泛，烹制方法也不很多，但牛肉营养价值比猪肉高，滋补性强。其性味甘平，可补脾胃、益气血、理虚弱、强筋骨，能治疗虚损、消渴、脾弱不运、痞积、水肿、腰膝酸软等症。

3. 羊肉

羊肉也有较高的营养价值，属温补性食物。其性味甘温，有益气补虚、温中暖下的功效，可治虚劳、腰膝酸软、产后虚冷、腹痛、寒疝中虚反胃等症。食用羊肉对于老年人可益寿，对于妇女可补气，对于中年人可温阳气、补气血。

4. 狗肉

狗肉性温味咸，多用于冬季进补，可补中益气，温肾助阳，安五脏，有较高的营养和食补价值，能够治疗脾胃气虚、胸腹胀满、浮肿、腰膝酸软、寒疟、败疮久不收敛等症。

5. 兔肉

兔肉蛋白质含量高，肉质细腻而疏松，水分多，细嫩而易于消化吸收。其性味甘凉，具补中益气、凉血解毒功效，可治消渴、胃热呕吐、便血等症，但脾胃虚寒者不宜过多食用。

6. 鸡肉

鸡为我国最重要的肉蛋资源之一。鸡肉风味鲜美、肉质细嫩，是较好的蛋白质食品，对老年人、心血管病患者、体质虚弱者、产妇等进补更为适宜。利用鸡肉的甘温性味，以煨、煮、蒸及多种药物并用的食用方法，达到温中、益气、补精、添髓的作用，可治疗虚劳羸瘦、中虚胃呆食少、下痢、小便频数、崩漏带下、产后乳少、病后虚弱等症。乌骨鸡为白毛，皮、肉、骨均为乌色的药用鸡。其肉营养更为丰富，性味甘平，具养阴退热、补益肝肾的功效，治疗虚劳羸瘦、消渴、脾虚滑泄、崩漏等症功效更佳。

7. 鸭肉

鸭肉有治痨热、咳嗽等功效。鸭肉较鸡肉性凉，宜体内有热火者食用。体质虚寒、受凉后腹部冷痛、腹泻清稀、痛经等暂时不食鸭肉为好。

8. 鹅肉

鹅肉性味甘平，可益气补虚，和胃止渴，治虚羸、消渴。鹅肉不可过量食用，因不易消化，有湿热内蕴者勿食。

9. 鹌鹑肉

鹌鹑肉肉质鲜美细嫩，营养丰富，性味甘平，它的补益和医疗作用可以"动物人参"来相称。其蛋白质含量高，维生素、矿物质、磷脂、激素等较为丰富，是高蛋白、低脂肪、低胆固醇食物，特别适合中老年人以及高血压、肥胖症患者食用，中医用鹌鹑肉治疗泻痢、疳积、湿痹等症。

10. 鸽肉

鸽肉质嫩味美，营养十分丰富，是滋补的上等佳肴。其性平味咸，具滋肾益气、祛风解毒的功效。和中草药一起炖、煨、蒸，可使其更充分发挥保健作用，常用于产后恢复和催乳，治疗虚羸消渴，消除湿疮，补肾壮气。

二、蛋类的营养价值及特殊功效

人们日常食用的禽蛋主要有鸡蛋、鸭蛋、鹅蛋和鹌鹑蛋等，尤以鸡蛋消费量大。蛋具有很高的营养价值和特殊的物理性质，被广泛应用于食品加工和各种烹调上。

（一）蛋的结构

蛋由蛋壳、蛋白和蛋黄三部分构成，蛋壳约占11%，蛋黄占30%～35%，蛋白占55%～60%。

1. 蛋壳

蛋壳主要由外蛋壳膜、石灰质蛋壳、内蛋壳膜和蛋白膜所构成。外蛋壳膜覆盖在蛋壳的表面，是一种透明的水溶性粘蛋白，有防止生物通过蛋壳气孔侵入蛋内和防止蛋内水分蒸发的作用；石灰质蛋壳主要由碳酸钙组成，有许多微小的气孔，最多的部分在大头，这些气孔是造成蛋类腐败的主要原因之一，但为蛋加工和孵化所必需；蛋壳内部有两层薄膜，紧附于蛋壳的一层叫做内蛋壳膜，附于内蛋壳膜里面的一层叫蛋白膜。它们是白色的具有弹性的网状膜，对微生物均有阻止通过的作用。大多数微生物可通过内蛋壳膜而不能通过蛋白膜，只有蛋白膜被破坏后才能进入蛋内。

2. 蛋白

蛋白是一种典型的胶体物质，稀稠不一，愈近蛋黄愈浓稠，愈向外愈稀薄，分为稀蛋白层和浓稠蛋白层。浓稠蛋白层对蛋的质量和储藏性有很大影响。新鲜蛋的蛋白浓稠，蛋白含量较多。蛋白浓稠与否，是衡量蛋品质量的重要标志之一。

3. 蛋黄

蛋黄是一个球形，通常位于蛋的中央。蛋黄的外面覆有一层膜，它的作用是防止蛋黄内容物和蛋白相混。新鲜蛋的蛋黄膜具有弹性，随时间的延长，弹性逐渐消失，最后形成散黄。胚胎位于蛋黄膜的表面，比重比蛋黄小，专供受精孵化之用。蛋黄内容物为一种黄色不透明的乳状液体，由淡黄色和深黄色的蛋黄层所构成。

（二）蛋的营养价值

蛋类含有丰富的营养成分，蛋黄的蛋白质、脂肪、无机盐和维生素比蛋白多，所以蛋黄的营养价值更高。

1. 蛋白质

蛋白中含有多种蛋白质，最主要的是卵白蛋白质、粘蛋白和卵胶蛋白以及少量的卵球蛋白。蛋黄中蛋白质含量高于蛋白，主要为卵黄球蛋白和卵黄磷蛋白。蛋类所含蛋白质是完全蛋白质，FAO暂把鸡蛋作为蛋白质中必需氨基酸的含量参考标准，因此把它的利用率看做100%，是天然食物中生理价值最高的蛋白质。鸡蛋蛋白中的蛋白质含量为11%～13%，水分含量为85%～89%；蛋黄中仅含有50%的水分，其余大部分是蛋白质。

2. 脂肪

蛋中的脂肪绝大部分集中在蛋黄内，呈乳融状，易于消化吸收。其中中性脂肪占62.3%，磷脂占32.8%，胆固醇为4.9%。这些成分对人体的脑及神经组织的发育有重大作用。蛋黄的脂肪主要由不饱和脂肪酸所构成，故在常温下为液体，易于消化吸收，蛋黄中含有胆固醇，平均每个鸡蛋含胆固醇200毫克，是胆固醇含量较高的食品。

3. 无机盐

蛋中的无机盐主要存在于蛋黄中，如钙、磷、铁等，但由于抗营养因子的存在，铁的吸收率比较低。

4. 维生素

蛋黄中含有较多的维生素A、维生素E、核黄素和硫胺素。维生素D的含量受环境影响较大，如季节、饲料组成及光照因素等都能影响维生素D的含量。

（三）几种鲜蛋的营养价值及特殊功效

1. 鸡蛋

鸡蛋是我国最重要的蛋白质食物之一，来源广、价格低、补养性强。鸡蛋一般呈浅白色和棕红色，每只重量约60克。鸡蛋性味甘平，能够滋阴润燥，养血安胎，治热病烦闷、燥咳声哑、目赤咽痛、胎动不安、产后口渴、下痢、烫伤等疾患。鸡蛋不宜过量食用，否则会加重肾脏负担，出现蛋白尿。慢性肾炎者需慎食。鸡蛋是蛋类中营养价值较高的一种，维生素也比其他蛋类高，尤其是维生素A。

2. 鸭蛋

鸭蛋呈椭圆形，个头较大，一般每只重量可达70~90克，表面光滑，有白色和青灰色两种。其蛋白质含量为8.7%左右，脂肪含量为9.8%左右，低于鸡蛋，但碳水化合物含量较高，可达10%左右，无机盐、维生素A也高于鸡蛋。鸭蛋性味甘凉，具滋阴、清肺的功效，可治膈热、咳嗽、喉痛、泻痢等症。鸭蛋属凉性食物，脾阴不足、寒湿下痢者不宜食用。鸭蛋是制松花蛋、咸蛋的重要原料，产品味美可口，营养丰富，深受我国人民欢迎。

3. 鹅蛋

鹅蛋亦呈椭圆形，个头很大，一般每只重量可达90克左右，表面光滑，呈白色，其蛋白质约占12.3%，脂肪约为14%，碳水化合物为3.7%，无机盐为1%左右，维生素较其他蛋类少。

4. 鹌鹑蛋

鹌鹑蛋较鸡蛋营养价值高，且胆固醇含量低于鸡蛋，是虚弱病人及老年人的理想滋补食物，可治肾虚腰痛、肺虚久咳、过敏等症。

三、水产品的营养价值及特殊功效

水产品包括动物类和植物类，动物类主要是各种鱼、虾、蟹、贝类；植物类包括海带、紫菜和海藻类。

（一）动物性水产品的营养价值

鱼类是动物性水产品的重要组成部分，其肉的结构与畜禽肉相类似，在营养学上有独特的营养意义。

1. 蛋白质

鱼类肌肉组织中含有较多的水分，肌纤维短，间质蛋白质少，易被机体内蛋白酶分解而吸收。鱼肉中的蛋白质含量为15%～20%，生物利用率可达85%～90%。鱼肉中蛋白质的氨基酸组成与畜禽肉相似，赖氨酸和亮氨酸含量较高，但色氨酸含量较低。

鱼肉中含有肌溶蛋白、肌凝蛋白、肌浆蛋白和可溶性肌纤维蛋白，易腐败变质。有些青皮红肉鱼如金枪鱼有较多组织胺，一部分人食用后易发生过敏反应。存在于鱼类结缔组织与软骨组织中的含氮物主要是胶原蛋白和粘蛋白，它们加水煮沸后冷却形成凝胶物质。

2. 脂肪

鱼类的脂肪含量较低，一般在3%以下，多为不饱和脂肪酸，熔点低，常温下为液态，消化吸收率为95%，海鱼中不饱和脂肪酸可达70%～80%。鱼脂肪含有多不饱和脂肪酸DHA、EPA，具有特殊的营养功能，它们大量存在于脑、精子及视网膜中，其重要的构成物质JDHA和EPA对人类脑细胞的生长、发育有着重要的功能，又称为"脑黄金"。鱼脂肪可用来防治心脑血管疾病，但必需脂肪酸含量低。虾、蟹黄中还含有较高的胆固醇。

3. 无机盐

鱼类的无机盐含量为1%～2%，高于畜禽肉无机盐的含量。鱼肉中含有丰富的磷，此外还含有丰富的钠、钾、镁等。鱼类被看做钙的良好来源，主要以磷酸钙的形式存在，易被人体消化吸收。海产品还含有丰富的碘、铜，是碘的主要来源。

4. 维生素

鱼肉中含有丰富的B族维生素和脂溶性维生素，海产品的肝脏是维生素A和维生素D的丰富来源。鳝鱼含有丰富的维生素B_2及烟酸。生鲜鱼中存在的硫胺素酶会使鱼的硫胺素被破坏而失效，通过加热处理可破坏硫胺素酶的活性，防止硫胺素损失。

(二) 常见鱼的特殊功效

（1）鲤鱼。性味甘平，利水，消肿，通乳，下气，治水肿、胀满、脚气、黄疸、咳嗽气逆、乳汁不通等。

（2）鲫鱼。性味甘平，健脾利湿，治脾胃虚弱、痢疾、便血、水肿、淋病、痈肿、溃疡等。补益作用较佳，可补虚损，并有利水作用。

（3）泥鳅。性味甘平，补中气，祛湿邪，治消渴、阳痿、痔疾、疥癣、传染性肝炎。

（4）鲳鱼。性味甘平、淡，益气养血，柔筋利骨，含胆固醇较多，高血压、高血脂患者不宜多食。

（5）鲢鱼。性味温甘，具有补中益气的功效，可暖胃、补气、泽肤。

（6）墨鱼。性味咸平，养血滋阴，可治血虚经闭、崩漏带下、出血、十二指肠溃疡、胃酸过多。

（7）带鱼。性味甘温，养肝补血，和中开胃。带鱼含胆固醇较高，故高血脂者不宜多食。

(8) 鳝鱼。性味甘温，补虚损，除风湿，强筋骨，治痨伤、风寒湿痹、产后淋沥、下痢脓血、痔瘘等。死鳝有毒，不能食用。

(三) 其他动物性水产品的营养价值及特殊功效

动物性水产品除了鱼类外，还有许多水产品营养丰富，具有各自的特殊功效。主要包括：

(1) 甲鱼。甲鱼又称中华鳖，除含优质蛋白质、少量脂肪、碳水化合物外，还含多种维生素和无机盐，主要是动物胶、蛋白质、碘和维生素 D 等。鳖全身都具有极高的药用价值。鳖头可健脾，鳖血可祛风通络，鳖脂可补肾生精，鳖肉可补中益气，鳖甲有滋阴清热、平肝潜阳、软坚散结的功效，可以清除血液内杂质，调节人体各器官的功能，增加免疫能力。

(2) 蟹。蟹肉含大量完全蛋白质，矿物质也十分丰富。蟹肉性味咸寒，有清热、散血、续绝伤、治筋骨损伤、疥癣、痔疮、烫伤的功效。蟹肉性寒，脾胃虚寒者不宜食用，忌与柿子同食。

(3) 海参。海参除富含人体必需的蛋白质、脂肪等外，还含有大量碘和生长发育所不可缺少的物质——硫酸软骨素，也是抗衰老物质。海参性味咸温，可补肾益精，养血润燥，也可治女性月经不调和产后乳少等症。食用海参对糖尿病、肝病、胃及十二指肠溃疡、神经衰弱等症有利。

(4) 对虾。对虾是我国的特产，其肉质肥嫩，口味鲜美。对虾的营养价值相当高，蛋白质中必需氨基酸含量高，还含有多种微量营养物质。其肉性味甘咸平，能够补肾壮阳，开胃化痰，通乳。壳可镇惊。

四、乳及乳制品的营养价值

乳汁是哺乳动物最好的天然食品，它能满足和适应初生幼仔生长发育的需要。在动物乳中以牛乳最为重要，通常被称为"最接近理想的食品"，含有人体生长和保持人体健康所需的全部营养素。此外，羊乳和马乳也能为人们所食用。

牛乳中各种营养成分一般情况下比较稳定，但也受季节、乳牛的品种、饲料、泌乳期等因素的影响而发生变化。乳中含有大约 17% 的固形物，主要提供蛋白质、脂肪、维生素、乳糖、钙等各类营养物质。乳中还含有少量丙酮、短链脂肪酸、内酯、二甲硫等成分。

(一) 牛乳的营养价值

1. 蛋白质

牛乳中的蛋白质主要有酪蛋白、乳清蛋白和脂肪球膜蛋白质。酪蛋白含量最多，占乳蛋白质的 80%~82%。酪蛋白在 pH4~6 状态下沉淀与钙结合为酪蛋白钙，进而与胶态磷酸钙生成酪蛋白钙、磷酸钙的复合物。此复合物中也含有镁、柠檬酸等物质，在乳中以胶粒的形式存在，使乳具有不透明性。酪蛋白在凝乳酶、酯或乙醇的作用下会发生凝胶化，生成副酪蛋白，加入过量钙，即可形成胶块，为生产奶酪的主要工艺过程。

牛乳中酪蛋白酸沉淀后，保留在上面的清液称为乳清，含有多种蛋白质，如乳白蛋白和乳球蛋白等。乳白蛋白属热敏性蛋白质，对酪蛋白有保护作用；乳球蛋白与机体的免疫性有关，一般在初乳中的含量高于常乳的含量。脂肪球膜蛋白质含有磷脂蛋白和糖蛋白，是人体器官的组成部分，虽然含量少，但有重要的生理意义。牛乳中的酪蛋白和乳清蛋白的比例与人乳组成正相反，因此在生产婴儿配方乳粉时要加以调整。牛乳蛋白质的消化吸收率为85%～89%，生物价为85，均高于一般的畜禽肉。牛乳中还含有谷类食品的限制性氨基酸，可作为谷类食品的互补食品。

2. 脂肪

牛乳脂肪在乳中以较小的微粒分散于乳液中，含量占3.5%～4.5%，约提供全乳能量的48%。乳脂的熔点低于体温，所以它有较高的消化吸收率，一般可达95%左右。乳脂肪中的脂肪酸种类远远多于其他动植物脂肪，达20种以上。一些短链的脂肪酸还是乳的呈味物质，如乙酸、丁酸等，约占9%，棕榈酸和硬脂酸约占40%，低级饱和脂肪酸如油酸约占30%，必需脂肪酸仅占约3%。此外乳脂肪中还含有少量的卵磷脂、脑磷脂和胆固醇等。

3. 碳水化合物

牛乳中所含碳水化合物主要是乳糖，其余为少量的葡萄糖、果糖和半乳糖。

乳糖是哺乳动物乳汁中所特有的糖，在牛乳中含量为4.5%～5%，乳糖的甜度很低，仅为蔗糖的1/5，乳糖酶可以分解乳糖为葡萄糖和半乳糖供人体吸收利用。乳糖具有调节胃酸、促进胃肠蠕动和消化腺分泌作用。婴儿出生后，消化道内含有较多的乳糖酶，随年龄的增长，婴儿对乳类食用量减少，乳糖酶的活性和含量也逐渐下降。食用乳及乳制品时，乳中的乳糖不能被人体分解成单糖而吸收，被肠道细菌分解，转化为乳酸，伴有胀气、腹泻等症，称为乳糖不耐症。为避免发生乳糖不耐症，可采用事先加乳糖酶分解的方法而降低乳及乳制品中乳糖的含量。

4. 无机盐

牛乳中含有无机盐的种类很多，如钾、钠、钙、镁等，大多数参与维持牛乳胶体的稳定活动。牛乳中钙的含量很高，约为人乳的3倍，含磷约为人乳的6倍，钙、磷比值较合理，利于消化吸收；牛乳中含铁量较低。此外，牛乳中还含有铜、锰、铬等微量元素，因此，牛乳是多种无机盐的重要食品来源。

5. 维生素

牛乳中含有人体所需的各种维生素，但其含量因季节、饲养条件及加工方式不同而变化。牛乳是维生素B_2的丰富来源，也是维生素A、烟酸的合适来源。

(二) 人乳与牛乳的营养比较及牛乳的母乳化

1. 人乳与牛乳的营养比较

(1) 人乳与牛乳中的水和能量比较。人乳和牛乳中的水分含量相同，都是83%；二者所提供的总能量基本相同，但其能量的营养素来源不同，人乳蛋白质提供的能量占总能量的9%左右，牛乳占20%；人乳中碳水化合物提供的能量占总能量的41%，牛乳占29%；两者来自脂肪的能量则都在50%左右。

(2) 人乳与牛乳中的蛋白质比较。人乳和牛乳中的蛋白质均由酪蛋白、乳清蛋白、乳球蛋白、乳白蛋白及一些酶组成，当乳进入胃内与胃液（胃酸）混合以后，形成由酪蛋白、钙和乳清蛋白混合在一起的凝块，由于人乳的酪蛋白含量低，凝块呈软絮状，易被婴儿消化；新鲜牛乳则因酪蛋白含量高，形成坚固凝块，难以消化。有人发现人乳酪蛋白经胰蛋白酶和糜蛋白酶消化降解出的糖肽部分，可促进双歧乳杆菌的生长，满足婴儿的营养需要。人乳中的酶有很多种，其中淀粉酶含量特别丰富，能迅速将淀粉糖化。牛乳中的碱性磷酸酶高于人乳数十倍，另外还含有人乳所没有的其他酶。人乳和牛乳的氨基酸组成也不尽相同。

（3）人乳和牛乳中的碳水化合物比较。两种乳中的糖类主要是乳糖，此外尚有微量的葡萄糖、半乳糖、氨基葡萄糖等。人乳中的乳糖含量高且稳定，不因乳母膳食或血糖含量的变化而发生明显改变，但牛乳的乳糖含量则因品种、饲料的不同而有很大差别。人乳中含有双歧因子，为乳酸杆菌属生长所必需，其含量为牛乳的40倍。

（4）人乳和牛乳中的脂肪比较。人乳的脂肪总量略高于牛乳，且脂肪球较小，婴儿摄入牛乳脂肪在粪便中的损失远较人乳多。新生儿可吸收人乳脂肪的80%～90%，大多数婴儿对牛乳脂肪的吸收率低于70%。亚油酸在人乳中约占其总能量的4%，牛乳仅占1%。

（5）人乳和牛乳中的维生素、无机盐比较。人乳中维生素C含量比牛乳丰富得多，维生素B_1、维生素B_2、维生素PP的含量不及牛乳。但牛乳经过稀释、消毒后，实际上并不比婴儿直接吸吮母乳中的含量高。人乳的维生素E含量比牛乳高，牛乳煮沸后还将损失20%的维生素E。牛乳中的无机盐总量为人乳的3倍，过多的钾、钠、氯等会加重婴儿肾脏的负担，一旦腹泻脱水，更容易引起高血钠症，导致惊厥和脑的损伤。高磷和高钙也可引起婴儿抽搐。因此，牛乳中这些无机盐含量偏高，对婴儿不利。人乳中所含锌、铜、铁比牛乳多，这些微量元素在人乳中不仅含量高，而且吸收率高。

（6）人乳与牛乳中的免疫及抑制因子比较。母乳尤其是头3天的初乳，不仅含丰富的营养素，还含有各种免疫球蛋白、抗体、乳铁蛋白和溶菌酶等，具有预防新生儿感染的作用，并使新生儿获得对某些传染病的免疫力。初乳中的中性粒细胞和巨噬细胞则具有直接吞噬微生物和异物的功能。牛乳中免疫和抑制因子则缺乏或含量极少。母乳喂养对婴儿的胃肠道和呼吸道有明显的保护作用，这种作用像营养物质一样重要，甚至超过营养物质的功能。

2. 牛乳的母乳化

人乳是最适合婴儿营养需要的食物，婴儿时期的营养失调，不但对生理发育有影响，同时也会影响情绪和智力的发育。由于经济的发展，参加工作的妇女逐日增多，再加上某些特殊原因，母乳喂养率有逐年降低的趋势，因而对母乳化牛乳及其他代乳品提出了更高的要求。牛乳母乳化的主要目标是：

（1）降低牛乳中的酪蛋白和无机盐含量。

（2）减小牛乳中脂肪球直径（因牛乳脂肪球大，不易消化），也可除掉牛乳中的脂肪，另加适量植物油。

（3）在牛乳中添加适量人乳中的球蛋白。

（4）在牛乳中加入适量维生素A，使其含量与人乳相仿。

（5）成品中氨基酸含量应基本满足婴儿对必需氨基酸的需要。

国外一些母乳化牛乳的调制加工过程如下：牛乳脱脂，调整溶质负荷并降低蛋白质与无机盐含量，经搅匀、热处理降低凝张力，从而产生易消化的蛋白质，用电透析法除去乳清中的无机盐，使其浓度与人乳相似，调整乳清蛋白同酪蛋白的比例，加入植物油、糖、维生素、亚铁盐等，使之成为仿人乳产品。

（三）乳制品的营养价值及特殊功效

1. 酸乳

酸乳是由产生乳酸的细菌使牛乳或其制品发酸的液体乳制品。最终产品的营养、味道、质地，由于发酵剂和牛乳的类型、乳中无脂固体的浓度、发酵加工的方法和温度的不同而不同。但总体来说，发酵过程中乳糖分解、蛋白质凝结及不同程度的降解，产生细小分子的凝块，能与体内酶系统充分接触，增加了消化吸收率。同时酸乳还有利于体内一些维生素的保存，调节肠道菌群平衡，减轻乳糖不耐症症状。

乳酸菌的特殊营养功能有如下几个方面：

（1）抑菌、杀菌的作用。人体肠道内有数百种细菌，它们分别集中在某个部位形成菌群。乳酸菌进入人体后即在肠道内繁殖，使肠道菌群发生相应的变化，抑制病原菌和有害于人体健康细菌的生长繁殖，特别是在肠道栖居的内生病原菌在宿主机体抵抗力较弱时，作为条件致病菌而引起宿主发病时，乳酸菌能抑制它们的繁殖。乳酸菌还能分泌抑制致病菌的抗生素，有明显的杀菌作用。

此外，人服用抗生素会扰乱肠内菌群的平衡体系，从而导致腹部不适和肠胃功能失调，部分乳酸菌如双歧杆菌、嗜酸乳杆菌和干酪乳杆菌等能解除抗生素的毒副作用。

（2）促进消化的作用。乳酸菌及其代谢产物能促进宿主消化酶的分泌和肠道的蠕动，促进食物的消化吸收并预防便秘的发生。代谢产物乳酸能减轻胃酸分泌，起到清洁肠胃的作用，乙醇和 CO_2 对肠壁神经有良好的刺激作用。乳酸菌死菌在体内被分解后，其有效成分被机体吸收，能增强人体的免疫力，促进肝功能或通过肠道菌发挥有益机体健康的作用。

（3）降低血清胆固醇的作用。乳酸菌（如嗜酸乳杆菌）能降低血清胆固醇的水平，可预防由冠状动脉硬化引起的心脏病，这已为部分实验结果所证实。

（4）防癌、抗癌的作用。关于乳酸菌的防癌、抗癌作用，主要有两方面的因素，首先，乳酸菌在肠道内繁殖可以改善肠道菌群的组成，抑制致癌物质的产生，例如乳杆菌和双歧杆菌能分解致癌物 N-亚硝基胺；其次，乳酸菌及其代谢产物能通过诱导产生干扰素和促细胞分裂剂，促使免疫球蛋白抗体的产生，从而活化巨噬细胞的功能，提高人体免疫力，增强对癌症的抵抗能力。

双歧杆菌是人体肠道中典型的有益细菌，它在人体肠道内繁殖，在厌氧环境下产生乳酸，降低系统 pH 值，使肠道菌群迅速发生变化，抑制和杀死肠道病原菌，使菌群保持正常平衡。双歧杆菌及其代谢产物还能阻断肠道内致癌物的产生，如双歧杆菌能分解 N-亚硝基胺。双歧杆菌还能分泌双歧杆菌素和类溶菌物质，提高巨噬细胞的吞噬功能，增强人体免疫力。另外，双歧杆菌能在肠道内自然合成多种维生素，如维生素 B_1、维生素 B_2、维生素 B_6、维生素 E、维生素 K 等。

双歧杆菌的生长繁殖贯穿在人的整个生命历程中，新生儿出生后 2~3 天，其粪便中便能检验出双歧杆菌，至第 4~5 天双歧杆菌数占绝对优势。随着年龄的增大，双歧杆菌数量逐渐减少，最早消失的是婴儿期特有的婴儿双歧杆菌，其他肠道细菌则逐渐增多。在临死的人的肠道中根本不存在双歧杆菌。有分析表明母乳喂养的婴儿肠道中双歧杆菌数占绝对优势，而人工喂养婴儿肠道中虽然双歧杆菌数也占优势，但数量要比前者少得多，且其他肠道细菌数明显增多，这就是母乳喂养婴儿比人工喂养婴儿抵抗力强、不易患病的原因之一。显然，肠道中双歧杆菌的多少可作为衡量人体（特别是婴儿）健康的标准。

2. 乳粉

乳粉包括全脂乳粉、脱脂乳粉、调制乳粉。由于加工方法不同，其营养成分也有一定区别。

乳粉在加工过程中，要经杀菌、浓缩、喷雾干燥处理，因此，对热敏感的营养素会有所损失，如牛乳经喷雾干燥，维生素 C 损失 20%，维生素 B_1 损失 30%，硫胺素损失 10%。蛋白质消化性有所改善，但生物价值没有改变。

脱脂乳粉由于脱去乳脂肪，因而脂溶性维生素损失很大。

母乳化乳粉是将蛋白质中乳清蛋白和酪蛋白的比例加以调整，通过增加乳清粉来增加乳清蛋白的含量，使乳粉中蛋白质接近母乳蛋白质的组成，用来作为婴儿的母乳代用品。

3. 干酪

干酪的种类很多，随产地、制法、外形和理化性质而表现出差异。制作干酪的第一步是将酪蛋白和乳固体成分分离出来，把水去除，因此干酪是高蛋白、高脂肪、高无机盐的食品。干酪在制作过程中，维生素 D 和维生素 C 被破坏，其他维生素部分保留下来。由于发酵作用，乳糖含量降低，蛋白质被分解成肽和氨基酸等产物，不仅赋予干酪独特的味道，也有利于消化吸收。干酪蛋白质消化率高达 98%。

4. 炼乳

炼乳是一种浓缩乳制品，种类很多，按是否加糖可以分为甜炼乳和淡炼乳，按是否脱脂又分为全脂炼乳、脱脂炼乳和半脱脂炼乳。

甜炼乳添加了大量的糖，营养比例不平衡，不适合喂养婴儿。淡炼乳经均质及加热处理，维生素有较大损失，但食用后，在胃酸和凝乳酶作用下，易于消化；将其稀释后，其营养价值与鲜乳相类似，适合婴幼儿食用。

5. 消毒乳

消毒乳是将新鲜生牛乳过滤、加热杀菌后制成的饮用牛乳。经巴氏灭菌的牛乳仅破坏了维生素 C 和维生素 B_1，大约有 20% 的损失，其他营养价值与新鲜生牛乳相近。市售消毒乳只需对维生素 C 和维生素 B_1 强化即可。

第二节 植物性食品的营养价值及特殊功效

一、谷类的营养价值及特殊功效

谷类主要包括小麦、大米、小米、玉米、高粱等。它们可以被加工成各种食品，作为人们的主要食物。在中国人的膳食结构中，谷类食品是蛋白质和能量的主要来源，人体每日摄取能量的60%~80%、蛋白质的50%以上是从谷类食品中得到的。同时，谷类食品还是B族维生素和一些矿物质的主要来源。中国人将谷类作为主食，谷类在膳食中占有重要地位。

(一) 谷粒结构与营养价值

谷粒的最外层是谷壳，主要起保护谷粒的作用。谷粒去壳后其结构可分为谷皮、胚乳和胚芽三部分。

谷皮的主要成分是纤维素和半纤维素，也含有一定量的植酸、蛋白质、脂肪、维生素和无机盐，磨粉、碾米时成为麸皮，是饮料和高纤维食品的原料。胚乳是谷粒的主要成分，含有大量的淀粉和一定量的蛋白质，脂肪、无机盐、维生素、纤维素等的含量都比较低。谷皮中的碳水化合物由于含量高、质地紧密，在碾磨过程中容易首先被碾碎，因而当出粉率越低时，胚乳所占的比重就越大，淀粉含量也就越高。

胚芽位于谷粒的一端，脂肪含量很高，而且蛋白质、可溶性糖、维生素、无机盐含量也很丰富。在磨制精度低的面粉时，把胚芽磨入面粉中可提高面粉的营养价值，但由于脂肪容易变质，不利于储藏；此外，在胚芽和胚乳连接处有丰富的维生素B_1，当加工过精时，会把维生素B_1除去。谷类加工精度越高，维生素B_1的损失就越多。

谷类的营养价值如下：

1. 蛋白质

谷类食品所含的蛋白质占总量的7%~16%，主要为谷蛋白、白蛋白、醇溶蛋白等。谷类蛋白质所含的必需氨基酸不平衡，多数缺乏赖氨酸、苏氨酸，玉米还缺乏色氨酸，而亮氨酸的含量较高，因此谷类蛋白质的营养价值较低。赖氨酸通常为谷类蛋白质的第一限制氨基酸。

小麦蛋白质中主要有醇溶蛋白和谷蛋白，占蛋白质总量的80%~85%。面粉中加水调制面团时，小麦蛋白质可迅速吸水膨胀，形成网状结构的面筋质。由于面筋质特有的可塑性和延展性，可用于焙烤各种造型的食品及各种面点。

2. 碳水化合物

谷类食品中的碳水化合物占总量的70%~80%，此外还有少量的纤维素、半纤维素及可溶性糖。淀粉经烹调加工后，在人体内的消化吸收率很高，是人类最理想、最经济的能量来源，也是大有前景的工业原料。

3. 脂肪

谷类食品中脂肪含量较低，多在2%以下，但玉米和小米可达4%以上，主要集中在胚芽和谷皮中；不饱和脂肪酸占80%以上，主要为油酸、亚油酸和棕榈酸，并含有少量的磷脂、糖脂、蜡质等。由于谷类食品中亚油酸含量较高，所以具有降低胆固醇、防止动脉粥样硬化的作用。从玉米胚芽中提取的玉米油富含多不饱和脂肪酸，是营养价值较高的食用油。

4. 维生素

谷类食品是人体所需B族维生素的重要来源，其中以硫胺素和烟酸含量最高，主要集中在胚芽和谷皮中，胚芽中还含有较丰富的维生素E。谷类中尤其是玉米中烟酸主要以结合型存在，只有在碱性环境下才能变成游离型烟酸，被人体吸收利用。黄色玉米中含有较多的β-胡萝卜素。

5. 无机盐

谷类食品中无机盐含量为1.5%~3%，主要含有钙、磷，但是由于谷类食品中含有较高的植酸，影响了矿物质被人体吸收利用。谷类食品还含铁、锌、铜、钾、镁、氯等。

(二) 各类谷物的营养价值及特殊功效

1. 大米

大米中蛋白质的含量一般为8%，主要为谷蛋白。大米的营养价值与其加工精度有直接的关系，以精白米和糙米比较而言，精白米较糙米蛋白质要少8.4%，脂肪要少56%，纤维素要少57%，钙要少43.5%，维生素B_1要少59%，维生素B_2要少29%，尼克酸要少48%。因此，在以精白米为主食的地区，人们易患脚气病等B族维生素缺乏症。有些地区采用蒸谷米和强化米等措施，来提高大米的营养价值。

2. 小麦

小麦含有12%~14%的蛋白质，面筋占总蛋白质的80%~85%。小麦粉中的无机盐和维生素与小麦粉的出粉率和加工精度有关。由于小麦所含的营养素在谷粒中分布不均，所以小麦粉加工精度越高，面粉越白，其维生素和无机盐含量就越低。长期以精白粉为主食，会引起多种营养缺乏症。

3. 玉米

玉米的总产量占世界粮食产量的第三位，除食用和作为饲料之外，还被作为工业原料。玉米中蛋白质的含量为8%~9%，主要为醇溶蛋白。玉米中脂肪含量约为4.5%，主要集中在玉米胚芽中，为不饱和脂肪酸，营养价值高。

4. 小米

小米中蛋白质、脂肪及铁的含量都较大米高，蛋白质含量9%~10%，主要为醇溶蛋白，其中赖氨酸含量很低，而蛋氨酸、色氨酸和苏氨酸较其他谷类高。小米中含有较多的硫胺素、核黄素和β-胡萝卜素等多种维生素，脂肪含量也较高，达4%以上，且所含各种营养素的消化吸收率较高。

5. 高粱

高粱中蛋白质的含量为9.5%~12%，主要为醇溶蛋白。高粱中亮氨酸含量较高，但其他氨基酸的含量较低。由于高粱含有一定量的鞣质和色素，蛋白质的吸收利用率较低。高粱中脂肪和铁的含量比大米高。

6. 燕麦

燕麦是世界上公认的营养价值很高的杂粮之一。每百克燕麦所释放的能量相当于同等数量肉类的能量。燕麦含糖少，蛋白质多，纤维素高，是心血管疾病、糖尿病患者理想的保健食品。

7. 荞麦

荞麦的营养价值比米、面都高。荞麦中蛋白质的氨基酸构成比较平衡，维生素B_1、维生素B_2和胡萝卜素含量相当高，还含有多种独特成分，如叶绿素、苦味素、荞麦碱、芦丁、槲皮素等类黄酮物质，不但可以预防心血管疾病，还对糖尿病、青光眼、贫血等有较好的疗效。

（三）谷类加工对营养价值的影响

谷类一般是经过碾磨除去杂质及部分谷皮成为米或面，以利于食用和消化吸收。谷粒所含的无机盐、维生素、蛋白质及脂肪大部分在谷粒的胚芽和表皮层中，过分提高加工精度，会使胚芽、谷皮连同各种营养物质转移到其他副产品如麸皮、饮料中去，造成营养素的丢失；反之，如果出粉率或出米率太高，虽然保留了较多的营养素，但产品中带有大量的谷皮而使纤维素和植酸过高，妨碍蛋白质的吸收。

在我国，从最大限度地保留各种营养成分，以及产品的良好感官性质和消化吸收出发，将米面加工精度"九五米"和"八五粉"定为标准米和标准粉。从营养素的含量来说，标准米和标准粉虽然有一定的营养损失，但具有较好的感官性质和一定的消化吸收率，又保留了相当量的营养素和膳食纤维，这在预防某些营养素缺乏病和节约粮食方面起到了积极作用。

（四）提高谷类营养价值的措施

1. 谷物发芽法和自然发酵法

这两种方法不仅简便可行，而且效果显著。以玉米为例，发芽以后，玉米的相对营养值可以提高30%以上，其中赖氨酸含量提高60%，蛋氨酸提高4倍，色氨酸提高5.5倍，这种方法能在工业生产中得到应用，很有推广价值。

2. 通过遗传控制，培育含必需氨基酸较高的新品种

目前美国已培育出一个玉米新品种，其中含有很高的赖氨酸和色氨酸。国外的奥帕克-2玉米，被称为高赖氨酸玉米，其胚乳蛋白质中的赖氨酸含量高达3.39%，比普通玉米高70%。此外这种玉米还含有较多的尼克酸。我国也培育出一种水果玉米，又称甜玉米，营养价值远远超过一般玉米。

3. 利用食物蛋白质的互补作用

谷类蛋白质中缺少赖氨酸、苯丙氨酸、蛋氨酸；玉米蛋白质中缺少赖氨酸和色氨酸；豆类蛋白质中富含赖氨酸，缺少蛋氨酸。因此，可以将谷类与豆类食品相混合进行互相补充，提高蛋白质的生物效用。

二、薯类的营养价值及特殊功效

在我国总产量较高的薯类主要有马铃薯和白薯，其次是木薯，薯类是我国仅次于谷类的碳水化合物的主要来源。由于薯类含高碳水化合物和高水分，通常既把它们当做主食，也当做蔬菜来食用。薯类除富含淀粉外，还含有大量的纤维素、半纤维素，但蛋白质、脂肪、矿物质和维生素的含量相对较低。

（一）马铃薯

马铃薯作为一种粮食作物，其产量可与谷类相比。马铃薯中蛋白质含量约为2%，其中赖氨酸和色氨酸含量较高；含淀粉10%~20%，水分70%~80%。马铃薯还含有丰富的维生素C以及铁、磷、B族维生素和胡萝卜素等。马铃薯的蛋白质虽然含量低，但有较高的消化吸收率，所以营养价值较高。由于马铃薯中淀粉含量远远高于蔬菜，每

100克可产生80~90千卡的能量，所以具有谷类食品的特点；由于马铃薯含有较高水分、矿物质和水溶性维生素，又被人们普遍作为蔬菜食用。马铃薯加全脂牛奶就可提供完全平衡的膳食，由此可见马铃薯是一种营养价值较高的食品。

（二）白薯

白薯又称地瓜、红薯，其特点与马铃薯相似，被人们作为主食和蔬菜食用。白薯的蛋白质含量低，为1%左右，但含有丰富的β-胡萝卜素和维生素C，以及少量的B族维生素和矿物质。白薯的最大特点就是能提供大量黏多糖和促进胶原蛋白形成的黏液物质，对人体的消化系统、呼吸系统和泌尿系统中各器官的黏膜有保护作用；此外，还可抗疲劳、提高人体免疫力、促进胆固醇排泄、防止心血管脂肪沉积和动脉粥样硬化，从而降低心血管病的发生。另据日本国立癌病预防研究所对26万人次调研结果，白薯具有很好的抑制肿瘤的效应，被列为数十种抗癌食品之首。

（三）木薯

木薯在我国局部地区作为主食食用，其含碳水化合物28%，蛋白质含量在1%以下，每100克木薯中含钙85毫克、铁1.3毫克、维生素C22毫克，还含有少量的核黄素和烟酸。木薯的淀粉含量很高，可以作为经济的能量来源，同时由于木薯淀粉易与蛋白质和脂肪分离，用水洗沉淀的方法即可分离出淀粉，因此可用做工业淀粉的原料。木薯中所含的氰甙有毒，食前必须去除干净。

（四）魔芋

魔芋是一种理想的天然食品，其碳水化合物为甘露聚糖，不能被人体消化液中的酶分解，其体积膨胀系数极大，少食即有饱腹感，是人们理想的减肥食品。此外，魔芋对习惯性便秘、痔疮等有较好疗效，对心血管疾病、糖尿病等有食疗作用。

三、豆类、豆制品的营养价值及特殊功效

豆类包括大豆、豌豆、蚕豆、绿豆、红豆、小豆、芸豆等。其中大豆含有35%~40%的蛋白质、15%~20%的脂肪和25%~30%的碳水化合物；其他豆类蛋白质含量为20%左右，脂肪含量甚少，碳水化合物与谷类相近。大豆是消耗能源最低的蛋白质来源。国际营养学界认为大豆是解决世界人口蛋白质营养问题最可靠的蛋白质来源。

（一）大豆的营养价值

1. 蛋白质

大豆蛋白质是来自植物的优质蛋白质，以球蛋白为主，是比较理想的唯一能代替动物蛋白质的植物蛋白质。大豆蛋白质的氨基酸配比比较平衡，蛋白质的消化率和氮的代谢平衡几乎与牛肉相同。大豆蛋白质中含有8种必需氨基酸，赖氨酸含量高，蛋氨酸含量较低，是谷类蛋白质理想的氨基酸互补食品。

2. 脂肪

豆类脂肪含量最高的是大豆，因而可作为食用油脂的原料。大豆中脂肪含量为15%~20%，其中不饱和脂肪酸高达85%，亚油酸占50%以上，大豆油脂中还含有约1.64%的以核黄素为主要成分的磷脂。大豆脂肪具有较强的天然抗氧化能力，是营养价值很高的脂肪。大豆脂肪不含胆固醇，而且能降低血清中的胆固醇。

3. 碳水化合物

大豆中的碳水化合物有纤维素、半纤维素、果胶、甘露聚糖等，以及蔗糖、水苏糖、棉子糖等，其中约有一半是不能被人体消化吸收的棉子糖和水苏糖，肠道内微生物能使棉子糖和水苏糖等分解从而产酸产气，故称之为胀气因子。大豆含淀粉的量非常少。

4. 维生素

B族维生素在大豆中普遍含量较高，如100克大豆含硫胺素0.79毫克，含核黄素0.25毫克，比谷类的含量高。另外，大豆中还含有维生素E、维生素K和胡萝卜素等。

5. 无机盐

大豆富含钙、铁、镁、磷、钾等，是一种高钾、高镁、低钠食品。大豆含铁量高，但生物利用率低，被吸收的绝对量少。

总之，大豆及豆制品中含有极为丰富的人体必需的营养素，如8种必需氨基酸及钙、磷、铁等重要矿物质，其中还含有黄酮类化合物和植物激素。经科学实验证实，大豆不仅具有抗癌作用，还可以协调人体内分泌功能，起到预防多种疾病的作用。

大豆富含纤维素，在肠道中好像"清道夫"，既能及时清除肠道中有害物质，保持大便通畅；又能调节体内热能，维持血糖平衡，对防治老年人肥胖和糖尿病都有重要意义；还可促进绝经期妇女阴道细胞的活力，从而促进老年妇女的健康。

(二) 我国传统豆制品的营养价值

我国传统豆制品的种类很多，如豆腐、豆腐干、豆浆、豆乳、发酵豆制品等。各种大豆制品因加工方法的差异和含水量的高低，其营养价值差别很大。

1. 豆浆

大豆经过清洗、浸泡、磨碎、过滤、煮沸后即成为豆浆。豆浆中蛋白质的利用率可达90%以上，但豆浆或其他豆制品必须经过彻底加热才能够食用。这是因为大豆中含有一种胰蛋白酶抑制剂，会影响蛋白质的消化吸收，只有经过彻底加热才能破坏这种胰蛋白酶抑制剂。豆浆含有丰富的营养成分，在蛋白质的供给上不亚于牛乳，其铁的含量还超过鲜乳很多倍；不足之处是脂肪含量和糖含量较低，维生素B_2、维生素A、维生素D比鲜乳少。若能补充某些营养成分，豆浆的营养价值可提高许多。

2. 豆腐

将煮沸的豆浆加入适量的硫酸钙，或者卤水（硫酸钙与硫酸镁的混合物），就可以使蛋白质凝固，压榨去除其中的部分水分就成为豆腐。豆腐中蛋白质的消化吸收率要高于豆浆，可以达到95%左右。

3. 豆芽

豆芽是由大豆或绿豆经水泡后发芽而成。豆类几乎不含维生素C，但发芽后100克大豆中维生素C的含量可高达15~20毫克，绿豆芽约为20毫克/100克。豆芽质地脆嫩，可作为冬、春两季维生素C的良好来源。此外，豆芽还有清热解毒、利水消肿、去除胃淤气等功效。

豆芽在生成过程中，豆中营养成分被不同程度地降解或利用。大豆中的胰蛋白酶抑制剂可因发芽而部分消除，由于酶的作用，豆中的植酸得到降解。这样就增加了无机盐的吸收利用率，蛋白质利用率也比大豆提高了10%左右。

(三) 大豆蛋白制品

大豆蛋白制品是应用现代科学技术对大豆进行深加工的产品，有大豆粉、大豆浓缩蛋白、大豆分离蛋白和大豆组织蛋白等品种。它们常作为营养食品和保健食品配料，在食品工业中有重要作用。

1. 大豆分离蛋白

用蛋白质未变性的豆粕粉为原料，在 pH 值为 7~9 的稀碱液中使大豆或油料蛋白质溶解，分离除去纤维素等不溶物，再将溶液 pH 值调至 4.5 使蛋白质析出并沉淀下来，使沉淀物中和干燥即得到大豆分离蛋白，可用于强化或制成各种食品。大豆分离蛋白中蛋白质含量在 90% 左右。

2. 大豆浓缩蛋白

豆粕粉原料经 50%~70% 的乙醇浸洗或水蒸气加热，或用 pH 值为 4.5 的酸性水浸洗，然后将原料中可溶物分离出来，可得到包含纤维素等不溶成分在内的大豆浓缩蛋白。

3. 大豆组织蛋白

大豆组织蛋白的原料用豆粕粉或大豆浓缩蛋白、大豆分离蛋白均可，但要去除纤维素。在处理后的原料中加入各种调料或添加剂，送入膨化机经高温高压喷挤出来即为成品，有时也可以做成肉丝状。由于本产品有肉的口感，故称人造肉。

(四) 豆类中的抗营养素

1. 蛋白酶抑制剂

豆类中含有许多蛋白酶抑制剂，主要有胃蛋白酶抑制剂、糜蛋白酶抑制剂、胰蛋白酶抑制剂等。其中胰蛋白酶抑制剂在体内抑制蛋白酶的活性，使蛋白质的生物利用率降低。因此，必须对大豆中的蛋白酶抑制剂进行钝化。钝化胰蛋白酶抑制剂的有效方法是在常压下用蒸汽加热 15~20 分钟，或把大豆浸泡在水中使之含水量达到 60%，然后用水蒸气蒸 5 分钟。

2. 其他抗营养因素

大豆与谷类一样，也含有相当数量的植酸。植酸可与锌、钙、铁、镁等元素结合而影响它们被机体吸收利用。为除去植酸，可将大豆浸泡在 pH 值为 4.5~5.5 的溶液中，此时，可使植酸溶解 35%~75%；也可以通过使大豆发芽长成豆芽，植酸酶活性得到增强，使得植酸被分解，从而提高大豆中铁、锌、钙、镁的生物利用率。

大豆中的豆腥味易引起人们不愉快的感觉，引起这种味道的物质已知由 40 多种成分构成。将大豆在 95℃ 以上的温度加热 10~15 分钟，再用乙醇处理以钝化大豆中的脂肪氧化酶，可以较好地去除豆腥味。此外，通过生物发酵或酶处理也可以去除豆腥味。

大豆中存在着水苏糖与棉子糖等大豆低聚糖，不能被人体消化吸收，但能够被肠道中的细菌发酵产生气体，引起人的腹胀，故称之为胀气因子。大豆低聚糖在大豆加工成豆腐时被除去大多数，豆芽中也减少许多，腐乳中的大豆低聚糖可被霉菌分解掉。

生大豆中还有抗维生素，会抑制某些维生素的吸收利用。豆类中的植物红细胞凝血素是一种能够凝集人和动物红细胞的蛋白质，它能影响人和动物的生长发育，但不耐热,加热可使之破坏掉。大豆中含有某些致甲状腺肿的物质,能够结合或夺取与甲状腺结合的碘。

大豆中含有的皂甙类物质,曾经被认为对人体有毒害作用,但目前已发现皂甙类物质有降低血脂和血胆固醇的协助作用。

(五) 大豆蛋白质资源的开发利用

我国人民的膳食构成中,蛋白质的摄入量基本上达到了供给量的标准,但是由于来源主要是粮谷类蛋白质,蛋白质的质量比较差。为了摄入高质量的蛋白质,根据我国现实国情,应该大力开发豆类食品尤其是大豆蛋白食品,使大豆蛋白质的摄入量达到蛋白质总摄入量的25%。

在肉类食物中添加一定数量的大豆分离蛋白,既不影响动物性食品蛋白质的营养价值,也不影响食品的口味。因此,在食品加工中,可以把大豆蛋白质作为肉类蛋白质的部分替代品,以降低生产成本、增加食品产量、满足广大消费者的需要,还可以和谷类进行混合搭配增加营养价值。此外,面向特殊人群的营养强化食品也日益被人们所重视,如婴幼儿代乳食品、儿童食品、学校午餐、老人和孕产妇的大豆蛋白强化食品等。

大豆蛋白质的限制性氨基酸为含硫氨基酸,所以设厂生产这类氨基酸也是开发利用大豆蛋白质的主要促进措施之一。

(六) 其他豆类的营养价值及特殊功效

1. 绿豆

绿豆又名青小豆,为豆科植物绿豆的种子,是我国人民喜爱的食物。其含有丰富的营养成分,蛋白质含量比谷类高1~3倍,蛋白质功效比值(PER)是各种食用豆类中最高的(1.87),氨基酸种类齐全,赖氨酸含量比一般动物食品还高。据《本草纲目》记载,绿豆具有清热解毒、抗炎症、利尿、消肿、明目的作用,可促进机体吞噬细胞数量的增加或吞噬功能的增强,长期食用可减肥、养颜、增强人体细胞活性、促进人体新陈代谢,亦可预防心血管等疾病的发生,在我国民间,历来就有用绿豆防治疾病的习惯。

2. 黑豆

黑豆的蛋白质含量为36%,易于消化,对满足人体对蛋白质的需要具有重要意义;脂肪含量为16%,主要含不饱和脂肪酸,吸收率高达95%,除满足人体对脂肪的需要外,还有降低血液中胆固醇的作用。黑豆含有丰富的维生素、蛋黄素、黑色素及卵磷脂等物质,其中B族维生素和维生素E含量很高,具有营养保健作用;黑豆还含有丰富的微量元素,对保持肌体功能、延缓肌体衰老、降低血液黏度、满足大脑对微量元素的需求都是必不可少的。

四、花生的营养价值及特殊功效

花生属于硬果类食物,此外像核桃、杏仁、松子、榛子等也属于硬果类食物,它们都缺少蛋氨酸。花生的脂肪含量在50%左右,其中不饱和脂肪酸占80%。花生中的碳水化合物含量较低,主要为淀粉、蔗糖和纤维素等。花生中无机盐含量丰富,钙、磷、钾含量较高,此外还有铜、铁、锌、镁等。花生中B族维生素含量较多,花生仁上的种皮所含硫胺素和核黄素占花生仁总量的25%，此外花生还含维生素 E 和维生素 K 等。

五、水果和蔬菜的营养价值及特殊功效

水果和蔬菜种类繁多，是人类的主要食物之一。水果和蔬菜的共同特点是含有大量水分、丰富的无机盐以及一些重要的维生素、丰富的果胶物质、纤维素。水果、蔬菜中蛋白质和脂肪含量很低，除少部分外，一般供能较少。

（一）水果和蔬菜的营养价值

1. 碳水化合物

水果和蔬菜中所含碳水化合物有淀粉、纤维素、果胶、单糖、双糖等。其含糖的种类和数量因其种类和品种不同而有很大差别。水果中葡萄、苹果、西瓜等含有较多的单糖和双糖；蔬菜中胡萝卜、南瓜、番茄等含有较多的单糖和双糖，其他的含淀粉等多糖较多，如藕类、芋类和薯类等。

果蔬中所含纤维素、半纤维素和果胶物质是人们膳食纤维的主要来源，它们在体内不参与代谢作用，但是停留在肠道内可阻止和减少有害因子的吸收，促进肠道蠕动，有利于通便，具有其他营养素所不可替代的作用。果胶的含量及质量高低对果酱加工有重要的意义。

2. 维生素

水果和蔬菜中含有丰富的维生素，是维生素 C、胡萝卜素和维生素 B_2 的重要来源。人体中所需的维生素 C 主要是由水果和蔬菜提供的。在食用水果中，含维生素 C 最丰富的是新鲜大枣，其含量高达 540 毫克/100 克，此外山楂、柑橘也含有较为丰富的维生素 C；蔬菜中含维生素 C 丰富的有绿叶蔬菜，瓜类蔬菜中维生素 C 的含量较少，常见含有维生素 C 较多的有青椒、菜花、雪里红等。

水果中含胡萝卜素较多的是山楂、杏、橘子等；胡萝卜素在各种绿色、黄色及红色蔬菜中含量较多，如胡萝卜、菠菜、油菜、韭菜等。一般的绿叶蔬菜中还含有较多的核黄素，但不能满足人体对核黄素的全部要求。含核黄素较多的蔬菜有空心菜、苋菜、油菜、菠菜、雪里红等。

3. 无机盐

水果和蔬菜中含有十分丰富的无机盐，如钙、磷、铁、钾、钠、镁、锰等，是人体无机盐很重要的来源。雪里红、芹菜中含有较多的铁，还含有较多的钙且易于吸收。菠菜、洋葱等也含有较多的钙，但由于这些蔬菜中含有多种有机酸如草酸、植酸以及磷酸、碳酸等无机酸，易与钙形成络合物沉淀，影响钙与铁的吸收。水果中钙与铁的含量一般低于蔬菜，但水果中特别是香蕉中含有丰富的钾。

4. 有机酸

有机酸在水果中有着重要的作用。它与糖共同形成果实的口味，能刺激人体消化腺的分泌，增进食欲，有利于食物的消化。大多数水果中含有柠檬酸、苹果酸，未成熟的水果中多含琥珀酸和延胡素酸。蔬菜中含有机酸比较少，主要为乳酸和琥珀酸。有机酸在体内代谢，最终被氧化为二氧化碳和水排出体外。水果、蔬菜中还含有少量对人体无益或有害的有机酸，如草酸、苯甲酸、水杨酸等，特别是果蔬中含有较多草酸时，不仅

会影响口味，还会影响钙、铁的吸收，因此，食用前应先用开水烫漂，以除去部分草酸。

5. 水分

在所有食物中，蔬菜和水果的含水量最高。一般蔬菜的含水量为60%~95%，水果的含水量为70%~90%，西瓜含水量最高，达90%，干果含水4%左右。蔬菜和水果中的水大部分以游离水的形式存在。含水量的多少决定了水果和蔬菜的新鲜程度。当蔬菜和水果中正常的含水量降低时，不仅失去了鲜嫩的特点，其营养价值也随之降低。

6. 生理活性成分

蔬菜和水果中不仅含有维生素、矿物质、纤维素、有机酸等多种营养物质，还含有多种抗变异原、抗氧化、促进抗体生成和正常细胞繁殖、活化巨噬细胞、致死癌细胞、抗紫外线等生理活性成分。

果蔬中含有抗变异原物质的有菠菜、茄子、卷心菜等，能抑制从色氨酸烘焦物中分离得到的变异原物质的活性，苹果和青椒对变异原物质也有抑制的作用。果蔬中的β-胡萝卜素、类胡萝卜素、维生素C及多酚类抗氧化物质能防止脂质和变异原物质的氧化，从而可以避免遗传物质和生物体膜的损伤；苹果、洋葱中所发现的类黄酮为天然的抗氧化剂，通过抑制低密度脂蛋白氧化，发挥抗动脉硬化和抗冠心病的作用；类黄酮还能抑制血小板凝集，降低血液黏稠度，减少血管栓塞倾向，从而防止心脏病的发作和降低冠心病的死亡率；从牛蒡、生姜等分离出来的齐墩果醇酸、生姜酚等具有抗自由基活性的功能，能抑制细胞癌化；韭菜、甘薯、胡萝卜等提取液中有促进人体细胞增殖的成分；南瓜中含有的具有环丙基化学结构的降血糖成分，对非胰岛素依赖性的Ⅱ型糖尿病人降血糖具有显著的疗效；大蒜中的含硫化合物具有抗菌消炎、抗癌防癌、预防心血管疾病和糖尿病的作用，且还具有改善肝脏机能障碍、延缓衰老的功效，大蒜中所含的SOD、有机锗及凝集素也是生理活性成分。

(二) 水果和蔬菜的抗营养因素

水果和蔬菜在未成熟的情况下，含有较多的鞣质，鞣质易与蛋白质、钙、铁等结合，极大地影响了这些营养素的消化吸收率。蔬菜和水果中的鞣质在酶作用下易被氧化褐变，对其口味和色泽有很大的影响。水果和蔬菜中还含有多种色素，如叶绿素、叶黄素、花黄素和类胡萝卜素等，使水果和蔬菜呈鲜艳的颜色。通常这些色素很不稳定，对光、热、酸、碱都很敏感，在一定的条件下，会失去新鲜的色泽，且感官性状不佳，易破坏人们的食欲，如叶绿素在酸性条件下，其分子中的镁被取代，生成褐绿色的脱镁叶绿素。

☞ 知识链接

多种功效的番茄红素

番茄红素是膳食中的一种天然类胡萝卜素，广泛存在于自然界的植物中，成熟的红色植物果实中含量较高，其中番茄、胡萝卜、西瓜、木瓜及番石榴等的果实中存在着较多的番茄红素，人体内各组织器官也有较多分布。番茄红素的生物学功能主要有：

（1）抗氧化、延缓衰老。番茄红素是有效的抗氧化剂，预防脂类过氧化反应，保护生物膜免受自由基的损伤。由于机体细胞的过氧化损伤是人类衰老的最主要原因，番茄红素具有一定程度的延缓衰老作用。

（2）抑制肿瘤。多食蔬菜水果可以降低罹患某些癌症的危险，增加摄入番茄红素可以降低食管癌、胃癌、结肠癌和直肠癌等消化道肿瘤的发病危险度。番茄红素对晚期和浸润性前列腺癌也具有显著抑制作用。

（3）调节血脂。番茄红素能通过体内的抗氧化作用，阻止低密度脂蛋白胆固醇的氧化损伤，改善血脂代谢，减少动脉粥样硬化和冠心病的发生。

（4）抗辐射。当紫外线照射皮肤时，皮肤中的番茄红素首先被破坏，照射过紫外线的皮肤中的番茄红素比未照射的皮肤减少31%~46%。补充番茄红素可减少紫外线对皮肤的过氧化损伤。

六、某些植物性食品的营养价值及特殊功效

1. 山楂

山楂又名红果，是我国特有的果品，营养丰富，味酸。每100克山楂鲜果含碳水化合物22.1克、蛋白质0.7克、维生素C89毫克、核黄素0.05毫克、胡萝卜素0.82毫克、钙68毫克、磷20毫克、铁2.1毫克，此外还有丰富的果胶、多种有机酸和糖类，维生素A和B族维生素的含量也不亚于其他水果。山楂果核、核仁内含有大量的纤维素、不饱和脂肪酸、胶原蛋白及硒、铁、锌等微量元素，这说明山楂的全身都可食用，营养价值很高。

山楂的药用历史悠久，李时珍在《本草纲目》中有详细记载。传统医学中常用山楂消食开胃、利尿、活血化淤、振神清脑、防暑降温。现代医学证明，山楂有增强心肌收缩力、防治冠心病之作用，能增加胃中酶类的分泌，起开胃消食、健脾、化积、增进食欲、帮助消化的作用；山楂中的不饱和脂肪酸和黄酮类化合物，有明显的软化血管、降血脂、降血压、降胆固醇的作用，对防癌、防治冠心病、减肥有良好的辅助作用。

2. 草莓

草莓又叫洋莓、红莓，原产欧洲，富含氨基酸、果糖、蔗糖、葡萄糖、柠檬酸、苹果酸、果胶、胡萝卜素、维生素B_1、维生素B_2、烟酸及矿物质钙、镁、磷、铁等，草莓中的有效成分可抑制癌肿瘤的生长。每100克草莓维生素C的含量为50~100毫克，比苹果、葡萄的含量高10倍以上。饭后吃一些草莓，可分解食物脂肪，有利于消化。

草莓中丰富的维生素C除了可以预防坏血病以外，对动脉硬化、冠心病、心绞痛、脑溢血、高血压、高血脂等，都有积极的预防作用。草莓中含有的果胶及纤维素，可促进胃肠蠕动，改善便秘，预防痔疮、肠癌的发生。草莓中含有的胺类物质，对白血病、再生障碍性贫血有一定的疗效。

中医认为，草莓性味甘、凉，有润肺生津、健脾和胃、利尿消肿、解热祛暑之功，适用于肺热咳嗽、食欲不振、小便短少、暑热烦渴等。

3. 南瓜

南瓜为葫芦科蔓生植物,产于全国各地,其营养丰富,味道甘甜。此外,南瓜还含有瓜氨酸、精氨酸、天门冬氨酸、腺嘌呤和有机酸、甘露聚糖、果胶等对人体十分有益的营养成分。南瓜味甜适口,性甘温,主要有补中益气的功能,它能促进人体胰岛素的分泌,增强肝、肾细胞的再生能力。南瓜中的果胶具有固定胆固醇的作用,可用来预防和辅助治疗动脉硬化;南瓜含有大量的钾盐和少量的钠盐,具有很强的利尿作用,可用来加速溶解肾结石和膀胱结石,缓解前列腺炎和肝炎。近年来,国内外医学临床实践证明,南瓜对治疗糖尿病效果极佳,对治疗肝炎、肝硬化、肾炎、十二指肠溃疡和动脉粥样硬化也十分有效。

4. 大枣

大枣又称红枣、干枣、良枣等。大枣营养丰富,蛋白质的含量为3.3%,碳水化合物的含量为73%,还含有大量的维生素C、维生素B_2、维生素PP,另含有无机盐钙、铁、磷、钾以及有机酸等。大枣味甘,是一味良好的中药。《本草纲目》记载"大枣气味甘、平、无毒",主治"心腹邪气,安中,养脾气,平胃气,通九窍,助十二经,补少气、少津液、身中不足,大惊四肢重,和百药,久服轻身延年"。干枣有"润心肺、止嗽,补五脏,治虚损,除胃肠癖气"的作用。现代科学证实,大枣具有补脾胃、安心神、养血护肝、滋肾强身、养气生津、润肺止咳等功效,是良好的滋补品。

5. 酸枣

酸枣虽小,但营养成分十分丰富。干酸枣中,蛋白质含量达4.5%,脂肪为1%~2.6%,果胶为6%左右,这在水果中是罕见的。酸枣含碳水化合物75%左右,还含有丰富的有机酸、无机盐和各种维生素,尤其是维生素C的含量每百克高达870~1170毫克。酸枣具有镇静安神、益肝气、强筋骨之功效。

6. 葡萄

葡萄含蛋白质、脂肪、碳水化合物、纤维素、钙、磷、铁、胡萝卜素、硫胺素、核黄素、尼克酸、酒石酸、卵磷脂等。

葡萄性味甘、酸,平,有补气血、强筋骨、利小便、滋肾益肝之功,对神经衰弱、疲劳过度、消化不良、心悸盗汗、浮肿等有疗效。葡萄果实可生吃,或干燥后制成葡萄干食用,亦可做药膳。取白葡萄汁、生姜汁一起服用,可治痢疾。

7. 桃

桃含丰富的葡萄糖、蔗糖、果糖、苦杏仁苷以及各种维生素、钙、磷、钾等。桃性味甘、酸、辛、温,入肝、肾经,有生津、活血、消积、益颜色等功效。桃仁性味苦、甘平、无毒,有消肿、利尿、美容的功效,可治疗水肿、大小便闭塞、颜面不润等症。桃仁含苦杏仁苷,有破血散瘀、镇咳功效,可治疗淤血、闭痛经等症。

8. 梨

梨含蛋白质、脂肪、糖(葡萄糖、果糖、蔗糖)、粗纤维、矿物质(铁、磷、钾)、维生素(B_1、B_2、C、尼克酸)、胡萝卜素、苹果酸、柠檬酸等成分。

梨味甘,微酸,性微寒,具有生津润燥、清热化痰的功效。适于治疗热病少津、痰热咳嗽、痰热惊狂、反胃便秘等症。

9. 苹果

苹果含糖、蛋白质、苹果酸、鞣酸、果胶、纤维素、维生素（B_1、B_2、C、尼克酸）、胡萝卜素、矿物质（钙、磷、铁、钾）等成分。

苹果性平，味甘、酸，具有止泻、健脾、降压、降胆固醇功效，消化不良者可将苹果绞汁服用，可消食顺气。苹果还可美容，常食可使皮肤白嫩，面生红润，曾有"一天一个苹果，医生不必找我"之说。

10. 香蕉

香蕉含有丰富的碳水化合物（葡萄糖、果糖、蔗糖、淀粉等）、蛋白质、果胶、脂肪、维生素、矿物质（钾、钙、磷、铁、镁）、多种酶等成分。

香蕉为寒凉之品，且富含钾元素，故脾虚便秘者或有慢急性肾炎、肾功能不全者不宜食用。

11. 莲子

莲子为睡莲科植物莲的果实或种子，主要营养成分有淀粉、棉子糖、蛋白质、脂肪、钙、磷、铁、烟酸、维生素C、维生素B_1等。莲子性平，味甘、涩，具有养心、益肾、止咳、去热、开胃、润肌肤、黑发、益寿等功能。加工食品时应用色白、去绿芯、无虫蛀、无腐烂的原料莲子为好。

12. 百合

百合为百合科植物百合的鳞茎，主要营养成分为淀粉、蛋白质、脂肪等。百合性平，味甘，微苦，具有润肺、止咳、清心安神等功效。

13. 杏仁

杏仁为蔷薇科植物杏树成熟果实的种子，广泛分布于我国的河北、内蒙古、新疆、辽宁等地。苦杏仁营养丰富，其中含脂肪45%~50%，蛋白质24.9%，总糖8.5%，灰分2.2%，粗纤维8.8%，苦杏仁甙3%，此外还含有微量元素钙、磷、铁、钾。其中钙、钾、磷的含量分别为牛奶的3、4、6倍，是天然植物蛋白资源。另外，苦杏仁还具有很高的药用价值，如宣肺祛痰、止咳平喘、养颜润肤、抗衰老、抗癌等。

14. 核桃

核桃原名胡桃，为胡桃科植物胡桃的种仁，其果仁含油量高达75%，故又有"木本油料王"之称。

在干果类食品中，核桃以味美多脂、营养丰富而深受人们的喜爱。它含有60%~70%的脂肪、15%~20%的蛋白质、10%左右的碳水化合物、6.7%的纤维素及灰分和水分，另外还含有人体必需的微量元素和多种维生素。据研究，食用50克核桃约等于500克牛奶或250克鸡蛋的营养价值。

核桃的药用价值自古备受重视，据《本草纲目》记载，核桃仁"补气养血、润燥化痰、益命门、利三焦、温肺润肠"，还能"令人肥健、润肌、黑须发"。

核桃在外观上酷似人脑，核桃的外壳类似人类的脑壳，核桃仁类似大脑两半球及其沟回，核桃仁的表皮遍布筋络，就像大脑表面的血管，桃仁的白色也似大脑实质呈现的灰白色。因核桃树本身寿命长，其果仁营养丰富，特别对大脑神经有益，对人有强肾补脑之功，常食能使人延年益寿，故又有"百岁子"、"长寿果"的美誉。

15. 白果

白果又名灵眼、佛指甲、鸭脚子,有佛指、龙眼、梅核、马铃等很多品种,主要产于江苏、浙江、湖北等省。白果营养极为丰富,是一种高级滋补品。据分析,白果的主要营养成分是蛋白质、脂肪、碳水化合物、钙、磷、铁、胡萝卜素等。它的药用价值也很高,据研究,白果中含有少量的白果酸,是一些细菌和真菌的抑制剂,如结核杆菌、皮肤真菌、葡萄球菌等。白果性味甘、苦、涩、平,能敛肺气、利小便,有化痰、止咳、补肺、通经、利尿等功效。《本草纲目》中也说它有温肺益气、镇咳祛痰和杀虫的作用。临床上白果是止咳平喘的良药。

16. 大蒜

大蒜又名胡蒜,为百合科葱属植物蒜的鳞茎,是多年生宿根草本植物,原产于亚洲西部高原,栽培起源于两千多年前。大蒜具有不同的品种,一般来说按蒜皮颜色有白皮蒜和紫皮蒜,按蒜瓣大小有大瓣蒜和小瓣蒜。

大蒜的营养十分丰富,除含有糖、蛋白质、脂肪、维生素和矿物质外,还含有具特殊生物活性作用的成分——蒜素和超氧化物歧化酶(SOD)等。大蒜不仅具有较高的营养价值,而且具有很高的食疗作用。临床研究表明,大蒜具有抗癌、杀菌、防痢疾、防冠状动脉硬化、杀死结核杆菌、消除体内淤血等奇效。大蒜中的有效成分能预防放射性物质对人体的危害,并能减轻由此带来的不良后果。美国许多医学临床研究结果表明,食用大蒜能增强人体免疫系统功能。中国的研究结果表明,大蒜能阻断亚硝胺的化学合成,从而达到防癌的奇效。此外,大蒜中的成分能与蛋白质结合,有利于蛋白质的消化、吸收和利用;大蒜还能预防中风、心肌梗死。

17. 椰子

椰子属于棕榈科椰子属,我国别名"越王头"、"胥余"等,是热带地区主要木本油料作物之一,我国的广东、海南、广西、台湾等省(区)均有出产。

成熟的椰子肉味鲜美、营养丰富,约含有脂肪33%、蛋白质4%和许多微量元素、维生素。蛋白质中精氨酸、丙氨酸、胱氨酸、丝氨酸的含量比牛奶的含量要高。此外,还含有维生素C、B族维生素和植物激素。用椰子制造的氢化椰子油及椰子油脂肪酸能抑制人体肝肿瘤的发生,还能提高人体对钙和磷的吸收与维持。

18. 食用菌

食用菌是可供人类食用的大型无毒真菌类的子实体,包括野生菌和人工栽培菌两大类。食用菌营养价值较高,含有丰富的维生素,还含有无机盐和蛋白质、碳水化合物等。食用菌营养丰富,味道鲜美,且具有高蛋白、低脂肪的特点。新鲜蘑菇含蛋白质3%~4%,比大多数蔬菜高得多;干蘑菇的蛋白质含量则高达40%,大大超过鱼、肉、蛋的蛋白质含量。

食用菌不仅风味独特,而且很多种类还具有一定的保健作用和药用价值,如黑木耳、香菇等含有多糖体,能够提高机体的免疫能力,抑制肿瘤的生长,或加强机体对肿瘤细胞的排斥作用,对人体健康有重要意义。食用菌蛋白质的氨基酸组成较平衡,尤其是赖氨酸和亮氨酸含量较多;维生素含量也较丰富,主要含有维生素B_1、维生素B_2、维生素C、维生素B_{12}。食用菌还含有丰富的无机盐,如钠、钾、锰、锌、氟、碘等。

另外，许多蘑菇中还含有降血脂、降血糖物质及对细菌、病毒有抑制作用的物质等，有的还有抗癌效果。

19. 植物性水产品

植物性水产品的种类很多，下面介绍几种：

（1）藕。藕为莲藕的根，含有大量淀粉、蛋白质，还有少量的天门冬青、维生素C、焦性儿茶酚、新绿原酸、过氧化酶等。藕性寒味甘，具健脾、开胃、益血、生肌、止泻的功效。其良好的润口感深受食用者喜爱，为清热解毒、补气养神、益气力、除百病、抗衰老的上等佳品。

（2）荸荠。荸荠的主要成分为淀粉，含少量蛋白质和其他营养成分，矿物质、维生素含量丰富，另外还含有一种抗菌成分荸荠英。其性寒味甘，具有清热、化痰、消积的功效。治温病、消渴、黄疸、热淋、痞积、目赤、咽喉肿痛等症。

（3）海带。海带为叶状海生，是一种大型的海藻，药用称为昆布。海带含有较丰富的碳水化合物，含量可达到50%~60%，主要是纤维素和多糖类化合物；蛋白质的含量在8%左右。海带富含无机盐如碘、钙、铁等，此外还有钠、镁、铜、钴、镍、钾等元素。海带含有B族维生素，几乎不含脂肪和胆固醇。因此，海带是一种营养价值较高的食品。

海带中的碘对预防甲状腺肿大和维持人体各器官的正常功能大有益处；藻酸盐有预防白血病和骨痛病的作用，对动脉出血也有止血作用；褐藻氨酸具有降血压功效；甘露醇能治疗肾功能衰竭、脑水肿、乙型脑炎、急性青光眼。海带性寒味咸，具有软坚散结、清热利水、镇咳平喘、祛脂降压的功效。

（4）紫菜。紫菜为海生藻类，含有丰富的营养。紫菜的蛋白质含量为15%~20%，碳水化合物为30%~50%，脂肪含量在0.1%以下，并含有丰富的碘、钙等无机盐和微量元素。紫菜还含有少量的脂溶性维生素和B族维生素，这些营养素在人体内的消化吸收率都比较高。紫菜性寒、味甘咸，具有化痰软坚、清热利尿的功效，可治脚气、水肿、胃溃疡、淋病等，还可防老化、防贫血、防头皮生屑、降低胆固醇、抑制癌症、防止动脉硬化等。

值得注意的是，植物性水产品所含的无机盐和微量元素易溶于水，所以浸泡过程要尽量避免营养素的严重流失。

☞ 知识链接

牛磺酸

牛磺酸以游离氨基酸的形式普遍存在于动物体内各种组织中，海洋生物体内含量很高，哺乳动物的神经、肌肉和腺体组织中的含量也比较高，牛磺酸在脑内的含量显著高于其他脏器组织。在坚果和豆科植物的子实如黑豆、蚕豆、豌豆、扁豆及南瓜子中也含有较多的牛磺酸。牛磺酸对于保护视网膜、促进中枢神经系统的发育、抗氧化、促进脂肪消化吸收有重要功效。

第三节　其他食品的营养价值及特殊功效

一、食用油脂的营养价值及特殊功效

食用油脂是指植物性的油和动物性的脂。它们分别是从植物果实部分和动物体的脂肪组织中提取的供人们食用的油脂。动物脂肪包括动物体脂、乳脂和鱼类脂肪；植物油有豆油、花生油、菜子油、芝麻油、花生油、玉米油、葵花子油、亚麻油、核桃油等。

食用油脂不仅是高能量的食物，而且还能提供人体必需的脂肪酸，促进脂溶性维生素的吸收，是人们膳食的重要组成之一。

食用油脂的营养价值视其吸收率的高低而不同。植物油因含有较多不饱和脂肪酸，故在室温下呈液体，其吸收率比动物油脂高，一般可达到95%以上。必需脂肪酸亚油酸在不同油脂中的含量为：棉子油55.6%、豆油52.2%、玉米油47.8%、芝麻油43.7%、花生油37.6%、米糠油34.0%、菜油14.2%、棕榈油10%、猪油8.3%、羊油2%。动物的贮存脂肪中几乎不含维生素，肝脏中的脂肪和奶油含有较丰富的脂溶性维生素，如维生素A和维生素D等；植物油中含有维生素E。

食用油脂中对人体危害较大的是饱和脂肪酸中的胆固醇。一般认为动物油脂含饱和脂肪酸多，含胆固醇也就多，食用过多会使血液中胆固醇升高，诱发动脉粥样硬化；而植物油中的亚油酸等不饱和脂肪酸能使肝内胆固醇分解为胆酸并促使其排泄，从而降低血浆中胆固醇的含量。所以说，植物油能减少胆固醇的危害，预防血管硬化症和冠心病。

植物油中脂溶性维生素含量较低，因此不能忽视动物油脂的营养价值，特别是患有脂溶性维生素缺乏症的人，如皮肤粗糙、视力差、夜盲症等，更要进食一定量的动物油脂，以增加脂溶性维生素的吸收。

二、调味品的营养价值及特殊功效

调味品是烹饪过程中主要用于调配食物口味的一类原料，有的来源于天然的植物花蕾、种子、皮、茎、叶等，有的来自天然的矿物性物质，还有的是人工酿造和提炼的产品。

（一）食盐

食盐的主要成分是氯化钠，粗盐中除氯化钠外还有少量的碘、钙、镁、钾等。在酸、甜、苦、辣、咸五味中，咸是"百味之主"，是绝大多数菜肴复合味形成的基础味。食盐是咸味的主要来源。食盐中氯离子和钠离子能够调节机体溶液的渗透压，氯离子还是唾液淀粉酶的激活物质。但如果长期摄入过量的食盐，会造成高血压等心血管疾病。正常人每日需食盐的量为10克左右，患有高血压的病人每天食盐的摄入量应控制在6克左右。虽然口味咸淡因人而异，但都要注意不宜过咸。在炎热夏季，人体出汗多，盐类物质损失也比较多，应常补充一些生理盐水。进行大量体力活动的人也应该注意补充食盐的摄入量。当患某些疾病时，如心脏病、肾脏病、肝脏病，应该限制食盐摄入量，以防病情加重。

（二）酱油

酱油是我国特有的调味品，生产食用已有几千年的历史。酱油是以脱脂大豆加面粉为原料酿造而成的营养价值较高的食品。在酿造发酵过程中，原料中的蛋白质分解成胨、肽和氨基酸等产物；淀粉分解成麦芽糖、单糖和有机酸，有机酸进而发生反应生成酯类，赋予酱油独有的味道。初制的酱油中含有蛋白质、碳水化合物、钙、磷和B族维生素等营养成分。为了利于存储加入食盐，一般含量在15%~20%。为提高感官性状而加入酱色，所以酱油是黑褐色的。由于酱油中添加了较多的盐，所以高血压、心脏病患者应尽量少食酱油。

（三）食醋

食醋是以粮食、糖、酒等为原料，用醋酸发酵配制而成。食醋按原料不同分为米醋、糖醋和酒醋等。人工合成醋可用冰醋酸调配。食醋含有3%~5%的醋酸。食醋也是烹饪中的重要调味品之一，以酸味为主，且有芳香味。食醋能去腥解腻，增进鲜味和香味，能在食物加热过程中保护维生素C不受破坏，还可以使烹饪原料中的钙质溶解从而有利于人体吸收，有一定的杀菌和消毒作用。

（四）味精

味精是以淀粉为原料，采用生物发酵，经提取、浓缩、结晶等过程制成的。味精的学名叫谷氨酸钠。味精中还含有少量的食盐。

味精微有吸湿性，易溶于水，味道极鲜美。味精的鲜味与溶解度有很大关系，其在弱酸和中性溶液中溶解度较大，具有强烈的肉鲜味；在碱性溶液中不但没有鲜味，反而有不良气味；在高温下味精变性失去鲜味，甚至产生毒性，所以不宜过早地加入处在高温下的菜肴中；而在凉菜中，因温度低不易溶解，所以鲜味发挥不出来，应适当用温开水溶解后浇入凉菜。使用味精还应适量，用量多会产生一种似咸非咸、似涩非涩的怪味道。

味精不仅是很好的鲜味调味品，也是一种很好的营养品，进入胃内就还原成谷氨酸被人体直接吸收。这对改善细胞的营养状况、防止儿童发育不良、治疗神经衰弱都有一定作用。

三、酒的营养价值及特殊功效

酒是一种含有乙醇的饮料。我国的酒根据制造方法的不同分为三类，即发酵酒、蒸馏酒和配制酒。酒对人体产生作用的主要成分是乙醇，少量乙醇可兴奋神经中枢，促进血液循环和增强物质代谢；过量饮酒对人体有害，严重的可造成酒精中毒致死。孕妇和儿童不宜饮酒。

蒸馏酒中以白酒居多。白酒种类很多，风味各异，但均以乙醇为主要成分，含量为20%~60%。白酒的香味成分非常复杂，一般由醇、酯、醛类物质组成。白酒具有高能量的营养特点，少量饮用具有刺激食欲、补充能量、舒筋活血的功效，过量饮用则会对身体健康造成危害。

啤酒属发酵酒，是世界上饮用最广、消费量最大的酒。啤酒营养丰富，除含有乙醇和二氧化碳外，还含有果糖、麦芽糖和糊精等碳水化合物，以及无机盐如钙、磷、钾、镁、锌等。啤酒有"液体面包"的美誉是当之无愧的。发酵产生的多种氨基酸、脂肪酸以及醇、醛、酮类物质，构成啤酒独特的风味。优质啤酒在一定程度上会刺激胃液分泌、促进消化和利尿。适量饮用啤酒对预防肾脏病、高血压、心脏病有一定的作用，此外，对失眠、神经紧张也具有一定的调节作用。

葡萄酒是果酒中最有代表性的一种。其香味成分主要是丙醇、异戊醇和乳酸乙酯；其营养成分有酒精、有机酸、挥发酯、多酚及丹宁物质、氨基酸、糖、维生素，还有钾、钙、镁、铜、锌、铁等无机盐。经常饮用葡萄酒，不仅能为人体提供多种营养素和能量，还能预防肝病和心脏病。

黄酒是中国最古老的饮料酒，具有独特的风味和很高的营养价值。黄酒含有糖、糊精、有机酸、维生素等营养物质，其氨基酸含量居各种酿造酒之首。黄酒在我国传统医学中经常被用做药引，具有很好的补益增效作用。黄酒中的营养成分极易被人体消化吸收。我国绍兴产的黄酒驰名天下。

四、饮料的营养价值及特殊功效

近年来，随着消费水平的提高，无酒精饮料越来越为广大消费者所青睐。比较受欢迎的有三大类饮品：矿泉水、茶饮料和果蔬汁饮料等。

(一) 矿泉水

天然矿泉水是指在特定地质条件下形成，并赋存在特定地质构造岩层中的地下矿水，矿泉水含有很多化学成分，主要有磷酸氢钠、二氧化碳、硫酸钠、氯化钠等，还含有钙、镁、钾、锂、铜、锌、溴、碘、硒、偏硅酸等微量元素。其中溴能平衡人体的激素分泌；锌能促进青少年的生长发育；碘能防治甲状腺肿；钙能强壮骨骼，维持血管弹性，对心血管疾病也有很好的疗效。对矿泉水的质量要求是每升矿泉水中必须含对人体有益的各种微量元素1000毫克以上，含游离二氧化碳250毫克以上，不得含有对人体有害的致病菌类，无污染，无重金属矿物质。

(二) 茶饮料

茶叶是用茶树上采摘下来的嫩芽、嫩叶经过一系列加工制成的。茶叶是世界三大饮料（茶叶、咖啡、可可）之一，它具有止渴、解热、提神解乏、强心降压、杀菌消炎、促进消化、利尿排毒、补充维生素等功能。

1. 我国茶叶的种类及其品质特点

我国茶叶的品种繁多，其分类方法也不一样。

按照加工方法的不同，我国茶叶可分为红茶、绿茶、青茶、特殊商品茶和改制茶5种。

(1) 红茶。红茶是经过完全发酵的茶，加工细腻，色泽乌润，冲泡后汤色红艳明亮，清澈见底，并具有一种特殊的香味。西欧一些国家多在红茶中加乳酪和砂糖冲饮，成为生活中不可缺少的饮料。

红茶根据加工程度不同，可分为毛红茶和精制红茶，毛红茶为商品红茶的原料，包括毛红茶和毛小种两类；精制红茶为加工后的精制茶，又称为工夫红茶，其主要品种有祁红、滇红、宁红、浙红、台红等。

(2) 绿茶。绿茶是未经发酵的茶，由于高温杀青而保持原来的绿色，故名为绿茶。绿茶分为原料绿茶和商品绿茶两种。

原料绿茶按干燥的方法不同，分为炒青、烘青、晒青三种。著名的有如下品种。

龙井：因产于杭州龙井村而得名，驰名中外。

旗枪：产于杭州附近的余杭、萧山等地。采摘时一芽一叶形似旗枪而得名。

龙井和旗枪采制于清明以前的称为"明前"；采制于谷雨以前的称为"雨前"；春茶最后一次采制的称为"春脚"。

碧螺春：为特种炒青，产于江苏太湖洞庭山一带。

毛峰：产在云雾缭绕、气候湿润、土壤肥沃的高山上。

(3) 青茶。青茶为半发酵茶，茶的外形和内在质量介于红茶和绿茶之间，有"绿叶红镶边"之称。其主要产区为福建武夷山和广东、台湾等省，主要品种有乌龙、水仙、铁观音等。

(4) 特殊商品茶。特殊商品茶包括黄茶、白茶、黑茶三类，主要销往我国的港澳地区、东南亚以及德国、荷兰、法国、瑞士等国。

(5) 改制茶。主要是花茶和紧压茶。

花茶：常见的有茉莉花茶、玫瑰花茶等。

紧压茶：常见的有黑砖、方茶、饼茶等。

2. 茶叶的营养成分及其特殊功效

茶叶含有多种对人体有益的营养成分，如茶多酚、茶素、芳香油、蛋白质、碳水化合物、色素、维生素和灰分等。其中茶多酚、茶素和芳香油有药理功能，它直接决定着茶叶对人体生理效应的大小。

(1) 茶多酚。茶多酚是一类多酚类化学物质的总称。茶叶中含有茶多酚，占干物质重量的25%~40%。茶叶对人体的生理效应，与茶多酚有直接关系。茶多酚有增强微血管壁弹性的作用，对伤寒、痢疾以及金黄色葡萄球菌和霍乱菌均有抑制作用，对尼古丁、吗啡等生物碱还有解毒作用。茶多酚是一种黄色无定形的粉末，使茶汤有一种特殊的涩味。在有水存在和高温的条件下，茶多酚可缓慢自动氧化，产生红色素，与茶叶中蛋白质和氨基酸结合，产生可溶性的芳香物质，从而形成了茶的色、香、味。鲜茶叶中茶多酚的含量越多，制出的红茶品质越好。

茶多酚对人体有解毒、杀菌和帮助消化的功能。在当今社会，人们的膳食结构发生重大变化，营养过剩型肥胖者增多，经常喝茶，尤其是经常喝浓茶，有助于人们减肥；此外，茶多酚还有调节人体血液、同化维生素C的能力，使人体不会由于缺乏维生素C而引起生理上的病症。鲜叶中的茶多酚在制茶过程中由于受各种因素的影响，被氧化或转化掉一部分。因此，成品茶中只有保留一定含量的茶多酚，才能符合成品茶的品质要求。

鲜叶中茶多酚的含量，取决于茶树的品种、采摘期、产地和叶片的老嫩程度。幼嫩的鲜叶不仅茶多酚含量高，而且由于叶质柔软，制成茶叶的条索紧密匀齐。制成茶叶中的茶多酚保留量以绿茶为最多，青茶次之，红茶最少。

（2）茶素，又叫咖啡碱。纯净的茶素是白色针状结晶，熔点234℃，在120℃时开始升华，味稍苦，难溶于冷水，但易溶于酒精和乙醇。茶素和鞣质结合，组成咖啡碱的鞣酸盐，赋予茶叶特殊的香味和色泽。

茶素有兴奋中枢神经、强心、利尿、发汗和止头痛等药理效用。但是，大量摄入咖啡碱会引起不良后果，"破眠见茶效"就是茶叶中咖啡碱的作用。

（3）芳香油。茶叶中的芳香油含量虽然极微，鲜叶中仅含有0.02%左右，但却是决定成品茶叶品质优劣的重要因素。芳香油使鲜叶中带有强烈的芳香气味。

加工后的成品茶，尽管芳香油的含量很少，但是浸泡后的茶汤能够释放出浓郁的香气。芳香油的沸点低，易于挥发，所以在茶叶加工和保管中都应注意这一性质。

（4）维生素。茶叶中含有多种维生素，有维生素A、维生素K、维生素C、维生素PP和B族维生素等。其中维生素C含量丰富，每500克绿茶中约含135毫克。

（5）色素。茶叶中的色素有叶绿素、叶黄素、花青素和胡萝卜素等。这些色素在鲜叶加工中一部分被破坏，保留在成品茶中的色素与叶色、汤色和滋味有密切关系。

鲜叶中叶黄素含量的多少，对于红茶水色有直接影响，含量多则汤色红艳。一般生长在高山的茶叶，叶黄素的含量比生长在平地的多。

（6）酶。红茶在制作过程中，多酚氧化酶与单宁的作用使鲜叶变为古铜色，散发出芳香气味。因此，茶叶中的酶对于制造红茶起着主导作用。

（7）蛋白质。茶的嫩叶里含有丰富的蛋白质，其含量一般超过茶多酚1倍，如果茶园使用大量氮肥，则会增加嫩叶中蛋白质的含量。蛋白质对于绿茶的品质有着重要意义。蛋白质的含量，在嫩叶中较多而在老叶中较少。

（8）果胶质。果胶质与茶叶的品质也有密切关系。当鲜叶被揉捻时，叶子带有粘性，加工后成品茶产生甜味，使茶汤滋味醇和。

（9）碳水化合物。鲜叶中纤维素和半纤维素的含量多，糖与淀粉的含量较少。一部分蔗糖和淀粉在制茶过程中，由于水解作用被分解为葡萄糖，而纤维素和半纤维素一般不起变化。粗老鲜叶的纤维素和半纤维素含量多，在茶叶加工过程中容易破碎而影响茶叶的质量。

由此可见，茶叶中含有人体所需的多种营养素，因而喝茶对人体有诸多益处，主要表现在以下方面：

第一，饮茶可以补充维生素。茶叶中的水溶性维生素可以通过饮茶而摄入。

第二，饮茶可以补充蛋白质与氨基酸。茶叶中能通过直接饮茶被吸收利用的水溶性蛋白质含量约占2%。茶叶中的氨基酸丰富，多达20种。

第三，饮茶可以补充矿物质。茶叶中含有人体所需的大量常量元素和微量元素，对人体的生理机能有着重要的影响。

茶叶中的营养成分还有一些特殊功效，如预防和治疗辐射损伤，抑制和抵抗病毒细菌。茶叶中的茶多酚有较强的收敛作用，对病原菌、病毒有明显的抑制和杀灭作用，还有抗皮肤老化、减少日光中的紫外线辐射对皮肤损伤等功效。饮茶有助于减肥，这是因为茶叶中的咖啡碱能提高胃液的分泌量，有助消化，增强分解脂肪的能力。据有关资料显示，在小学生中进行"饭后茶疗漱口"试验，龋齿率可降低80%。由于维生素C能降低眼球晶体混浊度，经常饮茶，对减少眼疾、护眼明目有很好的作用。

（三）果蔬汁饮料

果汁是用新鲜水果压榨而成的饮料。广义地说，凡是富含水分的水果都可榨汁成为饮料。蔬菜汁是一种或多种新鲜蔬菜经机械加工而成的饮料，有时为增加产品风味，会加入甜味剂和酸味剂。由于水果和蔬菜含有丰富的维生素、无机盐和碳水化合物，所以果蔬汁饮料中含有丰富的营养物质，是一种老幼皆宜的饮料。

我国幅员辽阔，各地经济发展很不平衡。某些相对贫困落后地区，如果盛产某种独特的水果或蔬菜，就可以采用加工成饮料的方法来发挥其特有的营养价值作用，同时增加当地的经济收入。

☞ 知识链接

吃了就能有效打败感冒的食物

你知道吗？在你身边就有不少的食物可以预防感冒。

（1）鸡汤。鸡汤富含蛋白质，可以增强机体抵抗力。建议喝放有大量大蒜的鸡汤。

（2）西红柿。西红柿能帮助白血球抵抗自由原子的副作用，从而起到抵抗病毒感染的作用。

（3）坚果。一颗小小坚果的含硒量高达100毫克，硒有助于预防呼吸道感染，而体内缺硒会导致人体免疫功能下降。

（4）辣椒。辣椒中含有一种特殊物质，能使人体内的抗体呈三倍增长。

（5）运动饮料。运动饮料含有大量的钾和钙，可以补充体内大量流失的矿物质，迅速恢复体力。

（6）酸奶。最新研究发现，每天喝一杯酸奶能有效预防感冒。

（7）姜糖水。先用红糖加适量水煮，煮沸后加入生姜，10分钟后趁热喝下可预防感冒。

资料来源：武文慧. 营养治病. 北京：中央编译出版社，2001：101.

思 考 题

1. 肉类的营养价值有何特点？
2. 乳的营养价值有哪些特点？人乳与牛乳的营养价值有何不同？牛乳母乳化的主要目标是什么？
3. 蛋类的营养价值有何特点？各种蛋各有什么特殊功效？
4. 动物性水产品的营养价值有何特点？
5. 蔬菜水果的营养价值有何特点？试述食用菌和大枣的营养及特殊功效。
6. 试述大豆的营养价值特点及特殊功效。
7. 试述茶叶的种类、营养价值特点及特殊功效。
8. 各种酒的营养价值特点是什么？

第 3 章
餐饮行业中的营养学

【学习目标】

通过本章的学习,学生应了解在餐饮业生产、加工、制作阶段,营养素发生的实际变化,熟悉最大限度地保护营养素的加工制作方法;通过学习营养素之间的相互关系与相互作用,掌握如何实现合理营养与平衡膳食,在此基础上学会营养食谱的制定;通过对中国及国外具代表性国家的膳食结构与特点的学习,重点理解中国居民膳食指南的内容及中国居民膳食宝塔的使用;通过学习餐饮业中特殊宾客的不同生理情况,掌握餐饮业中特殊宾客的膳食特点。

第一节 营养素与烹调

食物在烹调过程中会发生一系列的物理、化学变化。食物通过烹调,加入调味品的配合,不但增加了令人愉快的感官效果,同时也使食物更容易被消化吸收,但有时也可能产生危害健康的物质及营养素的大量损失。对于餐饮经营管理者,掌握一些烹调与营养素的知识对现代餐饮营养控制有重要的意义。

一、营养素在烹调中的变化

食物原料在烹调过程中被清洗、受到各种切割,以及受水、油、空气、不同温度和各种调味品等诸多因素的影响，会发生许多复杂的物理、化学变化，只有认真把握这些变化，才能更好地进行合理烹调。

(一) 蛋白质在烹调中的变化

1. 凝固作用

蛋白质受热（一般60℃开始）会逐渐发生变性凝固，这种变性是不可逆的。如果温度上升较慢，并保持在稍低于100℃，肉类或蛋类的蛋白质就凝固较慢，质地也不是很硬，这种状态的蛋白质最容易消化。如果在沸水中煮或热油中炸时间过长，变性的蛋白质就易形成坚硬的质地，较难消化。未变性的蛋白质具有较强的持水性，受热变性后持水性减弱，组织内部的结合水逐渐成为游离水，这样，蛋白质凝固后一般要脱水。例如烤肉或白水煮肉时，会出现原料体积缩小、质地变硬，同时随着血红蛋白的凝固变性，肉变为灰白色。

2. 水解作用

蛋白质在变性凝固后继续在水中受热，一部分蛋白质就会被逐步水解，生成多种水溶性氨基酸及含氮浸出物，这是肉汤味道鲜美的主要原因之一。如温度超过130℃，部分蛋白质会最终分解为挥发性氮、硫化氢、硫醇化合物等低分子物质，失去营养，甚至产生毒性，煎焦或烤焦的瘦肉产生苦臭味就属这种情况。190℃以上还会产生致癌物杂环胺、苯并芘等，要注意避免。

3. 胶凝作用

动物性原料中的胶原蛋白在水中加热后（一般70℃开始）能水解产生胶原质，如白明胶。胶原质可溶于热水中，使汤汁变稠，粘度增加。当胶原质达到一定浓度后，再冷却到室温就会使汤汁变成有弹性的半透明凝胶状（常称之为"胶胨"），加热后又会恢复原来的溶胶状。汤汁中这些胶原质越多，在常温下则越易凝结成"胶胨"，凝结度也越强，如鱼汤胨、制作灌汤包的猪皮胨。

4. 水化作用

蛋白质分子结构中的多肽链上含有多种亲水基，与水充分接触后，能聚集大量水分子，形成水化层，使蛋白质成为亲水胶体。烹调中打肉胶、鱼胶，牛肉上浆时拌入水分就是利用了蛋白质的这种水化作用，使原料"吃"进大量水分，快速熟制后显得嫩、有弹性（肉、鱼等原料剁成茸状再用力搅打都是为了尽量扩大和增强蛋白质与水分子的接触，使水化作用充分进行）。又如熟豆浆中的蛋白质水溶液呈亲水的胶体状态，由于水化作用使蛋白质颗粒外包着一层较厚的水膜，使豆浆呈乳浊液，如果使用凝固剂（如石膏）就会破坏这种水化作用，使蛋白质颗粒脱去水膜而沉淀。

(二) 脂肪在烹调中的变化

1. 水解作用

脂肪在水中加热后有少量被水解为脂肪酸和甘油，脂肪酸可与加入的醋、酒等调味品生成芳香气味的酯类物质。

2. 乳化作用

一般情况下，脂肪加入水中就浮在水面形成一分离层，油与水并不相溶；但若将水加热，由于沸水的不断翻腾，脂肪被分离成非常微小的脂肪滴均匀分布于水中，形成乳白色的水包油型乳浊液，这种变化属于乳化作用。烹调牛奶白汤时一般不撇油，并需要旺火，使汤保持沸腾状态，道理就在于此；而制作清汤则不同，煮沸后撇去浮油，改微火，使汤不持续沸腾，尽量避免脂肪的乳化，以保证汤的清澈。

3. 高温氧化作用

反复高温（超过油的发烟点）加热脂肪，会使脂肪中的不饱和碳键与氧作用生成过氧化物，再继续分解产生具有特殊辛辣刺激气味的酮类或醛类，被氧化后的脂肪不仅食用价值降低，而且对人体有害。

（三）碳水化合物在烹调中的变化

1. 淀粉的膨胀糊化作用

淀粉一般不溶于冷水，但在水中加热后（约60℃开始），淀粉结晶、氢键被破坏并与水分子结合，产生所谓的糊化现象。糊化后，水中的淀粉颗粒体积增加，得到透明有粘性的胶体溶液，烹调中常用的勾芡就利用了淀粉的这种变化。

2. 碳水化合物的焦化作用

蔗糖被加热到一定温度后先是融化，成为透明黏稠状液体，凉后变硬，趁热可拉出细丝，拔丝菜就是利用这一变化。如果继续升温加热，蔗糖（或饴糖）则会发生焦化作用，碳链断裂，产生低分子分解物质，颜色也逐渐变深，由浅黄色到棕红色，成为焦糖，甜味逐渐消失，出现苦味，最后只剩下黑色的碳，烹调中的炒糖色、烤乳猪时刷饴糖水等就是利用这一变化。淀粉同样会发生焦化作用，如烘焙面包的表皮呈棕色，挂糊的原料油炸时表皮颜色逐渐加深等，这些都是因为淀粉受高温作用变成焦糊精而形成的。

（四）无机盐在烹调中的变化

食物原料所含的无机盐在烹调过程中一般化学变化不多，主要变化是溶解于水，一般在酸性溶液里溶解量较大。溶解量还与原料切割的大小、水中浸泡或加热时间的长短有关。如普通大米淘洗2~3次后表层无机盐流失15%左右，肉类在加热过程中无机盐溶于汤水中较多。

（五）维生素在烹调中的变化

在烹调过程中，食物原料所含的维生素最易受到损失破坏，特别是各种水溶性维生素损失最严重。

水中加热一般对脂溶性维生素 A、维生素 D、维生素 E 等影响不大，但高温油炸则会破坏较多；水溶性维生素在加热过程中易被分解破坏，温度越高、加热时间越长，损失越多，特别是在碱性条件下损失更多。原料中的水溶性维生素易溶于水而流失，原料的刀工断面越多、漂洗次数越多、浸泡时间越长，则流失越多。

不少维生素在空气中性质不稳定，易被氧化分解（特别在同时受热的情况下）。例如青菜切碎后，所含维生素 C 通过切口与空气接触，时间一长就大量被氧化分解。

在碱性条件下，多数维生素易被破坏，如熬粥时加碱，会使维生素 B_1 损失82%，维生素 B_2 损失70%，多数维生素在酸性溶液中较稳定，损失较少。

（六）水在烹调中的变化

食物原料中的水在烹调时主要发生物理变化，大致有两个方面：一是由于受热，部分原料中的胶体结合水或组织结构水转变为游离水,以及水分受热蒸发汽化;二是由于渗透压的作用,水或是从原料中渗出,或是浸入原料内部,调味品浓度在这里起很大作用。总之,水在烹调中的变化是最需要把握的变化之一,它往往直接影响其他营养物质的变化。

各类营养素在烹调过程中发生的变化是不完全相同的,就其对人体的营养功能来说,有些变化保持或提高了这些营养素对人体的营养功能,或有利于消化吸收;但有的变化则会使营养素遭到分解破坏,降低了营养价值或食用价值。就一般的烹调方法而言,蛋白质、脂肪、碳水化合物的各种变化总的来说不影响它们对人体的营养价值,无机盐除部分易流失外,也不影响它的营养功能,而维生素是各类营养素中最易在烹调过程中被分解破坏的,尤其是水溶性维生素在烹调过程中损失最大。

二、烹调加工对营养素含量的影响

在一般的烹调方法下,食物中维生素最易损失,无机盐次之,蛋白质、脂肪、碳水化合物在通常情况下量与质的改变不甚显著。

(一) 烹调加工对各类食物营养素含量的影响

1. 谷类、豆类

(1) 大米。大米在淘洗过程中有部分营养素流失水中。搓洗用力越大,浸泡时间越长,用水温度越高,则损失越大,尤其是米粒的糊粉层和胚芽所含的 B 族维生素与无机盐损失更大。有实验表明,大米淘洗后营养素损失率为:维生素 B_1 29%~60%,维生素 B_2 和维生素 PP 23%~25%,无机盐 70%,蛋白质 15.7%,脂肪 42.6%,碳水化合物 2%。正确的淘米方法应是轻轻淘洗 1~2 次,去掉浮糠、灰尘,拣净杂质即可,不要用力搓洗多次,不要用急水流长时间冲洗。对米质较陈、可能被污染的大米可适当用力搓搅,淘洗次数也可适当增加。

把大米制成米饭这个过程中,所含蛋白质、脂肪、碳水化合物一般只发生凝固变性和膨胀糊化等变化,营养价值不变,但维生素损失较多。例如蒸饭使大米的维生素 B_1 的损失达 38.1%,煮饭则损失达 85.8%,煮米粥时加碱也会破坏其中的 B 族维生素。

(2) 面粉。面粉加冷水揉搓后,所含蛋白质能吸水形成面筋网络,同时淀粉酶会将部分淀粉水解为麦芽糖,进而生成葡萄糖,以上变化是酵母发酵制作膨松面团的基础。面食制作过程中蛋白质、脂肪、碳水化合物、无机盐等损失很少,但维生素会因不同的熟制方法不同程度地被破坏。例如,标准粉制成馒头、烙饼,其中维生素 B_1 的保存率分别为 70.3% 和 45.2%,煮面条时保存率为 50.89%,加碱和高温油炸都会使维生素损失更大。

(3) 大豆。生大豆含有抑制人体小肠内胰蛋白酶活性的物质,会妨碍对大豆蛋白质的消化吸收,彻底加热熟透后,这种物质可被破坏。浸泡、磨碎、熟制可以破坏大豆的细胞结构组织,提高消化率。

2. 蔬菜类

(1) 水分的变化。新鲜绿叶蔬菜和瓜茄类含大量水分,加热可使蔬菜细胞组织破裂、水分流出和蒸发,加盐等调味品可使细胞中水分渗出。这些变化都使蔬菜体积缩小，质地变软。烹调中掌握蔬菜水分的变化，对保持其嫩脆或除去过多水分有重要意义，同时还与维生素、无机盐的流失多少有密切关系。

（2）无机盐、维生素的变化。蔬菜由于切碎水洗，少部分无机盐和维生素会从切口流失于水中。在加热过程中，无机盐除部分随水分渗出留在汤汁内以外，无变化损失；维生素却因随水渗出、受热、氧化等多种原因而受较大损失。蔬菜中所含维生素 C 是最容易损失的，其损失程度与蔬菜改刀后形状的大小，切后的放置时间，切前或切后的浸泡水洗，加热温度的高低、时间的长短，是否加醋或加碱，熟后是否及时食用等多方面因素有关。例如，蔬菜细胞中含氧化酶，当蔬菜被切开或压碎时，这种酶就被释放出来，它促使维生素 C 被氧化破坏。氧化酶在 60~80℃ 时最活泼，因此将蔬菜放入冷水中煮，在酶的作用下，水中溶解的氧会大量破坏维生素 C，超过 80℃ 后，氧化酶很快失去活性，同时沸水中不含溶解氧，所以待水沸后再放入蔬菜，这样就可以大大减少维生素 C 的损失。

3. 肉、鱼、蛋类

在烹调中，肉、鱼、蛋等动物性原料的质地、口感、重量、营养成分等都会有所改变。畜、禽肉含一定的水分，在加热过程中，首先由于蛋白质凝固变性，肉出现水分流失，体积缩小，重量减轻，肉质变硬，脱水过多会使肌肉组织显得粗糙；如果在水中持续加热，带着能量的水分又慢慢地渗入肉块，使得更多的无机盐、溶性含氮化合物、脂肪等溶于水中，组织内部逐渐膨润、软化、松散，结构发生变化，肉块质地变得酥烂，汤汁变得浓稠。

鱼肉含水分较多，含结缔组织少，加热过程中水分流失较畜、禽肉少，因此，鱼肉烹调后一般显得较细嫩柔软。

肉类组织的传热性能较差，如鱼片上浆后投入 150~170℃ 的热油中快速滑过，鱼片内部温度只有 60℃ 左右；1.5 千克的牛肉块在沸水中煮 1.5 小时，肉块内部温度只有 62℃，一般要求肉块的中心温度达 80℃ 以上，无血色后才能认为基本煮熟。

肉类经烹调后，除维生素有部分损失外，其余的营养素无多少损失，虽然结构、质地等有所改变，但营养价值依然很高。肉类维生素的损失随烹调方法的不同而不同，一般来讲，加热时间越长，温度越高，水分流失越多，则维生素损失越大。

蛋类加热熟制后能破坏其所含的抗生素和抗胰蛋白酶，使蛋白质凝固变性，除少量维生素被破坏外，蛋的营养价值基本不变，但是蛋煮得过熟会发硬。

（二）各种烹调方法对营养素的影响

各种烹调方法对食物的营养素会产生不同程度的影响，具体表现在以下几个方面。

1. 煮

煮对碳水化合物及蛋白质起部分水解作用，对脂肪则无显著影响，但水煮往往会使水溶性维生素及无机盐溶于水中。一般青菜与水同煮 20 分钟，则有 30% 的维生素 C 被破坏，另外有 30% 溶于汤内；煮的时候若加一点碱，则 B 族维生素、维生素 C 全部会被破坏。

2. 蒸

由于笼屉内的水蒸气压力较大，温度较高，一般可比沸水高出 2~5℃，水蒸气的渗透力较强，所以原料质地变化快，易熟，部分蛋白质、碳水化合物被水解，利于吸收。除部分不耐热的维生素损失较大外，其他成分如水、无机盐、蛋白质的水解物等不易流失，可以保持原汁原味。

3. 炖

炖可使水溶性维生素和无机盐溶于汤内，维生素仅受部分破坏。肌肉蛋白部分分解，其中的肌凝蛋白、肌肽以及部分被分解的氨基酸等溶于汤中而呈鲜味。结缔组织受热遭破坏，其部分分解成白明胶溶于汤中而使汤汁有黏性。烧和煨这两种烹调方法和炖相似。

4. 炒

炒法有多种，如滑炒、生炒、干炒（干煸）等。滑炒的原料大多是较细小的丝、片等，又事先滑过油，主料已熟或接近熟，因此，炒的过程很短，原料营养素的损失很少。生炒时如果原料先上浆，再旺火热油急炒，那么营养素的破坏也较小。干炒法由于要将原料水分煸干，对营养素的破坏较大，除维生素外，蛋白质因受干热而严重变性，会影响消化从而降低吸收率。

5. 炸

炸法多种多样，如清炸、酥炸、软炸等。炸时一般油温较高，油量较多，因此对原料所含营养素都有不同程度的破坏。特别是高温焦炸，会使原料水分基本蒸发完，蛋白质、脂肪严重变性分解，易产生不良气味和有害物质，维生素被破坏殆尽，营养价值和消化率都大大降低。烹调中多采用各种挂糊、拍粉的炸法，如使用淀粉糊、蛋糊、脆浆、面包粉等，使原料外表有一保护层。同时，在保证菜肴特色的前提下，要注意尽量避免油温过高、油炸时间过长。

6. 烤

烤一般分两种：一种是明火，另一种是暗火。明火就是直接烤原料，如烤鸭、烤肉、烤烧饼等；暗火就是火从火墙中穿过，不直接烤原料，此法又叫烘。烤会使维生素A、B族维生素、维生素C受到相当大的损失，也会使脂肪受到损失，另外，直接用火烤会产生致癌物质苯并芘。烤的时间与苯并芘的含量成正比，3小时以下的烘烤影响很小。

7. 焖

营养素损失的大小与焖的时间长短有关，时间长，则B族维生素和维生素C的损失大；反之，则损失小。食物经焖煮后消化率有所增加。

8. 卤

食物中的维生素和无机盐部分溶于卤汁中，部分遭受损失，水溶性蛋白质也溶解到卤汁中，脂肪也减少一部分。

9. 熘

一般先炸再熘，烹调中有"逢熘必炸"之说。因食物原料外面裹上一层糊，油炸时受热而变成焦脆的外壳，从而减少了营养素的损失。

10. 爆

这种方法动作快，旺火热油，一般是原料先经鸡蛋清或湿淀粉上浆拌均匀再下油锅滑散成熟，然后沥去油加配料快速翻炒。原料的营养成分因有蛋清或湿淀粉形成的薄膜保护，所以没有什么损失。

11. 熏

这种方法虽然别有风味，但由于用烟熏和间接加热，也存在苯并芘的问题，同时会使维生素，特别是维生素C受到破坏及损失部分脂肪。

12. 煎

这种方法用油虽少，可是油的温度比煮、炖高，对保持维生素不利，但损失不太大，其他营养素也无严重损失。

三、营养素保护措施

（一）切洗得当

1. 先洗后切，切后不泡

烹调原料都应先洗净然后再改刀，改刀后不再洗，更不能用水泡，以减少水溶性营养素的损失。如用白菜做凉拌白菜，切丝后用凉水浸泡，维生素C的损失量高达50%。

2. 改刀不宜过碎

维生素氧化的损失与原料切后的表面积有直接关系，表面积越大，则越易使维生素与空气中的氧接触，氧化机会大大增加，损失就越严重。因此，食物原料不宜切得过碎，应在烹调允许的范围内尽量使其形状大一些。

3. 现烹现切

蔬菜原料的切配应在临近烹调之前进行，不可过早。切配的数量要估计准确，不可一次切配过多，因为这些原料不能及时烹调，不仅使菜肴的色、香、味等受到影响，而且会增大营养素在储存时的氧化损失。

（二）正确水焯

为了除去某些原料的异味，增进色、香、味、形，或调整原料的烹调时间等，要进行水焯处理，水焯应注意以下几个方面。

1. 火旺水沸，短时速成

为防止水温降得过快，原料应分次下锅，这样水温很快就可升高沸腾，蔬菜在沸水中焯透立即捞出，不但能使蔬菜色泽鲜艳，同时可减少营养素的损失。其保护营养的机理如下：

（1）可迅速破坏蔬菜中的氧化酶。蔬菜原料中含有某些氧化酶，如过氧化氢酶、多酚氧化酶、抗坏血酸氧化酶等，易使维生素C等氧化破坏。这些酶在温度达到50~60℃时活性最强，温度若达到80℃以上，则活性减弱或被破坏。

（2）减少蔬菜所含维生素的受热损失。火大水沸，加热时间短，故维生素受热损失也减少。

（3）减少蔬菜内部汁液的流出，使水溶性物质如维生素C、维生素B_2、钙、铁等损失减少。经测定，蔬菜原料经沸水水焯处理后，维生素C的平均保存率为84.7%，如马铃薯用沸水焯熟，维生素C约损失10%，但如果放在冷水中煮熟，维生素C损失达40%。

2. 立即冷却，不挤汁水

水焯的蔬菜捞出后，温度仍很高，对其中叶绿素、维生素的保护很不利，所以应立即用冷水冲凉。水焯的蔬菜最好不要挤汁，否则会使水溶性营养素大量损失。

3. 焯后改刀

蔬菜应水焯后再改刀，这样可避免蔬菜中的水溶性物质在水焯中溶解过多而流失。

正确水焯不仅可减少营养素的损失，而且可去除菠菜、苋菜、冬笋等蔬菜中的部分草酸，进而提高某些无机盐的利用率。如菠菜中草酸含量高，能与钙、铁结合成难溶于水的草酸钙、草酸铁而影响吸收，如果把菠菜焯一下，便可去除60%的草酸，大大减少其对钙、铁的影响，进而提高与其一起食用的原料中所含的无机盐在人体内的利用率。

（三）正确烹制

烹调蔬菜，要尽量旺火热油、快速翻炒。这样能缩短菜肴的成熟时间，使蔬菜中的营养素损失率大大降低。实验证明，旺火急炒，蔬菜中营养素的平均保存率为84.6%，而用小火炒煮，其保存率仅为41.3%。例如西红柿去皮切成块，经油炒3~4分钟，其维生素C的损失率只有6%；再如辣椒用油炒1.5分钟，维生素C的保存率为78%，胡萝卜素的保存率为90%。急火快炒由于加热时间短，原料内汁液流出较少，因而水溶性营养物质损失少；另外，还可使蔬菜色泽鲜艳，质地脆嫩，改善感官质量。

（四）适时加盐

烹炒蔬菜，应适时加盐，不要加盐过早。这是因为，盐在原料表面形成较高的渗透压，会使蔬菜内部的水分迅速向外渗透。蔬菜大量失水，不仅形态干瘪、质地变软，而且水溶性营养素随水分流出，会增加水溶性营养素的流失。

（五）适量用油

蔬菜中含有的脂溶性营养素——胡萝卜素，可在体内转化为维生素A被人体利用。胡萝卜素主要存在于有色蔬菜中，胡萝卜素的脂溶性，决定其只有和脂肪共同食用时才能被较好地吸收，若生吃，胡萝卜素90%以上不能吸收，而与油一起烹调，其吸收率可显著增加。因此，烹制油菜、菠菜、韭菜、胡萝卜等有色蔬菜时，要适量加入食用油或与脂肪含量较高的动物性食物一同烹调；做凉拌菜、炝菜也应注意适当加入调料油。

（六）荤素同烹

烹制菜肴时，荤素同烹有许多好处：

（1）荤素同烹可以使菜肴营养搭配平衡。蔬菜虽然维生素、无机盐、纤维素含量丰富，但蛋白质、脂肪较少，和动物性原料一同烹制可使营养成分更加全面，提高菜肴的营养价值。

（2）荤素同烹可以提高蔬菜中胡萝卜素的吸收率和转化率。动物性原料的脂肪有利于提高胡萝卜素的吸收率，有效地促进胡萝卜素转化为维生素A，从而较大程度地提高胡萝卜素在人体内的利用率。

（3）荤素同烹还可提高蔬菜中某些无机盐的利用率。钙、铁等无机盐，在蛋白质含量丰富的情况下有利于被人体吸收。实验证明，蛋白质消化时产生的半胱氨酸还可使三价铁还原成二价铁，并与二价铁形成可溶性络合物，促进吸收。

（七）适当加醋

很多维生素如维生素 C、维生素 B_1、维生素 B_2、尼克酸等，怕碱不怕酸。在酸性环境中，这些维生素可以得到很好的保存。烹炒白菜、豆芽、甘蓝、土豆和制作一些凉拌菜时适当加点醋，维生素的保存率可有较大的提高。加醋有利于提高菜肴感官质量，可以去除异味，还可使某些菜肴口感脆嫩。

（八）禁止用碱

由于大多数维生素在碱性环境中损失较大，所以在一般的烹调方法中要禁止用碱。如为使蔬菜更加翠绿，在焯菜时加碱；也有在制作绿色鱼丸或绿色鸡片时，为使色泽鲜艳，在青菜汁中加碱，这些做法都会增加维生素的损失。

（九）勾芡保护

淀粉中所含的谷胱甘肽具有保护维生素 C 的作用，勾芡可减少水溶性营养素流失。烹调中，原料中的水溶性营养素如水溶性维生素、无机盐等可溶于汤汁中。勾芡后，菜肴汤汁包裹在主料表面上，食用时，随主料一起吃入口中，从而大大减少了因遗弃汤汁而损失的营养素。

勾芡还可增加菜肴汁液的粘性，使菜肴色泽鲜艳、光亮，并能保持菜肴的温度。这对提高感官质量、促进食欲具有重要的意义。

（十）现吃现烹

菜肴应现吃现烹，尽量减少烹制后放置的时间，这样可减少营养素的氧化损失。如蔬菜炒熟后放置 1 小时，维生素 C 损失 10%，放置 2 小时则损失 14%。同时，刚出锅的菜肴具有适宜的温度，色、香、味、形、质感优于放置一段时间的菜肴，因此蔬菜烹制后要及时食用，不要放置时间过长。

四、中式烹调营养学评价

要比较深入地用现代营养学观点来评价中国式烹调的优缺点是一项复杂的工作，这里我们仅从若干方面进行初步的研究。

（一）烹调搭配

丰富的搭配是中式烹调的一个显著特点。就主食而言，我国民间有将几种粮食搭配在一起做饭的习惯，如二米饭（大米、小米）、二面馒头（面粉、玉米粉）、豆饭等。由于不同粮食中蛋白质的氨基酸组成不同，混合起来一起吃下去，通过氨基酸的互补作用就能提高粮食中蛋白质的生物学价值。我国人民这种符合现代营养学要求的做饭习惯早在现代营养学得到发展之前就已形成。

至于我国菜肴的搭配更丰富，例如素什锦、肉片炒青椒等。肉类中所含谷胱甘肽的硫氢基，可保护蔬菜中的维生素 C 不受破坏。

（二）主食的加工制作方法

中国主食的烹调方法，通常有蒸（米饭、馒头等）、煮（米饭、面条等）、烙（大饼等）、煎（煎饼等）、炸（油条等）等方法。采用这些加工方法，粮食内蛋白质、脂肪、糖、维生素 B_1、维生素 B_2 的保存率由高至低排列，大致顺序如下：蒸和煮、烙、烤、油煎、油炸。这就是说蒸和煮最好，但必须注意：

（1）无论是馒头还是其他米面食品，如加碱过多则使维生素 B_1 破坏严重。

（2）煮的时候有大量营养素包括蛋白质、脂肪、碳水化合物和水溶性维生素溶入汤内，如果食用时去汤（如捞面去面汤，捞饭去米汤）则会使大量营养损失。米、面中的蛋白质、脂肪、碳水化合物和维生素在烙、烤、煎、炸时视黄焦的程度而有不同损失，如油炸时维生素 B_1 损失100%，维生素 B_2 和维生素 PP 损失45%。

（三）肉、禽、鱼类的烹调

肉、禽、鱼类的热加工，粗略地分有蒸、煮、炖、炸、烤、炒等。如果细分起来，仅炸就有清炸、软炸、酥炸等不同炸法。

首先以炖为例，讨论肉、禽、鱼类的变化。从加热到63℃起，由于结缔组织收缩，瘦肉块收缩，相当量的肉汁随之流出。随着肉温逐渐上升至100℃，肉汁流出增加，整个过程可流出50%。随着肉汁进入汤汁，瘦肉中约有4%的蛋白质、40%~50%的游离无机物、20%的维生素 B_1、10%以上的维生素 B_2 和尼克酸同时进入汤汁，由于肉和汤汁都一起被吃掉，所以，肉汁的流出并不造成营养素的损失。蒸、煮、炖加热本身，主要是破坏 B 族维生素。例如蒸肉丸时，维生素 B_1 和维生素 B_2 分别损失47%和87%，清炖猪肉分别损失65%和45%，但对其他营养素影响不大。

炒的影响主要是较高油温可引起 B 族维生素的破坏，但是因为炒的油量较少，肉类等下锅后油温迅速下降，而且炒的加热时间较短，所以维生素损失相对较少，维生素 B_1 和维生素 B_2 分别损失10%~15%和20%。中式烹调常有先将肉丝或肉片加少许淀粉拌匀然后下锅炒的习惯，这样维生素的损失就会减少。

中式烹调中的挂糊、上浆和勾芡，是一套将食物包在淀粉中加热的方法。先将烹调原料用淀粉（或鸡蛋液）上浆挂糊，烹调时浆和糊就会在原料表面迅速形成保护层，继续加热时可减少原料中水分和营养素流出，且避免与空气过多接触而产生氧化作用，原料不直接与导热物料接触，不会使蛋白质过分变性，维生素也可少受高温破坏，因此，这是一套有利于营养素保护、符合营养学要求的烹调方法。

烤时由于肉汁流出，其中水分立即蒸发，故大部分肉汁在肉的表面浓缩，滴落流失者不多，因而烤肉的香味更浓，营养素留在肉块内的量比蒸和煮的多。但烤时温度高，可使50%的维生素 B_1 受到破坏，维生素 PP 较耐高温，破坏比维生素 B_1 少。

肉块在油中炸时，水分比烤时蒸发更快，由于肉块收缩而流出的肉汁立即被浓缩，不会离开肉块，因此，营养素不会随肉汁流失，但温度很高的油可使肉块中20%~50%的维生素 B_1、10%~40%的维生素 B_2、10%~60%的尼克酸遭到破坏。

综上所述，从营养学角度来评价，肉类烹调以炒为最好，蒸是中式烹调的优点之一，煮次之，烤和炸再次之。

（四）素食烹调

西方国家吃蔬菜往往是两个极端，一是完全不加热，生吃，如色拉；二是煮得很烂，如菜泥，很少像中国这样把菜炒着吃。蔬菜生吃的优点是菜中的维生素 C 免于破坏，缺点是容易因没有洗净而感染寄生虫或传染病，生菜中的某些营养素吸收率较低；炖菜或煮菜时，汤水多，加热时间长，维生素 C 大量溶入汤汁，并因受热而损失。蔬菜中所含氧化酶，亦会在逐步升温的过程中充分发挥破坏维生素 C 的作用（若将蔬菜放入沸水,以大火加热,则氧化酶迅速失去活性,可使其破坏作用限制在最小程度)。

炒菜是中式烹调的一大特点,其优点是:

(1) 经过高温加热,菜上的细菌和寄生虫卵被杀死,某些营养素的吸收率得到显著提高。

(2) 炒菜的加热时间短,不但维生素 C 破坏较少,而且保持了新鲜蔬菜的风味,大火急炒则充分发扬了以上两个优点。

(3) 炒菜要加油,可以提高菜中脂溶性维生素(如胡萝卜素)的吸收率。

(五) 调料的使用

烹调最重要的调料是食盐,按我国目前烹调习惯中的用盐量,每人每日摄入食盐 15 克左右(包括酱油及其他含盐食品中的食盐量),大大超过了人体的需要(3~5 克)。食盐摄入过多的害处,已越来越受到人们的注意。研究发现:长期摄入食盐过多,易引起高血压病。当然,每个人对盐的耐受量不同,对钠的排泄能力不同,因此有很大的个体差异,但高盐膳食必定会增加肾脏功能的负担,老人的膳食更宜清淡。

醋也是常用调料,醋的好处有:

(1) 几种重要的维生素如维生素 B_1、B_2、C 等在酸性液体中稳定,烹调中加醋可以减少对维生素的破坏。

(2) 少许无机盐易溶于酸性溶液中,加醋可使猪骨、鱼骨中的无机盐如钙等增加溶出量,尤以鱼骨更为明显,如糖醋鱼、松子黄鱼、荔枝带鱼、红烧鱼等均加入醋,这是符合营养学要求的。

(3) 醋能增进食欲。

美味的中国菜还得力于香辛料的帮助,香辛料可以增进食欲,增加消化液的分泌和肠胃蠕动,从而促进营养物质的消化和吸收。

第二节　合理营养与平衡膳食

人体是由蛋白质、碳水化合物、脂肪、维生素、矿物质、水和微量的生物活性物质组成的有生命和思维活动的有机体。构成人体的这些物质都是由食物供给的营养素提供的,膳食中的营养平衡,对人体的生长发育起着十分重要的作用。研究营养与膳食平衡,对于日常菜肴与饮食的配备、宴会菜肴的营养搭配都有一定的指导作用。因此,餐饮经营管理者掌握合理营养与平衡膳食知识可以更好地满足就餐宾客的营养需求。

一、膳食中各种营养素的关系

(一) 产能营养素之间的关系

1. 膳食中的氮平衡

蛋白质除含有碳、氢、氧外,还含有氮,其含量相当恒定,通常为15%~17%,平均为16%。人体每天会损失22克蛋白质,每分钟大约有10亿细胞在不断地代谢,约有3%的蛋白质在进行更新。在正常情况下,机体每天摄入蛋白质的数量要满足构成和修补组织以及合成其他化合物的需要,即维持氮平衡,从而保证机体的健康。若是长期不能维持氮平衡，如蛋白质摄取量不足，将出现恶性营养不良病，表现为消化不良、慢性腹泻、消瘦、体重减轻及发育迟缓，也可导致智力发育障碍。正常情况下，人体内蛋白质的必需氨基酸是处在一定比例范围内的。人体中某种必需氨基酸过多或过少，都会影响另一种氨基酸的利用，甚至发生蛋白质的合成障碍。例如，当食物中缺乏苯丙氨酸时，可造成体内酪氨酸的合成障碍；赖氨酸如果没有精氨酸的配合，可造成赖氨酸的代谢紊乱，为此，必需氨基酸的合理搭配十分重要。同时，还要发挥氨基酸间的互补作用，提高蛋白质的利用率。如制作豆腐时加一些肉末可提高蛋氨酸含量，有利于赖氨酸的利用；大米粥中加入豆类，可提高赖氨酸含量，增加大米的营养价值，其蛋白质利用率可提高30%。所以在组合膳食时要注意荤菜与素菜、菜肴与饭食、动物性食物与植物性食物的相互搭配，以提高蛋白质的营养价值。

2. 碳水化合物与脂肪的互相转化

碳水化合物和脂肪都是产生能量的物质，它们之间又可互相转化，维持着体内的能量代谢。在组合膳食时如果总能量中的脂肪过多，而碳水化合物不足时，脂肪就大量氧化供给人体利用，从而发生酮症酸中毒。只有在总能量中有一定比例的碳水化合物（足够体内代谢），脂肪在体内代谢所产生的乙酰基才能与草酰乙酸（葡萄糖氧化产物）结合，进入三羧酸循环被彻底氧化。当碳水化合物过多时，淀粉分解的葡萄糖将通过肝脏转化为甘油、脂肪酸，合成中性脂肪，储存于皮下和体内，使人肥胖。

3. 碳水化合物对蛋白质的节约作用

碳水化合物是人体能量物质。摄入碳水化合物食物可增加三磷酸腺苷的形成，有利于蛋白质的合成，发挥蛋白质的新生修补作用。当碳水化合物食物供给充足时，蛋白质将与糖分别被机体消化成氨基酸和葡萄糖吸收，由于有足够的能量物质供机体代谢，就可减少蛋白质作为供能物质的消耗，使体内储留氮比单独摄入蛋白质时要多，组织中游离氨基酸的浓度即可增高，从而增加了体内氮的储存；当能量摄入不足时，人体就要动用大量蛋白质产生能量，使体内氮储存减少，处于负氮平衡，出现营养不良性的干瘦病。

(二) 维生素对其他营养素的促进作用

维生素是人体重要代谢酶的组成物质，在体内起催化作用；同时，又是某些营养素吸收利用不可缺少的物质，在体内重要的代谢过程中，如能量的转换、脂肪的合成与转化、蛋白质的更新、钙和铁的利用等过程中都起着不可低估的作用。例如，维生素D能促进钙在肠内吸收，并在骨质中形成羟基磷灰石，促进骨钙化；维生素E可防止维生素A、维生素D过多而对细胞膜造成损害等。维生素B_1维持糖的正常代谢，参与丙酮的分解过程；核黄素是构成黄酶的重要成分，参与糖代谢过程的氧化产能，合成蛋白质，以及促进脂肪代谢等。维生素C可促进铁的吸收，预防缺铁性贫血。

二、合理营养与平衡膳食

所谓合理营养，就是合理地掌握膳食中各种食物的数量、质量及其比例搭配，以及卫生质量的要求；通过烹调加工来改进膳食，使之适应人体的消化机能和感官需要，从而使人体的营养生理需求与人体通过膳食摄入的各种营养素之间建立起平衡关系。合理营养是一个综合的概念，在不同的历史阶段有着不同的内容，随着营养科学的发展，对合理营养与平衡膳食有了更深的理解和更高的要求，其目的是实现人民的健康和长寿，使人们以充沛的精力从事学习和劳动。

合理营养是十分重要的，如果人体的营养生理需求与膳食间的关系出现失调，即膳食不适应人体的营养和卫生要求，就会对人体健康产生各种不利的影响。

合理营养是使人体的营养生理需求与人体通过膳食摄入的多种营养素之间建立起平衡关系，这种平衡关系是通过平衡膳食的各个具体措施来实现的。平衡膳食就是为人体提供足够的能量和适当比例的各类营养素，以保持人体新陈代谢的供需平衡，并通过合理烹调等措施，使膳食更适合人体的生理和心理需求，达到合理营养的目的。

平衡膳食的具体措施包括合理制定膳食制度、合理制定食谱、合理选料与切配、合理烹调四个环节。

(一) 合理制定膳食制度

合理制定膳食制度，即合理地安排一天的餐次、两餐之间的间隔和每餐的数量与质量，使进餐与日常生活制度和生理状况相适应，还要与消化过程相协调。膳食制度如果安排适当，可以提高劳动、工作和学习效率。

膳食制度主要包括每日餐次、用餐时间和食物分配等内容。

1. 每日餐次

我国人民的生活习惯，成人一般每日三餐。在正常情况下，这种三餐制是比较合理的。两餐之间的间隔，既不应太长，也不可太短。间隔太短，上餐的食物在胃中尚未排空，又要进食下餐，消化器官得不到适当休息，不易恢复功能，必然要影响食欲和消化。一般混合食物在胃中停留的时间约为4.5小时，所以两餐的间隔以4~6小时较为合适。

2. 用餐时间

每日用餐时间应与一日的活动内容和休息时间相适应。用餐时间可做如下安排：早餐，7：00；午餐，12：00；晚餐，18：00。或是均向后推延半小时，间隔均在5~6小时，用餐时具有旺盛的食欲有利于消化吸收。

3. 食物分配

各餐的数量分配应根据劳动需要和生理状况安排，比较合理的能量分配，应该是午餐量稍多、早餐和晚餐量较少，例如，早餐占全天总能量的30%，午餐占40%，晚餐占30%，总之应根据劳动状况和生活习惯来安排。

不可忽视早餐的重要性。因为前一天晚餐与次日清晨已相隔十余小时，又加上整个上午一般都是重要的工作、劳动或上课学习时间，故早餐的数量不应太少，同时还要适当注意质量。在现实生活中，由于早餐的时间过于紧张，个别人不吃早餐，或者吃的过少，能量供给偏低，使脑力、体力均下降，从而影响工作效率或学习效率，这对于上学的儿童更为不利。

午餐应是营养平衡、占比重稍多的一餐。午餐前后都是工作时间，既要补偿午餐前的能量消耗，又要供给下午活动所需的能量，所以在三餐中占能量较多，蛋白质食品与脂肪食品可稍多一些。在主食之外，应有新鲜蔬菜和完全蛋白质食品，组成合理的营养平衡的一餐。

晚餐应是营养平衡而稍清淡的一餐。按照合理营养的要求，晚餐的能量供给不宜过高，因夜间人体活动少，是休息的时间，入眠后，能量消耗降低，故晚餐不宜吃得过饱，以免增加胃肠负担而影响睡眠。晚餐营养过剩易发胖，血脂易于在血管壁上沉积。晚餐应有适量的主食，适量的肉食、豆制品之类，以及丰富的新鲜蔬菜。

（二）合理制定食谱

食谱的基本内容包括每天食物的种类与数量和菜肴的名称。编食谱的目的是使人体有计划地得到所需要的能量和营养素。食谱一般有一日食谱或每周食谱等，可根据不同需要来制定。

（三）合理选料与切配

合理地选择、利用与调剂原料、配料同样是具体实施平衡膳食的重要环节。它除了对菜肴的质与量、感官性状、成本等有重要影响外，与菜肴的营养卫生有着密切的关系。在选料和切配时要注意与平衡膳食有关的几点要求：

（1）必须高度重视原料的卫生要求和新鲜度；

（2）清洗切配过程中要注意减少营养素的损失；

（3）要重视合理配菜，使菜肴的营养成分更趋合理。

（四）合理烹调

合理烹调就是对食物原料进行合理的搭配、整理和清洗，采用合理的刀工和烹调方法，使制成的饮食成品尽可能多地保存原有营养素，合乎卫生要求，具有色、香、味、形、质都良好的感官性状，以维持或提高食物的营养价值，达到刺激食欲，促进消化吸收，使食用者的生理需求和心理需求都得到合理满足的目的。概括地说，就是通过烹调使食物满足卫生、营养、美观三方面的要求。合理烹调的作用有以下几点。

1. 全面满足人体对营养素的生理需求并刺激食欲

不同原料所含营养素的种类、数量各不相同，作为膳食如果品种单一则难以保证人体得到全面充足的营养素。因此选配膳食中食物的品种数量时，首先要考虑其中营养成分的配合，使之能满足人体的生理需求。例如猪肉含蛋白质丰富但脂肪含量高，若配以适量青菜进行烹制，既可减轻油腻感，又可补充猪肉缺乏的维生素C和粗纤维。另外，每种原料在质地、色泽、方面都有其特点，通过合理调配，就能使烹制菜肴中的各种原料互相衬托，相映生辉，给人美的享受，以刺激食欲，提高消化率。

2. 使食物原料发生有利于人体消化吸收的物理和化学变化

能供人们选用的食物原料品种繁多、成分复杂，加上烹调方法多种多样，所以在烹调过程中食物发生的变化是十分复杂的。合理烹调应促使这些变化向有利于人体消化吸收的方向发展。许多原料经过切配烹制，它们的体积、质地、成分变得更适合人们食用和消化。

3. 对原料进行无害处理，保证食品卫生

由于各种原因，许多烹调原料常带有致病性微生物、寄生虫或被有害物质污染过，有的原料本身还含有毒素。经过整理、清洗等正确处理，就可以避免或减轻对人体的危害。例如木薯、白果经过充分漂洗，能除去所含毒素；凉拌蔬菜经过严格清洗与消毒就可以放心食用。

4. 除去原料的异味杂质，改善菜肴的感官性状

不少原料虽营养丰富，但本身带有腥膻异味，或有不宜食用的杂质，要靠烹调加工除去这些令人不快的异味杂质、增添受人欢迎的能刺激食欲的气味、色泽等。例如鱼肉原有腥味，经过加热烹制，配以葱、姜、料酒等，就可去除腥味而成佳肴。有的原料自身鲜香味缺乏，如豆腐、海参等，要靠烹调来改善其品质，满足人们的口味要求。调味是改善菜肴感官性状的重要条件之一，如果调味不合理，往往导致菜肴制作的失败。

5. 尽量减少原料中营养素的损失

为制作花色繁多、味美可口的佳肴，就要采用各种烹调手段。在这个过程中，不可避免地会使原料中的某些营养素受到不同程度的破坏或流失。例如高温油炸、烘烤食物，面点制作中加碱等。要减少这些损失，就要注意烹调方法的合理性，在讲求菜肴色、香、味、形的同时，较多地采用使营养成分损失少的烹调方法，例如青菜洗后再切，急火快炒，原料挂糊上浆后再油炸等。对那些营养成分损失大，甚至会产生有害物质的烹调方法，如烧烤、烟熏、高温干炸等要尽量少用。另外，合理烹调还表现在针对特殊人群的不同生理状况采用不同的正确烹调方法。

三、膳食营养核算及编制营养食谱的计算方法

（一）膳食营养核算的作用

膳食营养核算的作用是保证膳食能够提供人体必需的能量与营养素，同时确保满足特殊条件下人群的营养需要。膳食营养过多或缺乏都会给人类带来疾病，要通过膳食营养核算克服营养不平衡给人体带来的危害。膳食营养核算的作用主要有以下几点。

1. 确保供给人体必需的能量和营养素

要保证人体的正常生理活动，就必须不断提供人体所需的能量。膳食中提供能量的营养素只有三类：蛋白质、脂肪和碳水化合物，通过计算膳食中三大生热营养素的数量及产生的能量，保证人体生理活动所需要的能量。

人体生理活动需要多种营养素，每一种营养素都有其特殊功能，因此任何一种营养素都不可缺少。每一种营养素在人体内功能不同，需要量也不同。进行膳食营养核算，确保人体对各种营养素的需要量，从而充分满足人体的生理需求。

2. 确保满足特殊人群的营养需要

特殊人群是指不同生理状况下的人员、接触有毒物质的人员、特殊环境下受物理因素影响的人员。如在干旱地区的夏天从事农副业生产的人员，因在高温环境下工作和生活，盐代谢、消化循环等方面的生理功能出现一定变化，特别是大量出汗和过热，导致钠、钾和水溶性维生素大量丧失，消化功能下降等。特殊人群的营养需求有了变化，就需要通过膳食营养核算，确保膳食满足特殊人群的营养需要，使其适应特殊条件从而更好地工作和生活。

3. 避免膳食中营养素的缺乏和过量

营养素具有维持机体正常生理功能等作用，缺乏营养素会对人体健康造成危害，过多也会给健康造成不利影响。膳食营养核算就具有克服这种不平衡的作用，避免膳食中

因营养素过多或缺乏给人类带来疾病。因此，进行膳食营养核算，对蛋白质、脂肪、碳水化合物、无机盐等各种营养素的合理供应是非常重要的。

4. 使膳食中的营养素合理配合

在正常生理条件下，营养素在人体内既互相配合，又相互制约，因此，在实际膳食中，要注意各种营养素之间的相互关系。如碳水化合物、脂肪和蛋白质三者之间的关系是，利用碳水化合物和脂肪提供足够能量，以减少蛋白质单纯作为产生能量的物质而被分解代谢，因为利用蛋白质作为能量来源是很不经济的，蛋白质得到有效利用，有助于维持氮平衡和增加人体氮储备量。

（二）膳食营养核算的原则

我国各地区膳食习惯有很大区别，进食者的营养需求及经济状况又不相同，因此进行膳食营养核算的原则是考虑饮食习惯、营养需要、经济状况，同时要充分考虑原料中营养素的合理搭配，注意易损失缺乏的营养素供给、消费者生理状况的变化及原料市场的供应情况。

（三）编制营养食谱的计算方法

食谱是指为了合理调配食物以满足营养需求而安排的膳食计划。编制营养食谱的计算方法主要有计算法和食品交换法两种。计算法是通过计算得到人体能量的需要量，根据膳食组成，计算蛋白质、脂肪和碳水化合物的供给量，参考每日维生素、无机盐供给量，查阅食物营养成分表，选定食物种类和数量的方法；食品交换法是根据不同能量需要，按蛋白质、脂肪和碳水化合物的比例，计算出各类食物的交换份数，并按每份食物等值交换选择，再将这些食物分配到一日三餐中，即得到营养食谱。本书主要介绍计算法，其步骤如下：

1. 人体能量需要量的计算

人体能量需要量的计算方法主要有两种：（1）根据我国建议的《每日膳食中营养素供给量》确定用膳者的能量需要量，这是最常用、方便的一种方法；（2）能量消耗法，即根据人体维持基础代谢所需要的能量、食物特殊动力作用所消耗的能量、生活活动和劳动所消耗的能量计算人体所需要的能量。

2. 根据膳食组成，计算蛋白质、脂肪和碳水化合物每日的供给量

我国目前建议每人每日的膳食组成普遍为蛋白质10%~15%，脂肪20%~25%，碳水化合物60%~70%。根据膳食组成及三大生热营养素的能量系数，计算蛋白质、脂肪和碳水化合物的每日供给量。

3. 大致选定一日食物的种类和数量

根据以上计算的各种生热营养素供给量，参考每日维生素、无机盐的供给量，查阅常见食物营养成分表，大致选定一日食物的种类和数量。一般认为，食物中动物性蛋白质和豆类蛋白质不应低于蛋白质总供给量的1/3，以保证人体对必需氨基酸的需求。脂肪成分中，饱和脂肪酸、单不饱和脂肪酸、多不饱和脂肪酸三者之比为1:1:1较合适，应多选用植物性脂肪。碳水化合物应主要由淀粉类食物供给，尽量控制蔗糖进食量。选配食物时，还要注意充分发挥食物的互补作用，先确定以提供生热营养素为主的食物，如谷类、肉、蛋、油脂等，再确定蔬菜、水果等以供给维生素、膳食纤维、无机

盐为主的食物，一般每人每日供给300~500克的新鲜蔬菜、水果，其中应有一半为绿叶蔬菜。

4. 三餐的能量分配比例

早餐，应占全天总能量的30%，并要有足够优质的蛋白质和脂肪。这是因为上午往往活动量大，工作强度高，消耗的能量和营养素的比重也就大。

午餐，应是三餐中摄入营养素最多的，以占全天总能量的40%为宜，要保证碳水化合物、蛋白质、脂肪的供给量。

晚餐，应占全天总能量的30%，要多配蔬菜、水果和易消化且饱腹感强的食物，高蛋白质、高脂肪的食物宜适量，以免影响消化与睡眠，并减少体内脂肪的积蓄。

5. 具体将食物分配到各餐中

假设三餐的能量分配比例确定为：早餐30%，午餐40%，晚餐30%。根据三餐分配比例，假设某人一天所需热量为3000kcal，将食物分配到各餐的计算步骤如下：

首先，计算碳水化合物、脂肪和蛋白质分配到早餐、午餐和晚餐的数量。

碳水化合物：早餐 $\dfrac{3000\times 65\%\times 30\%}{4}\approx 146$（克）

午餐 $\dfrac{3000\times 65\%\times 40\%}{4}=195$（克）

晚餐 $\dfrac{3000\times 65\%\times 30\%}{4}\approx 146$（克）

蛋白质：早餐 $\dfrac{3000\times 12\%\times 30\%}{4}=27$（克）

午餐 $\dfrac{3000\times 12\%\times 40\%}{4}=36$（克）

晚餐 $\dfrac{3000\times 12\%\times 30\%}{4}=27$（克）

脂肪：早餐 $\dfrac{3000\times 23\%\times 30\%}{9}=23$（克）

午餐 $\dfrac{3000\times 23\%\times 40\%}{9}\approx 31$（克）

晚餐 $\dfrac{3000\times 23\%\times 30\%}{9}=23$（克）

再以午餐为例说明计算方法，根据以上计算得出午餐需碳水化合物195克，蛋白质36克，脂肪31克。

其次，进行主食供给量计算。我国当前的食物结构是以碳水化合物和植物蛋白质为主提供能量和蛋白质，所以先计算主食供给量。

在计算主食供给量时先将蔬菜量固定，一般是300~500克，可提供碳水化合物15克，固定蔬菜提供的碳水化合物后，剩下的碳水化合物就由主食供给，可依据下列公式计算：

$$丙=甲\times 丁/乙$$

其中，甲代表食物成分表中食物重量；乙代表食物成分表中营养素含量；丙代表未知食物的重量；丁代表已知营养素含量。

如主食选择大米，主食大米的需要量则为：

丙=100×（195-15）/76≈237（克）

其中，丁=195-15=180（克），甲=100克，乙=76克。

午餐主食选择大米需237克，再以237克大米为基数计算蛋白质和脂肪。

查食物成分表知每100克大米含蛋白质8克，脂肪约2克。

蛋白质含量为：8×2.37≈19（克），脂肪含量为：2×2.37≈5（克）。

最后，进行副食的选择计算。算出主食提供的蛋白质和脂肪后，依据需要量，其不足部分由副食补充。

除豆类外，蔬菜的蛋白质含量一般都很低。为计算方便，一般以100克蔬菜中含蛋白质2克计，如选用400克蔬菜，含8克蛋白质。

蛋白质的需要量为：36-19-8=9（克）

剩余9克蛋白质，选择只含蛋白质和脂肪而不含碳水化合物的肉、蛋类。为便于计算，瘦猪肉的蛋白质含量估计为其重量的1/5，即瘦猪肉重量为其蛋白质含量乘以5；一般瘦猪肉的脂肪量约为其蛋白质的1.5倍，即将它的蛋白质重量加上一半。

所需瘦猪肉重量为：9×5=45（克）

瘦猪肉含脂肪量为：9×1.5=13.5（克）

午餐的脂肪需要量为31克，减去瘦猪肉及主食中所含脂肪量，为：

31-13.5-5=12.5（克）

其脂肪需要量的差额由植物油补充。

通过计算，确定选择副食瘦猪肉45克，白菜250克，芥菜150克，植物油12.5克。

确定食物的种类和数量后，再根据食物成分表，将每一种食物的营养素含量填入食物营养素记录表，计算主副食提供的营养素含量，与供给量标准比较，具体见表3-1。

表3-1 食物营养素记录表

类别	食物名称	重量（克）	能量（千卡）	蛋白质（克）	脂肪（克）	碳水化合物（克）
主食	大米	237	826	19	5	180
副食	瘦肉	45	160	9	13.5	0
	白菜	250	26	1.8	0.3	4
	芥菜	150	28	3.3	0.4	3
	豆油	12.5	113		10	
食物营养量总和			1153	33.1	29.2	187
营养素供给量标准			1200	36	31	195
与供给量标准比较			-4%	-8.1%	-5.8%	-4.1%

在计算集体食堂投料时，可乘以预订份数，即可得出需要的食品原料总量，编制出符合一定标准的多人次的营养食谱。

6. 食谱的评价与调整

根据以上步骤设计出营养食谱后，还应该对食谱进行评价，确定编制的食谱是否科学合理。应参照食物成分表初步核算该食谱提供的能量和各种营养素的含量，与膳食营养素参考摄入量（DRIs）进行比较。

每日膳食食谱的营养评价是以膳食中营养素含量占供给量标准的百分比来评价的。各种营养素的摄取量不一定必须达到供给量的百分之百才算满意，因为所订的供给量标准比一般平均需要要高一些。在评价食谱时，首先考虑能量。一般认为能量摄取量为供给量标准的90%以上即为正常，低于90%即为摄入不足。其他营养素摄取量如在供给量的80%以上，一般可以保证大多数人不致发生营养素缺乏；长期低于这个水平可能使一部分人体内营养素储存降低，有的甚至出现营养缺乏症状；低于60%则可认为营养相对的严重不足。

因此，在对每日膳食食谱进行营养评价时，需要算出各种营养素摄取量占供给量标准的百分比。

$$每人每日摄取营养素占供给量标准 = \frac{每日该营养素消耗总量}{每日该营养素供给量标准} \times 100\%$$

依次逐项算出实际摄取营养素占供给量标准的百分比，即可评价提供膳食中的营养水平。如低于供给量标准20%以上，就应修改食谱或补充加餐。

根据食谱的制定原则，食谱的评价还应该包括以下几个方面：

（1）食谱中所含五大类食物是否齐全，是否做到了食物种类多样化。

（2）各类食物的量是否充足。

（3）全天能量和营养素摄入是否适宜。

（4）三餐能量摄入分配是否合理，早餐是否保证了能量和蛋白质的供应。

（5）优质蛋白质占总蛋白质的比例是否恰当。

（6）三种产能营养素（蛋白质、脂肪、碳水化合物）的供能比例是否适宜。

第三节　中国及国外具代表性国家膳食结构与特点

一、当今国外代表性国家饮食

当世界各国越来越多地进行交流时，人们会接触到各式各样的饮食文化。我们所吃的食物，又是最直接影响我们健康的主要因素之一。

（一）英国的饮食

在英国，心脏病以及乳癌患者正逐渐增加，20%的人口体形肥胖。比起欧洲其他国家，英国人饮食中的脂肪含量是最高的，多数的英国人有吃零食的习惯，最明显的证据就是巧克力的销售量直逼全球销售量最高的瑞士。现今英国人的饮食习惯源自工业革命时期。当时，为了适应高负荷的工作，大量的糖类、脂肪、精制面粉以及动物性蛋白质就成了人们日常主要的饮食。尽管现今再没有人需要做牛做马地赚得一口饭吃，但这样的饮食习惯无法完全改变，加上英国女性工作人口比例节节高升，所以准备食物的时间相对少了许多，于是依赖外食或冷冻食品的比例大大增加。

（二）日本饮食

若要说到健康饮食，那么清淡的传统日式料理绝对是当仁不让的。根据统计，日本是世界上心脏疾病发生率最少的国家，主要是日本人每日餐桌上不可或缺的新鲜蔬果、鱼类以及大量的大豆制品如豆腐等。不过唯一令人担忧的是，日本人酷爱腌渍食物，以致饮食中的钠含量高得吓人，因此相对应的，中风、高血压的发病率也就高出其他地方。尽管日本人有优良的传统饮食习惯，不过现在的日本青少年似乎对此一点也不感兴趣，反而对西方的食物兴致高昂，早餐还吃酱菜的日本人正逐渐销声匿迹。

（三）法国饮食

对法国人来说，每日三餐的规律饮食习惯是再自然不过的，而且法国人多半有回家自己做午餐吃的习惯，即使是上班族也是如此。一般而言，法国菜中含有大量的生鲜蔬果、全谷类、橄榄油、新鲜的鱼类，以及精制的肉类。虽然法式料理多会以牛油以及蛋类烹调食物，不过由于法国人用餐时喜欢佐以葡萄酒，并以沙拉的形式保留了蔬果完整的营养与纤维，所以心血管疾病患者与肥胖症者并不多见。另外，由于文化层面的影响，法国人多半喜爱优雅的用餐气氛以及少量、精致的料理，而且为了保持高贵优雅的气质，吃零食对他们来说较为少见，所以平均而言，法国人的体形多半十分匀称而理想。

（四）美国饮食

相比19世纪70年代，现代的美国人在饮食上的脂肪含量已从40%降至36%，不过很可惜的是，真正达到标准建议量，每日食用2~4份新鲜蔬果的，却仅有约五分之一的人口。一般来说，美国人的食物多半是一杯又一杯的咖啡以及一包包方便的冷冻微波食品。根据一项健康统计的调查结果显示，美国人每日平均的糖类摄取量约为20汤匙，并且有持续升高的现象，而且更糟的是，约有44%的美国女性没有运动习惯！在这样的习惯下，高血压、心脏病、糖尿病等就成了美国人易患的疾病。至于为什么美国人会有如此的饮食习惯，有人归咎于拓荒时期，大多数的母亲皆准备丰盛的菜肴来显示她们对家人深厚的关爱，于是这样的饮食习惯就根深蒂固地深植于美国人的心中，造成今天他们难以改变的大分量用餐习惯。

二、当今世界主要膳食结构类型与特点

一个国家的膳食结构受社会经济发展状况、人口和农业资源、人民消费能力、人体营养需要和民族传统饮食习惯等多种因素的制约。由于国情不同，膳食结构也不尽相同。根据动、植物性食物在膳食中所占的比重和能量、蛋白质、脂肪、碳水化合物摄入量，当今世界各国的膳食结构大体上可以分为三种类型。

（一）以日本的膳食为代表

以日本的膳食为代表，其粮食消费逐年下降，动、植物性食物消费量比较均衡，能量、蛋白质、脂肪、碳水化合物摄入量基本符合营养要求，膳食结构比较合理。分析第

二次世界大战后日本的膳食结构，可以发现有以下几个特点：植物性食物消费下降，动物性食物消费增加较多，但并不过量，而且水产品食用量较大。能量摄入量低于欧美发达国家，近几年仍处于相对稳定状态；动物蛋白质摄入量占蛋白质摄入量的45%，水产蛋白质又占动物蛋白质摄入量的50%；脂肪增加较多，但仍低于欧美发达国家，膳食结构总体上仍是比较合理的。随着膳食结构的变化，死因顺位相应发生了变化。如今日本人死因前三位的疾病为恶性肿瘤、脑溢血、心脏病（心肌梗死）。尽管有许多影响因素，但膳食结构的变化仍然是不可低估的因素，这就是诸多日本学者呼吁防止饮食西化的重要原因。

（二）以欧美发达国家的膳食为代表

谷物消费量少，动物性食物消费量大。谷物消费量人均仅160~190克/天，动物性食物、肉类约280克/天，奶及奶制品300~400克/天，蛋类40克/天左右。相应地，能量摄入3300~3500千卡、蛋白质100克左右、脂肪130~150克，属高能量、高脂肪、高蛋白、低纤维，所谓"三高一低"膳食模式，以欧美发达国家膳食为代表。尽管膳食质量比较好，但营养过剩。

大量研究显示，营养过剩是肥胖病、心血管病、糖尿病、恶性肿瘤等慢性病的共同危险因素。第二次世界大战期间，许多欧洲国家由于牛奶、黄油、干酪缺乏，冠心病发病率一度减少，两者之间的关系更加引起了人们的关注。美国"膳食与健康专家委员会"的一项研究认为，膳食不平衡是若干慢性病的重要危险因素，其中对心血管病的影响最为明显，对乳腺癌、结肠癌、前列腺癌有高度参考意义，能量过剩可引发肥胖病并增大患Ⅱ型糖尿病的风险。

营养过剩严重损害了西方人的健康。如今，心脏病、脑血管病和恶性肿瘤已成为西方人的三大死亡原因，尤其是心脏病死亡率明显高于发展中国家和日本。高脂肪膳食对慢性病的影响也有例外。著名的七国调查发现，希拉克岛人群膳食脂肪摄入量占总能量40%，其中29%来自单不饱和脂肪，仅8%来自饱和脂肪，心血管病远远低于其他西方国家。该人群的膳食特点是食用橄榄油、鱼、谷物、果蔬和红葡萄酒。有人提出，地中海膳食对预防心血管病作用最强的是红葡萄酒，可能还与花青素甙、生物类黄酮有关。

（三）以发展中国家的膳食为代表

发展中国家的膳食以植物性食物为主，动物性食物较少，膳食质量不高，蛋白质、脂肪摄入量较低。这些国家的人均能量摄入量为2000~2300千卡、蛋白质50克左右、脂肪30~40克，能量勉强满足需要，蛋白质、脂肪摄入不足，营养缺乏病仍然是这些国家的严重社会问题。

三、中国的膳食结构

中国居民的膳食结构基本上属于发展中国家的膳食模式，但自20世纪末发生了明显变化，在大城市变化最为明显。变化的特点是粮食在膳食中的比重逐年下降，动物性食物成倍增长。我国肉类消费量已超过日本，蛋类和水产品与日本相近，只有奶及奶制品仅相当于日本的1/4，这与我国经济增长状况是一致的。

(一)我国膳食结构的特点

在人类发展史上,我国人民不仅在文化科学方面做出过很多卓越的贡献,而且在饮食和食品营养方面,也有很多符合现代营养学观点的重要论述。我国的烹调技术更是驰名世界。我国的传统膳食除了具有色、香、味俱佳的优点以外,近年来,国内外一些营养学家还发现,中国的膳食在避免西方膳食模式所带来的所谓"文明病"方面很有效果。与西方相比,中国传统膳食的特点体现在以下两个方面。

1. 以植物性食物为主

一般来说,我国传统膳食以植物性食物为主,动物性食物为辅,荤素结合,各种营养素的比例对成年人较为恰当。据分析,在我国人民的膳食中,谷类食物占膳食总能量的60%~75%,蔬菜和薯类占15%~30%,鱼、肉、蛋及豆类占10%~15%。

2. 粗纤维含量丰富

我国南方一年四季都有新鲜蔬菜供应,而北方则有较多薯类和根茎类蔬菜,这种膳食的粗纤维含量十分丰富。相反,在以摄食动物性食物和精制食品为主的西方国家,膳食中粗纤维的含量很低,平均每人每日仅4克,从许多流行病学调查资料看,某些癌症的发生与这种高脂肪、低纤维的饮食习惯关系很大。

(二)我国膳食结构的缺陷

我国的传统膳食也有缺点,就是谷类食物的摄入量过多,动物性食物和豆类食物的摄取量太少,并且缺少奶类食品。第三次全国营养调查表明,我国人民的营养状况虽然比1982年第二次全国营养调查有显著改善,平均能量摄入量已接近供给量标准,蛋白质摄入量已接近供给量标准,三大产热营养素在膳食中所占能量分配的比例接近合理,比较客观地反映出我国人民已基本上解决了温饱问题,但还不能说我国的膳食结构已达到平衡,目前我国的膳食结构与较为理想的平衡膳食还有距离。

营养调查表明,部分城市居民的脂肪占能量比例已超过25%,可能会给城市居民的健康带来不利影响。在非产热营养素方面,某些无机盐、微量元素和维生素摄入不足,也是突出的问题,各类人群的钙摄入量普遍不能达到供给量标准,儿童和中学生等尤甚;各类人群中铁的摄入量按计算结果虽然充裕,但由于植物性食品为主的膳食结构使铁的吸收利用率很低,造成机体缺铁,儿童尤为突出;维生素A和维生素E的摄入量普遍不足,维生素B_1和维生素C按摄入量的计算是充裕的,但可能因加工烹调的损失太大,实际摄入量也不足,从身体检查和生化检验结果来看,具有维生素B_1和维生素C缺乏症状的人数还占相当比例。

(三)我国膳食结构发展方向

中国居民的膳食营养状况可概括为"营养不足与营养过剩同在,营养缺乏病与非传染性慢性病并存",这在膳食结构变迁过程中已形成一种规律,而这种规律的变化趋势是营养缺乏病日渐减少,非传染性慢性病日益增多。

我国今后改善膳食营养质量的重点,首先应提高优质蛋白的摄入比例;其次是增加维生素A、维生素B_2、钙等的供给量,以及改进烹调、加工方法和膳食搭配,促进维生素B_1、维生素C和铁等的吸收和利用;最后,在各类人群中要特别关注儿童和青少年的营养问题,从根本上改善我国的膳食结构。

四、膳食指南

膳食指南是营养工作者根据营养学原理,提出的一组以食物为基础的建议性陈述,以指导人们合理选择与搭配食物。它是倡导平衡膳食合理营养,以期减少与膳食有关的疾病,促进健康的宣传材料。

(一) 膳食指南的意义

1. 促进人民健康

贯彻膳食指南,指导人民合理用膳,更直接地用营养知识促进人民健康。

2. 指导工农业生产

以营养指导消费,以消费指导生产,使工农业生产规划符合人民生活的需要。

3. 营养学理论与实际结合

用营养学理论结合国家实际,解决存在的营养问题,反过来又促进营养学的基础理论研究。

4. 有利于精神文明建设

膳食指南反映了营养科学的进步,不仅可以指导居民如何选择有利于健康的食物,而且还可提高人们的科学文化素质,促进精神文明建设。

(二) 膳食指南的特点

1. 针对性

我国既有城市居民的膳食结构向西方膳食结构转化的一面,也存在营养缺乏的另一面,因此制定我国的膳食指南必须结合我国的国情,不能照搬国外标准。

2. 科学性

膳食指南的每一项改动,都有充分的理论依据,由于我国居民普遍缺钙,所以指南中强调了乳类和大豆的利用,因为上述食物含钙量最高,且最易为人体吸收。

3. 通俗性

普及教育《中国居民膳食指南》,言简意赅,通俗易懂。

4. 预见性

针对人民健康状况的发展趋势,有预见性地提出有关的合理建议。例如防止高能量、高脂肪膳食,以利于慢性疾病的预防。

(三) 膳食指南

中国营养学会于 1989 年制定的《中国居民膳食指南》共 8 条,其内容是:(1)食物要多样;(2)饥饱要适当;(3)油脂要适量;(4)粗细要搭配;(5)食盐要限量;(6)甜食要少吃;(7)饮酒要节制;(8)三餐要合理。这个膳食指南公布后,对指导人们合理饮食、维护健康起到一定的作用。

随着科学的进步、经济的发展和国民膳食结构的不断变化,出现了一些新的与膳食营养有关的疾病等问题,因此,1997 年 4 月中国营养学会通过了第二版的《中国居民膳食指南》,2007 年 9 月又通过了第三版的《中国居民膳食指南》,摘录如下。

1. 食物多样,谷类为主,粗细搭配

人类的食物是多种多样的,各种食物所含的营养成分不完全相同。除母乳外,任何一种天然食物都不能提供人体所需的全部营养素，必须进食多种食物，才能满足人体各种营养的需要，达到促进健康的目的。

多种食物应包括以下五大类：

第一类为谷类及薯类。谷类包括米、面、杂粮，薯类包括马铃薯、甘薯、木薯等，主要提供碳水化合物、蛋白质、膳食纤维及B族维生素。

第二类为动物性食物，包括肉、禽、鱼、奶、蛋等，主要提供蛋白质、脂肪、矿物质、维生素A和B族维生素。

第三类为豆类及其制品，包括大豆及其他干豆类，主要提供蛋白质、脂肪、膳食纤维、矿物质和B族维生素。

第四类为蔬菜水果类，包括鲜豆、根茎、叶菜、茄果等，主要提供膳食纤维、矿物质、维生素C和胡萝卜素。

第五类为纯能量食物，包括动物油、植物油、淀粉、食用糖和酒类，主要提供能量。植物油还可提供维生素E和必需脂肪酸。

另外要注意粗细搭配，经常吃一些粗粮、杂粮等。稻米、小麦不要碾磨太精，否则谷粒表层所含的维生素、矿物质等营养素和膳食纤维大部分流失到糠麸之中。

2. 多吃蔬菜、水果和薯类

蔬菜、水果和薯类含有丰富的维生素、矿物质和膳食纤维。

蔬菜种类繁多，包括植物的叶、茎、花苔、茄果、鲜豆、食用蕈藻等，不同品种所含营养成分不尽相同，甚至悬殊。红、黄、绿等深色蔬菜中维生素含量超过浅色蔬菜和一般水果，它们是胡萝卜素、维生素B_2、维生素C和叶酸、矿物质（钙、磷、钾、镁、铁）、膳食纤维和天然抗氧化物的主要或重要来源。

有些水果的维生素及一些微量元素的含量不如新鲜蔬菜，但水果含有的葡萄糖、果糖、柠檬酸、果胶等物质比蔬菜丰富。红、黄色水果是抗坏血酸和B族维生素的极好来源。我国近年来开发的野果如猕猴桃、刺梨、沙棘、黑加仑等也是维生素C、胡萝卜素的丰富来源。

薯类含有丰富的淀粉、膳食纤维以及多种维生素和矿物质。我国居民近10年来吃薯类较少，应当鼓励多吃些薯类。

摄入丰富的蔬菜、水果和薯类，对保护心血管健康、增强抗病能力、减少儿童发生干眼病的危险及预防某些癌症等起着十分重要的作用。

3. 每天吃奶类、豆类或其制品

奶类除含丰富的优质蛋白质和维生素外，含钙量较高，且利用率也很高，是天然钙质的极好来源。我国居民膳食提供的钙普遍低，平均只达到推荐供给量的一半左右。我国婴幼儿患佝偻病的也较多，这和摄入的钙不足可能有一定的关系。大量的研究工作表明，给儿童、青少年补钙可以提高骨骼的密度，从而延缓其发生骨质疏松的年龄；给老年人补钙也可能减缓其骨质疏松的速度。因此，应大力发展奶类的生产和消费。

4. 常吃适量的鱼、禽、蛋、瘦肉

鱼、禽、蛋、瘦肉等动物性食物是优质蛋白质、脂溶性维生素和矿物质的良好来源。动物性蛋白质的氨基酸组成更适合人体需要，且赖氨酸含量较高，有利于补充植物性蛋白质中赖氨酸的不足。肉类中铁的利用较好，鱼类特别是海产鱼肝油含维生素A极为丰富。我国相当一部分城市居民和绝大多数农村居民平均摄入动物性食物的量还不够，应适当增加摄入量。但有的城市居民食用动物性食物过多，吃谷类和蔬菜不足，对健康不利。

5. 食不过量，天天运动，保持健康体重

食量与体力活动是控制体重的两个主要因素。食物提供人体能量，体力活动消耗能量。如果进食量过大而活动量不足，多余的能量就会在体内以脂肪的形式积存，久之发胖；相反，若食量不足，劳动或运动量过大，由于能量不足，人会变得消瘦，造成劳动能力下降。所以，人们需要保持食量与能量消耗之间的平衡。建议成年人每天进行累计相当于步行6000步以上的身体活动。

6. 减少烹调油用量，吃清淡少盐的膳食

吃清淡膳食有利于健康，即不要太油腻，不要太咸，不要进食过多的动物性食物和油炸、烟熏食物。目前，城市居民油脂的摄入量越来越高，这样不利于健康。我国居民食盐摄入量过多，平均值是世界卫生组织建议值的两倍以上。流行病学调查表明，钠的摄入量与高血压发病呈正相关，因而食盐不宜过多。世界卫生组织建议每人每日食盐用量不超过6克为宜。膳食中钠的来源除食盐外还包括酱油、咸菜、味精等高钠食品及含钠的加工食品等，应从幼年就养成吃少盐膳食的习惯。

7. 饮酒应限量

高度酒含能量高，不含其他营养素。过量饮酒会增加患高血压、中风等的危险，并可导致事故及暴力事件的增加，对个人健康和社会安定都是有害的。应严禁酗酒，若饮酒可少量饮用低度酒，建议成年男性一天饮用酒的酒精量不超过25克，成年女性一天饮用酒的酒精量不超过15克，青少年不宜饮酒。

8. 吃清洁卫生、不变质的食物

在选购食物时应当选择外观好，没有变色、变味并符合卫生标准的食物，严把病从口入关。进餐要注意卫生条件，包括进餐环境、餐具和供餐者的健康卫生状况。集体用餐要提倡分餐制，减少疾病的传染机会。

9. 三餐分配要合理，零食要适当

合理安排一日三餐的时间及食量，进餐定时定量。早餐提供的能量应占全天总能量的25%～30%，午餐应占30%～40%，晚餐应占30%～40%，可根据职业、劳动强度和生活习惯进行适当调整。一般情况下，早餐安排在6：30～8：30，午餐在11：30～13：30，晚餐在18：00～20：00进行为宜。要天天吃早餐并保证其营养充足，午餐要吃好，晚餐要适量。不暴饮暴食，不经常在外就餐，尽可能与家人共同进餐，并营造轻松愉快的就餐氛围。零食作为一日三餐之外的营养补充，可以合理选用，但来自零食的能量应计入全天能量摄入之中。

10. 每天足量饮水，合理选择饮料

水是膳食的重要组成部分，是一切生命必需的物质，在生命活动中发挥着重要功能。体内水的来源有饮水、食物中含的水和体内代谢产生的水。水的排出主要通过肾脏，以尿液的形式排出，其次是经肺呼出、经皮肤和随粪便排出。进入体内的水和排出的水基本相等，处于动态平衡。水的需要量主要受年龄、环境温度、身体活动等因素的影响。一般来说，健康成人每天需要水2500毫升左右。在温和气候条件下生活的轻体力活动的成年人每日最少饮水1200毫升（约6杯）；在高温或强体力劳动的条件下，应适当增加。饮水不足或过多都会对人体健康带来危害。饮水应少量多次，要主动饮水，不要感到口渴时再喝水。饮水最好选择白开水。

五、中国居民平衡膳食宝塔

中国居民平衡膳食宝塔是根据《中国居民膳食指南》，结合中国居民的膳食结构特点设计的。它把平衡膳食的原则转化成各类食物的重量，并以直观的宝塔形式表现出来，便于群众理解和在日常生活中实行。

平衡膳食宝塔提出了一个比较理想的膳食模式。它所建议的食物量，特别是奶类和豆类食物的量可能与大多数人当前的实际膳食还有一定距离，对某些贫困地区来讲可能距离还很远，但为了改善中国居民的膳食营养状况，这是不可缺的，应把它看做一个奋斗目标，努力争取，逐步达到。

（一）平衡膳食宝塔说明

平衡膳食宝塔共分五层，包含我们每天应吃的主要食物种类。宝塔各层位置和面积不同，这在一定程度上反映出各类食物在膳食中的地位和应占的比重，见图3-1。谷类食物位居底层，每人每天应吃300~500克；蔬菜和水果占据第二层，每天分别应吃300~500克和100~200克；鱼、禽、肉、蛋等动物性食物位于第三层，每天应吃125~225克（鱼虾类50~100克，畜禽肉类50~75克，蛋类25~50克）；奶类和豆类食物合占第四层，每天应吃奶类及奶制品100克和豆类及豆制品50克；第五层即塔尖，是油脂类和盐，每天食用分别应不超过25克和6克。

（二）宝塔建议的各类食物的摄入量的折算

各类食物的组成是根据全国营养调查中居民膳食的实际情况计算的，所以每一类食物的重量不是指某一种具体食物的重量。

1. 谷类

谷类是面粉、大米、玉米粉、小麦、高粱等的总和。它们是膳食中能量的主要来源，在农村也往往是蛋白质的主要来源。多种谷类掺着吃比单吃一种好，特别是以玉米或高粱为主要食物时，更应当重视搭配一些其他的各类食物。加工的谷类食品如面包、烙饼、切面等应折合成相当的面粉量来计算。

2. 蔬菜和水果

蔬菜和水果经常放在一起，因为它们有许多共性，但蔬菜和水果终究是两类食物，各有优势，不能完全相互替代。尤其是儿童，不可只吃水果而不吃蔬菜。蔬菜、水果的重量按市售鲜重计算。

3. 鱼、肉、蛋

鱼、肉、蛋归为一类，主要提供动物性蛋白质和一些重要的矿物质、维生素，但它们彼此间也有明显区别。鱼、虾及其他水产品含脂肪很低，有条件可以多吃一些。这类

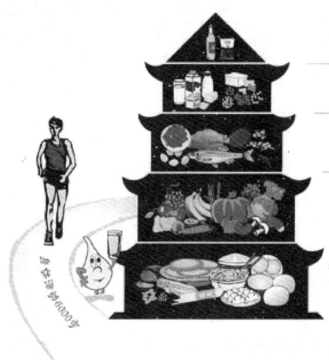

图 3-1

食物的重量是按购买时的鲜重计算。肉类包含畜肉、禽肉及内脏，按屠宰清洗后的重量计算。这类食物尤其是猪肉含脂肪较高，所以不应吃过多肉类。蛋类含胆固醇相当高，一般每天不超过一个为好。

4. 奶类和豆类食物

奶类及奶制品当前主要包含鲜牛奶和奶粉。宝塔建议的 100 克按蛋白质和钙的含量折合约相当于鲜奶 200 克或奶粉 28 克。中国居民膳食中普遍缺钙，奶类是首选补钙食物，很难用其他食物代替。有些人饮奶后有不同程度的胃肠道不适，可以换用酸奶或其他奶制品。豆类及豆制品包括许多品种，宝塔建议的 50 克是平均值，根据其提供的蛋白质可折合为大豆 40 克或豆腐干 80 克等。

（三）平衡膳食宝塔的应用

1. 确定自己的食物需要

宝塔建议的每人每日各类食物适宜摄入量范围适用于一般健康成人，应用时要根据个人年龄、性别、身高、体重、劳动强度、季节等情况适当调整。年轻人、劳动强度大的人需要能量高，应适当多吃些主食；年老、活动少的人需要能量少，可少吃些主食。表 3-2 列出了三个能量水平各类食物的摄入量。

表 3-2　　　平衡膳食宝塔建议不同能量膳食的各类食物摄入量（克/日）

食物	低能量 （约 1800 千卡）	中等能量 （约 2400 千卡）	高能量 （约 2800 千卡）
谷类	300	400	500
蔬菜	400	450	500
水果	100	150	200
肉，禽	50	75	100
蛋类	25	40	50
鱼，虾	50	50	50
豆类及豆制品	50	50	50
奶类及奶制品	100	100	100
油脂	25	25	25

从事轻微体力劳动的成年男子如办公室职员等，可参照中等能量膳食来安排自己的进食量；从事中等强度体力劳动者如钳工、卡车司机和一般农田劳动者可参照高能量膳食进行安排；不参加劳动的老年人可参照低能量膳食来安排。女性一般比男性的食量小，因为女性体重较轻及身体构成与男性不同，女性需要的能量往往比从事同等劳动的男性低 200 千卡或更多些。一般来说，人们的进食量可自动调节，当一个人的食欲得到满足时，他对能量的需要也就会得到满足。

平衡膳食宝塔建议的各类食物摄入量是一个平均值和比例。每日膳食中应当包含宝塔中的各类食物，各类食物的比例也应基本与膳食宝塔一致。日常生活无需每天都照着"宝塔"的推荐量吃。例如，烧鱼比较麻烦，就不一定每天都吃 50 克鱼，可以改成每周吃 2~3 次鱼、每次 150~200 克较为切实可行。实际上平日喜吃鱼的多吃些鱼、愿吃鸡的多吃些鸡都无妨，重要的是要经常遵循宝塔各层各类食物的大体比例。

2. 同类互换，调配丰富多彩的膳食

人们吃多种多样的食物不仅是为了获得均衡的营养，也是为了使饮食更加丰富多彩，以满足人们的口味享受。假如人们每天都吃同样的 50 克肉、40 克豆，难免久食生厌，那么合理营养也就无从谈起了。宝塔包含的每一类食物中都有许多的品种，虽然每种食物都与另一种不完全相同，但同一类的各种食物所含营养成分往往大体上近似，在膳食中可以互相替换。

应用平衡膳食宝塔应当把营养与美味结合起来，按照同类互换、多种多样的原则调配一日三餐。同类互换就是以粮换粮、以豆换豆、以肉换肉。例如大米可与面粉或杂粮互换，馒头可与面条、烙饼、面包等互换；大豆可与豆制品或杂豆类互换；瘦猪肉可与鸡、鸭、牛、羊、兔肉互换；鱼可与虾、蟹等水产品互换；牛奶可与羊奶、酸奶、奶粉或奶酪等互换。多种多样就是选用品种、形态、颜色、口感多样的食物，变换烹调方法。例如每日吃 50 克豆类及豆制品，按照同类互换、多种多样的原则就可以变换出数十种吃法：可以全量互换，全换成相当量的豆浆或熏干，今天喝豆浆、明天吃熏干；也可以分量互换，如 1/3 换豆浆、1/3 换腐竹、1/3 换豆腐，早餐喝豆浆，中餐吃凉拌腐竹，晚餐再喝碗酸辣豆腐汤。

☞ 知识链接

美国颁布最新膳食指南

对于饮食的关注，全球人同样关心。美国农业部和卫生与公众服务部推出了《2010 美国居民膳食指南》，告诉人们怎样选择食物才健康。新指南中，营养学家们列出了以下应减少的食物和应增加的食物，值得我们借鉴。

以下食物要少吃：

（1）钠。普通成人每天应少于 2.3 克，50 岁以上的人及高血压患者每天应少于 1.5 克。建议购买低钠盐，少吃加工食物，多吃新鲜的。

（2）饱和脂肪酸。它提供的能量应少于总能量的 10%。平时要少吃红肉，多吃白肉。尽量选低脂奶。

（3）胆固醇。每天摄入量应少于 0.3 克。应少吃肥肉、鸡蛋黄等。

（4）反式脂肪酸。咖啡伴侣、奶油蛋糕、蛋黄派等尽量不吃。

（5）人为添加糖。加工食品尽量不买甜的。

（6）精制谷物如白米、白面，特别是加了固态脂肪、糖和钠的谷类食品（如饼干、蛋黄派等零食）。

（7）酒精。成年男性每天最多喝 2 份，女性每天最多喝 1 份（含 15 克纯酒精的酒量为 1 份，约相当于 350 毫升啤酒、150 毫升葡萄酒）。

以下食品不妨多吃：

（1）蔬菜和水果。应摄入多种蔬菜，特别是深绿色、红色和橙色的蔬菜以及豆类。

（2）全谷类食物（糙米、小米、玉米、燕麦等杂粮）至少占主食的一半，来代替精制谷物（如白米饭、白馒头等）。

（3）脱脂或低脂奶及其制品，如低脂牛奶、酸奶等。

（4）富含蛋白质的食物，包括海鲜、瘦肉、禽类、豆类和无盐干果。

（5）海产品。用海产品取代一部分肉类和禽类食物。

（6）优质蛋白质。用含较少固态脂肪的瘦肉、鱼类或者含植物脂肪的大豆制品、坚果，取代含较多固态脂肪的肥肉、排骨和全脂牛奶等。

（7）尽可能用橄榄油等植物油取代动物油、氢化油、棕榈油等。

（8）选择能提供大量钾、膳食纤维、钙和维生素 D 的食物，如蔬菜、水果、粗粮、奶类。

资料来源：http://wuxizazhi.cnki.net/Article/YYJT201105061.html。

第四节　餐饮行业特殊宾客的营养与膳食

现代餐饮业日常接待的众多宾客中，不乏一些特殊生理功能状况的人，例如幼儿、学龄儿童、青少年、孕妇和老年人，参加比赛的体育运动员，尚能出门旅游的某些病患者（如高血压、冠心病、糖尿病、溃疡病患者等）。对于这些宾客的特殊膳食要求必须加以注意，做好针对性服务，提高餐饮业的服务质量。

一、运动员的营养与膳食

运动员在体育活动中以消耗能量为基础，所以向运动员提供适量的能量营养素是很重要的。合理营养有助于剧烈运动后迅速恢复体力，包括恢复肌肉及肝脏的糖原储备，恢复B族维生素、体内微量元素的平衡及细胞膜的完整等。

（一）运动员的营养需求

1. 热源营养素

碳水化合物分解简单，容易氧化。脂肪和蛋白质的分解复杂，不容易消化；脂肪在体内不能充分燃烧，蛋白质的代谢产物硫酸和硫化氢使体液变成酸性，加速疲劳的产生，所以肉制品吃得太多，容易使运动员产生疲劳。在做肌肉运动时，作为热源来讲碳水化合物能够直接利用，效率最高。一般来讲，不论能量需要多少，蛋白质、脂肪、碳水化合物摄入比例为 1∶1∶4 最佳。

2. 蛋白质

蛋白质摄入太少时，会使血液蛋白质浓度降低，从而出现贫血。运动员在进行肌肉活动时，会消耗储存在体内的血液蛋白质。在增加蛋白质供给的同时，必须补充一些蔬菜、水果等碱性食品，防止蛋白质代谢产物使血液变成酸性，机体产生疲劳。

3. 无机盐

剧烈运动后，体内代谢明显增加，无机盐不足会引起身体调节功能失常。运动时人体排出的钙量增加，运动员钙量可增加至 1000~1200 毫克，对铁的需求量也可增加至 20~25 毫克。剧烈运动时，人体产生的乳酸和其他酸性物质会使体液变成酸性。为了防止酸血症，必须在体内储存碱性物质进行中和作用。

4. 维生素

维生素 A、维生素 B_1、维生素 B_2、维生素 C 与运动有关，如维生素 A 供给不足会出现夜盲症；碳水化合物分解转变为能量时需要维生素 B_1、维生素 B_2 参加，如不足则易产生疲劳；维生素 C 能提高肌肉活动的持久力，并具有运动后迅速恢复体力的作用，在进行运动前 30~40 分钟，摄入维生素C200~250 毫克可取得明显效果。

（二）运动员的合理饮水

1. 运动员的水代谢

运动员在剧烈运动时，由于消耗能量而发热，使体温上升，当环境温度达到人体皮肤温度时，出汗成为调节体热平衡主要的或唯一的途径。长时间的运动之后，如果不及时补充水分，会发生脱水，不仅使体温升高还会使肾功能发生障碍。因此，在运动前、运动中和运动后适量补水,对于维持体液平衡、保持机体正常功能是十分重要的。

2. 运动员对水的需要量

运动员对水的需要量因运动量和出汗量不同而有很大差别。运动员在日常训练无明显出汗的情况下,每日水分的需要量为2000~3000毫升。大量出汗时,水分的摄取量应该以保持水平衡为原则,采取少量多次补给的方式。长时间大量运动时,每隔半小时可补液150~250毫升。在运动前补液400~700毫升,有助于预防运动时大量出汗而脱水。运动中水分的最大吸收量为每小时800毫升。

二、孕妇的营养与膳食

从妊娠开始到哺乳终止,母体经过一系列的生理调整过程,此种生理过程直接影响母体的营养需要,并间接影响后来的乳汁分泌和婴儿健康。所以,妊娠期的营养对母体的健康及婴儿的正常发育都具有重要意义。

妇女在妊娠期间,对各种营养素的需要量都有所增加。怀孕前3个月,胎儿体重大约每日增加1克,在此期间孕妇稍吃些瘦肉、猪肝、鸡蛋、蔬菜、水果即可,但不能偏食,可吃些易消化的食物;为防止呕吐、酸中毒和便秘,可适当增加蔬菜、水果等碱性食物。3个月以后,胎儿体重每日平均增加10克,最后2个月更快,因此各种营养素的供给都要随之增加,在此期间,一定要多吃些辅助食品。孕妇必须每天摄入80~90克蛋白质、1.5毫克钙、2毫克磷,否则胎儿会发育不良,出生后患佝偻病,孕妇则出现腰痛、抽搐等缺钙症状。同时,铁、锌、碘的摄入也非常重要。维生素A可促进胎儿生长发育及增强母体抵抗感染的能力,预防产褥热。维生素C可预防孕妇患贫血、坏血病及传染病,还有助于胎儿皮肤的细腻。孕期末,长大的胎儿压迫消化道,孕妇应少食多餐,并应适当减少食盐的摄入量以减轻心、肾负担,防止水肿。

总之,孕期应摄入足够的能量和营养素,但也不要食入过多的食物。另外,有的孕妇味觉异常,可试用硫酸锌治疗;有的孕妇摄食量很少,但必须尽量摄入150克以上的碳水化合物以免血中酮体蓄积,并补充足够的维生素B_1、维生素B_2。

三、幼儿、儿童、青少年的营养与膳食

(一)幼儿与学龄前儿童

1. 幼儿膳食特点

小儿从出生到1岁为婴儿,1~3岁为幼儿。幼儿的咀嚼消化功能不及成人,肠道对粗糙食物比较敏感。幼儿期虽然较婴儿期生长发育稍慢,但仍继续发育,且活动量较婴儿多,故需供给营养丰富、易于消化吸收的食物。幼儿每日每千克体重需蛋白质3~4克,其中应有半数以上来自动物性蛋白质和大豆蛋白质,蛋白质供给的能量为总量的12%~15%。1~2岁幼儿乳量仍应保持在500~600毫升,2~3岁幼儿乳量以250~500毫升为宜。幼儿每日每千克需脂肪4~6克,供能约占总能量的30%,其中由不饱和脂肪酸供给的能量应为4%~5%。幼儿不宜过多食用糖和甜食,每日每千克体重约需碳水化合物10克,供能占55%~60%。还应供给幼儿钙、磷、碘、锌、铜等微量元素和维生素A、B族维生素、维生素D和维生素C等。幼儿每日每千克需水100~150毫升。

幼儿应选择营养价值高、新鲜可口的食物。幼儿的膳食安排要注意荤菜与素菜、粗粮与细粮、主食与辅食、干与稀、甜与咸的合理搭配。

幼儿应建立合理的进餐制度，以每日进餐4次为宜，1~2岁幼儿可安排为4~5次，两餐间隔时间为3~4小时，一般安排为早、午、晚三餐及午后一次点心的"三餐一点"进食制度。日进食量大致分配为早餐占25%、午餐占35%、午后点心占15%、晚餐占25%。早餐和午餐，要给小儿吃含蛋白质丰富的肉、鱼、蛋等食物；晚餐宜吃易于消化的乳类、米饭、面条、蔬菜等。要培养幼儿良好的进食习惯，定时进餐、不吃零食、不挑食；注意定量，不要暴饮暴食；要有良好的进餐环境和合理的喂食方法。婴幼儿食物的烹调应适应其消化特点。

2. 学龄前儿童膳食特点

根据我国推荐的每日营养素供给量标准，学龄前儿童（3~6岁）的膳食不仅要保证儿童的营养需要，还应注意与营养膳食有关的生理特点。营养素的供给要满足儿童对完全蛋白质的需要，保证钙、磷、铁、碘、锌、铜、硒等矿物质的供给，增加维生素A、维生素D、维生素C和B族维生素的供给，减少和防止各种营养素缺乏症。对与儿童智力发育和身体健康密切相关的一些营养成分，在正常膳食不能满足儿童需求时，要采取适当的措施进行营养素的强化或补充。合理营养是保证儿童健康发育成长的物质基础。

儿童的机体器官尚未发育成熟，因此，学龄前儿童的食物应该质地细软、易于消化。由于儿童活泼好动，容易饥饿，应适当增加餐饮次数，一般可在每日三餐之外，添加两次点心。三餐饮食能量安排要适当，早、晚餐各占25%，午餐占35%，上、下午安排的点心不宜过多，约占总能量的15%。儿童膳食应根据季节和当地供应情况，因时因地制定食谱。在调配上注意食物多样化，注意主、辅食合理搭配和膳食平衡。合理的烹调使食物在色、香、味、形方面促进儿童食欲，尽量保存食物中的营养成分。要培养儿童良好的饮食习惯和卫生习惯。

有人推荐学龄前儿童每天的基本食物是：谷类200~250克，鱼、肉、禽、蛋类100~175克，豆制品25~50克，蔬菜200~250克（其中绿色蔬菜应占1/2），水果50~100克，乳类150~250克，糖12~25克，植物油15~25克。

（二）学龄儿童与青少年

一般认为7~12岁为学龄儿童，13~16岁为少年，16~19岁为青年。这一时期正值上学求知阶段。学生在小学阶段生长发育速度较平稳，女孩的生长发育速度远远超过男孩；到中学阶段，随着青春期的到来，迅速发育，出现最后一次生长高峰，要特别注意。

1. 中小学生膳食要求

根据中小学生发育特点及营养要求，要提供营养全面、均衡、适量的膳食；要注意培养良好的饮食习惯，不挑食，不偏食，不吃零食，并制定合理的膳食制度；要改变目前中小学生普遍存在的早餐少、午餐差、晚餐迟及营养不平衡或缺乏等问题。一日三餐的分配以早餐占30%~35%、午餐占40%、晚餐占25%~30%为宜，要注意学生早餐应供应高蛋白质、足够能量的饮食；此外，在上午课间休息时，最好加一次课间餐，这也是促进学生身体健康和提高学习效率的措施之一，要尽量保证学生连续学习4小时所需的能量。

学生营养午餐是根据学生生长、发育的不同时期、不同阶段对营养素不尽相同的要求，由营养专家针对不同年龄群的学生制定的食谱，生产营养餐的公司（或学校食堂）据此生产配餐。推行营养午餐可有效改善目前中小学生营养不良的状况，保证学生健康成长。

此外，随着家长对子女学业的日益重视，出现了所谓的"考试经济"。在许多类型的学生考试期间，一些酒店开始接待备考的学生，针对他们的特殊营养膳食需求来合理地设计营养餐，是酒店及其他餐饮业新的经营卖点之一。此时应加强营养素的质和量，多供给完全蛋白质和脂肪，特别是卵磷脂和维生素A、维生素B_1、维生素B_2和维生素C，以补充复习和考试期间学生的消耗。

2. 学生膳食结构

小学生每日膳食结构应包括：粮食300~400克，肉、鱼、内脏类50~100克，蛋类50~100克，牛奶250克，豆腐50~100克，蔬菜400~500克，水果1~2个，烹调油25克，白糖20克。该膳食结构的总能量可达10735.92千焦耳，蛋白质76克，脂肪78克；其中蛋白质占总能量的13.2%，脂肪占30.6%，碳水化合物占56.2%。

中学生每日膳食结构应包括：粮食400~500克，肉、鱼、内脏类75~125克，蛋类50~100克，豆腐50~100克或豆制品25~75克，蔬菜500克，水果1~2个，烹调油30克，白糖20克，该膳食结构可提供能量13202.28千焦耳，蛋白质93克，脂肪95克；其中蛋白质占总能量的13.2%，脂肪占30.2%，碳水化合物占56.6%。

以上膳食结构可基本满足各年龄段学生的营养需求，根据膳食结构可设计出各种食谱，组成平衡膳食。

四、老年人的营养与膳食

一般将46~65岁定为中年期，65岁以上为老年期，同时还把80~90岁称为高龄期，90岁以上称为长寿期。衰老是生物在生命过程中，整个机体形态、结构和功能逐渐衰退的总现象。影响人体衰老的因素很多，如精神、生理、环境、社会等因素都会对衰老产生影响。食物供给机体生命活动和新陈代谢所需要的各种营养素，与机体的健康密切相关。合理营养有助于改善人体的物质代谢，可以延缓衰老及预防老年性多发病的发生。

老年人膳食供给的能量应以维持标准体重为原则，必须使机体获得足够的完全蛋白质、钙、铁和各种维生素。老年人膳食对食物的选择应多样化，做到荤素搭配，以素为主。豆制品是适于老年人食用的高蛋白、低碳水化合物食品，豆制品含钙也较丰富。荤食中以鱼类和禽类为佳，特别是鱼类脂肪中所含长链多不饱和脂肪酸对预防心血管疾病很有好处。牛乳是钙的最佳来源，每天饮用牛乳有预防骨质疏松的作用。老年人每天吃些不同类型、富含膳食纤维的食物，如粗粮、杂粮、豆类、蔬菜、水果等，可减少慢性便秘，并对心血管疾病、糖尿病、结肠癌等慢性病有一定预防作用。老年人饮食要清淡，忌吃过多的油脂，特别是动物脂肪，因为吃过多的饱和脂肪酸会增加血液中胆固醇的含量，它是导致冠心病的危险因素。老人能量需求较低，不宜多吃甜食，口味要淡，食盐摄入过多是引发高血压的因素之一。饮食要适量，饥饱要适当，避免身体肥胖。

老年人要注意定时、定量进餐，少吃多餐，不暴饮暴食；膳食要合理调配，饮食多样化，不偏食；食物烹调加工要适合老年人的消化特点，色、香、味俱全，宜温热熟软，少食生冷；食物宜清淡，忌食肥甘厚味，宜低盐；进餐时要细嚼慢咽，有利于消化吸收；要有良好的卫生习惯，防止"病从口入"。

老年人因体虚需进补时，宜有针对性地选择补品，一般宜进补清淡补品。老年人的饮食也应随季节和地域进行调整。

五、高血压病人的膳食特点

我国健康成年人的血压一般为140/90（收缩压/舒张压）毫米汞柱左右，超过160/90为高血压，介于两者之间的为临界高血压。高血压是我国的常见病之一，发病率高达3%~10%。高血压、冠心病是与饮食营养有密切关系的心血管疾病，多与饮食中能量过剩、摄入食盐过多有关。中老年人中高血压患者较多，合理饮食是防治高血压、预防脑血管意外与冠心病的重要方面。高血压病人合理饮食应注意以下几个方面。

（一）根据标准体重减少食量

体重超重者高血压发病率高，治疗效果差，有人测试过每超重2.5千克，血压上升10/7毫米汞柱，因此减轻体重是超重者治疗高血压的必要措施。控制总能量、减少体重，可以减轻心血管的负担，对预防高血压有积极的意义。

（二）坚持长期进食低钠高钾食物

高血压病人的食盐摄入量最好每日控制在3~5克，严重高血压患者要控制在1.2克以下（包括腌制食品和调味品）。钾是体内的一种重要元素，高血压病人体内多有钠潴留而钾减少的现象，特别是在服排盐利尿剂降压时，钾排出量又多于钠排出量，因此，高血压病人要多吃低钠高钾食物。

豆类：几乎所有的豆类都是低钠高钾食物，其中，黑豆含钾比钠高2.2倍，黄豆含钾比钠高1.81倍，但发芽的黄豆钾含量降低。

鲜果类：蜜桃、香蕉、芭蕉、鲜荔枝等含钾最多，柚子、枇杷、柑橘、梨、海棠、柿、苹果也都是高钾低钠水果；但杏、菱角含钠较高。

蔬菜类：主要有笋、土豆、倭瓜、长茄子、大葱、红薯、龙须菜、香椿、荬耳菜、西葫芦、香瓜、菜瓜、蘑菇、丝瓜、苋菜、豌豆、西红柿、柿子椒等。

（三）适当补充镁

高血压病人使用某些利尿剂可使镁的排出量增加，应适当摄食含镁量高的食物，如各种干豆和鲜豆、香菇、菠菜、豆芽等。

（四）进食低脂肪、低胆固醇膳食

高血压病人应避免因肥胖引起心脏负担过重，忌食肥肉等动物脂肪和脑、肝、肾、蛋黄、鱼子等胆固醇含量高的食物。

（五）进食多纤维膳食及补充维生素

膳食纤维有助于抑制胆固醇的吸收，促进胆固醇的排泄，故应多吃蔬菜和水果，这样还可补充维生素，尤其是 B 族维生素和抗坏血酸，以调整脂肪代谢。

（六）禁忌食物

禁用浓茶、浓咖啡、烈性酒及刺激性食物，但可以喝淡茶，茶叶含有多种维生素和微量元素，还含有茶碱和黄嘌呤等物质，有利尿作用，对降压也有好处；少量饮酒有舒筋活血、扩张血管的作用，且对血压无明显影响。

六、冠心病人的膳食特点

心脏有两条小动脉是专门为其输送氧和营养物质的，它们叫冠状动脉，当这两条动脉发生硬化，阻塞血液通过时，就使心肌缺血，产生一系列症状，如憋闷、心绞痛等。这就是冠心病，即冠状动脉粥样硬化性心脏病。冠心病人合理饮食应注意以下几个方面。

（一）控制能量与胆固醇的摄入量

能量供给量以维持标准体重为限，超重者的冠心病发病率比瘦体形者显著提高。防治冠心病，超重者减轻体重是首要措施。能量来源应以粮食、薯类为主，尽量少吃或不吃甜食（可用无能量的甜味剂，如甜菊甙或糖精钠代替）。

过量食用脂肪与胆固醇都会使血脂升高、冠心病加重，因此每天脂肪的摄入量应控制在每千克体重 0.8 克以下，胆固醇 300 毫克以下，饱和脂肪酸对血胆固醇升高起着重要的作用，而不饱和脂肪酸则有助于使血胆固醇水平降低，血胆固醇的理想水平为 160 毫克/100 毫克~180 毫克/100 毫克，高于此水平者就适当减少摄入量。

（二）保证足够的蛋白质供应

冠心病患者应保证供应足够的蛋白质，一般认为每日每千克体重供给 1.2 克蛋白质，其中动物性蛋白质应占蛋白质总量的 30% 以上，但不要超过 50%，否则，对冠心病的防治不利。

（三）保证足够数量的维生素

很多维生素对冠心病有防治作用，尤其是 B 族维生素和抗坏血酸，有促进胆固醇转化为胆酸（组成胆汁）、保护血管壁弹性的作用，是防治动脉硬化很重要的营养素，成人每天应摄食 500 克的新鲜蔬菜水果。维生素 E 能增强心肌功能，预防血栓形成。动脉硬化斑块常易形成松软的"血栓"，一旦脱落随血流至小血管就会发生血管阻塞，在心脏引起心肌梗死，在脑引起脑血管意外。植物油、坚果和芝麻都含有比较多的维生素 E。维生素 D 能使血清胆固醇升高，所以成年人不能滥用维生素 D 制剂。

（四）保证足够数量的无机盐

碘有助于抑制肠道胆固醇的吸收，减轻其在动脉壁沉着和钙沉积。硬水（含钙、镁）能促进胆固醇在血管中运转，防止胆固醇在血管沉积，所以饮硬水地区居民冠心病发病率和冠心病死亡率都比饮软水地区低。此外，铁、铬、锰、锌、锂、硅、氟等对心血管都有某种保护作用，这些元素在一定数量内大部分是身体必需的元素，过少或过多都会引起相反的结果，因此，膳食中也不必过多地去追求多摄入某些元素，但食盐（钠）应适当限制，每天摄入量在 3~5 克。

（五）多食用膳食纤维含量高的食物

膳食纤维能吸附胆固醇，并能结合胆酸从粪便排出，以免其被重吸收合成胆固醇。膳食纤维的摄入量应达 15 克以上，如每日进食 500 克蔬菜即可满足需要，老年人可多吃些水果、粗粮、杂粮、海带、木耳等菌藻类。

七、高脂血症病人的膳食特点

高脂血症临床上相当多见，它是诱发冠心病的重要因素之一，合理饮食是治疗高脂血症有效的方法，一般在进行药物治疗之前，都应进行饮食治疗。不同的饮食和营养成分对脂质和脂蛋白的影响各不相同，因此，不同类型的高脂血症和高脂蛋白血症的饮食治疗方法不同，只有采取正确的饮食治疗方法，才能收到良好的效果。

（一）单纯性高胆固醇血症病人的营养

单纯性高胆固醇血症病人的血浆中胆固醇含量高，甘油三酯正常。饮食调理如下：

（1）限制食物胆固醇的摄入，轻度病例每日低于 300 毫克即可，中度或重度病例，每日则应低于 200 毫克，忌食胆固醇含量高的食物。

（2）限制动物性脂肪，适当增加植物油，使摄入的多不饱和脂肪酸与饱和脂肪酸的比值（P/S 值）达到 1.5~2.0。

（3）除非合并有肥胖或超重，一般总能量及碳水化合物的摄入可不必限制，蛋白质也不必限制。

（4）多进食纤维含量高的食物，如蔬菜、水果等，以促进胆固醇从粪便中排出。

（二）单纯性高甘油三酯血症病人的营养

单纯性高甘油三酯血症病人的血浆中甘油三酯含量高，胆固醇含量不高。饮食调理如下：

（1）限制总能量，此类病人常合并有肥胖或超重，应通过限制能量的摄入而降低体重，血清甘油三酯常可随之下降。

（2）控制碳水化合物，应忌食砂糖、水果糖、饴糖、蜜糖，以及含糖较多的糕点、罐头、中草药糖浆等，碳水化合物应控制在总能量的 60% 以下。

（3）适当限制胆固醇和脂肪，此类患者血胆固醇不高，故对食物的胆固醇不必限制过严，一般每天控制在 300 毫克以下即可；脂肪的摄入量，除非为了控制体重，一般不必限制过严。

（4）适当补充蛋白质，尤其是大豆蛋白、瘦肉，去皮家禽、鱼类也可适当进食。

（5）多吃蔬菜、水果，以增加膳食纤维和维生素及矿物质的摄入。如果血浆中胆固醇含量、甘油三酯含量都高，则应兼顾二者的膳食要求。

八、糖尿病人的膳食特点

糖尿病是一种常见的具有遗传倾向的内分泌、新陈代谢异常的疾病。它的发病机理是胰岛素缺乏或分泌不足所引起的糖、蛋白质和脂肪代谢紊乱，血糖不能正常氧化利用而使血糖升高，糖从尿中排出，即形成糖尿。糖、蛋白质、脂肪的氧化利用都必须依靠胰岛素完成，因此，糖尿病患者体内的三大营养素的代谢，多半被迫停留在中间阶段，出现大量中间产物，总称为酮体。一部分酮体随尿排出，一部分酮体潴留在血液中成为酮血症，这是糖尿病酸中毒的根源。另外，物质代谢不彻底，使糖尿病人体内的能量不足，身体不得不大量分解蛋白质和脂肪补充能量。脂肪分解产生甘油三酯，使血液成为高酯血。糖尿病人的胆固醇合成也比正常人旺盛，因此血液中胆固醇的浓度增高，形成高胆固醇血症。由于能量来源不足，蛋白质的消耗分解增加，合成减少，患者的抵抗力降低，会出现伤口不易愈合及体重减轻的情况。

糖尿病人除药物治疗外，饮食宜严格控制。饮食治疗是糖尿病治疗的一个重要方面，糖尿病人必须严格控制饮食。糖尿病人合理饮食应注意以下几个方面。

（一）合理供给能量，维持标准体重

合理供给能量是治疗糖尿病的关键，对合并有肥胖症、高脂血症和冠心病尤其如此。所谓合理供给能量，主要是根据患者的性别、年龄、体重、体力活动强度及临床症状等因素，确定能量供给量，原则上应使患者达到并维持标准体重。肥胖者应当减少能量摄入量，体重较轻者可适当增加能量摄入。

（二）根据病情调整碳水化合物的比例

在胰岛素问世以前，糖尿病的治疗主要是依靠低碳水化合物的饮食措施。近年来，国外普遍提倡增加膳食中碳水化合物的比例，但应在严格控制能量的条件下进行，而且增加的幅度应视病情而定。对肥胖的患者，在限制总能量的同时，碳水化合物的比例应控制在40%~50%。简单的碳水化合物，如蔗糖、果糖、葡萄糖等极易被人体吸收进入血液，造成血糖过度增高，故应加以限制。

（三）适当增加蛋白质摄入量

糖尿病患者由于体内糖代谢旺盛，蛋白质消耗增加，故应适当增加蛋白质的摄入量，一般应占总能量的15%左右。

（四）控制脂肪

目前多主张用低脂膳食以减少并发症，脂肪的摄入量应控制在不超过25%，主要是增加植物油，减少动物脂肪、胆固醇的摄入量。

（五）增加膳食纤维

膳食纤维可减轻糖尿病患者因限制主食所引起的饥饿感，可使空腹糖浓度降低，尿糖减少，有利于减轻体重和降低血胆固醇。因此，应鼓励病人多吃粗粮、蔬菜、瓜果等膳食纤维含量高的食物。

（六）少吃多餐

采取少吃多餐以防止血糖浓度的过分波动，具体应根据患者的饮食习惯、病情变化情况而定。

九、肥胖症病人的膳食特点

肥胖症是体内脂肪过分堆积所引起的一系列代谢紊乱，包括脂肪酸代谢、糖代谢、激素和酶以及生理、生化的异常变化。轻度肥胖没有明显的症状，肥胖症则会出现疲乏、心悸、气短、耐力差，容易引发糖尿病、高血压、冠心病、呼吸不畅、易感冒等。

肥胖是现代文明病的一种，据报道，美国约1/3的人体重超过正常标准。我国肥人口也越来越多，据北京市对部分城区人群的调查，肥胖儿童占被调查数的3%~5%，成人肥胖者占31%，而45岁以上妇女超重人数可达35%以上。

控制饮食是治疗各种类型肥胖症的基础，即使药物减肥也离不开控制饮食，特别是对于单纯性肥胖症效果最佳，但需长期坚持，切莫半途而废。饮食治疗的目的在于通过限制能量的摄入或增加消耗，使患者呈现能量代谢负平衡，从而降低体重。

（一）控制膳食能量摄入

控制膳食能量摄入是治疗肥胖症的关键，原则上所有肥胖症病人都应采取低能量膳食。理论上讲，少摄入6500千卡能量或多摄入6500千卡能量，能减少或增加1千克体重。轻度肥胖者每个月以减1~2千克较理想，中度肥胖者以每个月减2~4千克的程度为佳。

控制能量摄入中首先应限制食用精制糖与各种甜食、酒精性饮料和高能量食品（如核桃、花生、瓜子、巧克力）。糖不仅能增加体内脂肪合成，而且能抑制脂肪分解。酒精与糖一样也是纯能量食品，高度酒的能量更高。

（二）增加蛋白质的摄入量

我国传统膳食以粮食为主，蛋白质的50%~70%来自粮食，当减少粮食摄入时，蛋白质摄入也相应减少；而在减轻体重过程中，不仅身体脂肪减少，同时蛋白质也在消耗。因此，膳食中必须增加蛋白质摄入量以弥补这两方面的亏损，摄食量每天80~100克。食物来源以豆制品为主，适当搭配含脂肪少的动物性食物。蛋白质在体内代谢时有很高的"食物特殊动力作用"，即身体利用蛋白质可多消耗能量，因此，增加膳食蛋白质可多消耗能量，从而有利于减肥。

（三）脂肪食用量要适当

过去认为减肥必须少吃脂肪，实际上过少摄食脂肪不仅没有必要，而且会使脂溶性维生素吸收减少，增强饥饿感，因此，每天还是应摄食40~50克脂肪。肉类中猪肉是高脂肪肉类，净瘦肉中尚含有29%脂肪；牛、羊肉是中脂肪肉类，兔禽（去脂肪组织）、鱼虾属于低脂肪肉类。中、低脂肪肉类可搭配食用，烹调尽量用植物油，一天大约食用15克。

（四）增加膳食纤维

多吃新鲜蔬菜、海带和含糖低的水果，能增加食物容量，减少饥饿感，有利于肥胖症的防治，同时对降低血脂和改善糖代谢也有好处，每天若能吃500克蔬菜即可获得充足的膳食纤维。

（五）不食用强烈刺激食欲的食物

刺激食欲的调料如辣椒、胡椒、咖喱粉等，鲜味重的肉、鸡汤等应尽量少食用。不吃高温煎炸、香味浓、油脂含量高的食物，尽量用蒸、煮、炖、酱、凉拌等烹调方法。食谱要多样化，主食尽量做到粗、细搭配，豆、粮搭配。

（六）饮食治疗的同时应增加运动

在采用饮食减肥的同时，还应进行活动减肥，通过体力劳动或运动，既可促进脂肪的分解，又可节省氨基酸和促进肌肉蛋白质的合成。肌肉活动时消耗能量，这些能量主要是由碳水化合物和脂肪提供。通常状态下，由碳水化合物提供能量；当运动量较大时，需由储存的脂肪来提供能量，优于饥饿疗法治疗肥胖症。

体育锻炼不拘形式,贵在坚持,每天少摄入 230 千卡能量与每天多消耗 230 千卡能量,在减肥效果上意义是一样的。运动强度可根据脉率来掌握,30~40 岁者脉率掌握在 130 次/分钟左右,40~50 岁掌握在 120 次/分钟,60 岁以上不应超过 112 次/分钟,运动锻炼要以生理耐受能力为限,有并发心血管病者要慎重。

思考题

1. 举例说明蛋白质、脂肪、碳水化合物在烹调中的各种变化。
2. 维生素在烹调中易受哪些因素影响而被破坏或者流失?
3. 蒸、煮、炸、烤、熏、煎等烹调方法对原料营养素有何影响?
4. 烹调过程中营养素的保护措施有哪些?
5. 什么是合理营养?什么是平衡膳食?平衡膳食的措施包括哪些环节?
6. 膳食营养核算的作用是什么?
7. 简述中国居民膳食平衡宝塔及其具体应用。
8. 简述运动员的营养与膳食特点。
9. 简述婴幼儿、儿童、青少年的营养与膳食特点。
10. 简述老年人的营养与膳食特点。
11. 简述高血压病人的膳食特点。
12. 简述糖尿病患者的膳食特点。
13. 简述肥胖症病人的膳食特点。

第4章 食品污染与危害

【学习目标】

通过本章的学习，学生应能深刻理解当前食品污染的特点，掌握防止食品腐败变质的方法，了解目前我国禁止使用的非食用的添加剂、食品容器包装材料的卫生和安全，积极预防消化道传染病和寄生虫病。

第一节 食品污染

食品是维持人体生命的物质基础，它供给人体所需的各种营养素，满足人体的能量需求，保障人体的健康。但有的食品中含有一些有毒有害的因素，引起人体疾病，危害人体的健康与生命。随着社会进步和人民生活水平的提高，人们日益关注食品的安全和卫生问题。食品卫生与安全已成为主要的公共卫生问题。

一、食品污染概述

(一) 食品污染的定义

食品污染是指危害人体健康的有害物质进入食物的过程。食物在从生长到成熟以及从加工、贮藏、运输、销售、烹调直到食用前的各个环节中，由于各种条件及因素的作用，有害物质进入动植物体内或直接进入食物，造成食品污染，致使食品营养价值、卫生质量下降，给人体健康带来不同程度的危害。

(二)食品污染的分类

食品的主要污染物,按其性质分为生物性污染、化学性污染和放射性污染。

1. 生物性污染

食品的生物性污染是指由有害微生物及其毒素、病毒、寄生虫及其虫卵、昆虫及其排泄物等对食品的污染而造成的食品安全问题。微生物污染包括细菌及其毒素、真菌及其毒素和病毒性污染。

2. 化学性污染

食品的化学性污染是指由各种有毒金属、非金属、有机物、无机物对食品的污染而造成的食品安全问题。目前危害最严重的是化学农药、兽药、有害金属、多环芳烃类,如苯并芘、N-亚硝基化合物等污染物。

3. 放射性污染

食品中放射性物质的来源主要有两种:一是来自宇宙和地壳中的放射性物质;二是来自核试验和原子能利用所产生的放射性物质。某些鱼类能蓄积重金属,在同样的情况下也蓄积重金属的同位素。目前食物实际污染情况以铯137和锶90最为严重,特别是锶90半衰期较长,多蓄积于骨内,影响造血器官,且不易排出,对人体健康有严重危害。某些海产动物,如软体动物能蓄积锶90。此外,牡蛎能蓄积大量锌65,某些鱼类能蓄积铁55。

(三)食品污染的途径

1. 原材料的污染

农业中化肥、农药、植物激素残留、亚硝酸盐积累等,禽牧养殖业中抗生素、动物激素、饲料添加剂残留,近海水域污染、赤潮等原因导致水产品污染程度加剧,这些都是原材料的污染问题。

2. 生产、加工、储运、销售环节的污染

主要包括:食品生产加工中,生产工艺及加工方法不符合卫生要求,造成食品污染;工具、容器不洁或使用不当造成有害物质析出,形成食品污染;个人卫生和环境卫生不良,造成食品污染;生熟食混装、食品的贮存不符合卫生要求,造成食品污染等。

3. 人为污染

一些非法食品生产经营者为牟取暴利,不顾人民健康,人为地在食品中掺入有毒、有害物质。如用甲醛溶液(福尔马林)来浸泡水发食品,用"吊白块"(甲醛次硫酸氢钠)来为食品(米粉、面粉、粉丝、腐竹)漂白增色,用防腐剂增加米面制品的韧性及口感,在食品中使用非食用胶等。这种人为造成的食品污染,是严重的违法行为。

(四)食品污染的特点

食品污染日趋严重、普遍,其中化学性污染占主要地位。污染物经食物链,即从一种生物到达另一种生物,最后进入人体。污染物在沿食物链转移过程中,不断地进行生物富集作用,即经过一种生物体,其浓度就有明显的提高。这样人摄入污染食物后,有害成分进一步浓缩、蓄积,最终对人体健康构成危害。如有机农药中含汞、镉,经过食物链传递,逐级浓缩,其浓度高于环境中浓度的千倍、万倍甚至上百万倍,因此,即使是轻微的污染,也可以造成食品的严重污染。

> 知识链接

汞污染与水俣病

汞是工业用途广泛的重金属,已应用于80多种工业生产中,每年随"三废"排入江湖中的汞约有285吨。加上石油、煤等燃料中的汞随燃烧气体进入大气或水域,对人类健康构成严重威胁。

人体中的汞主要来自受污染的食物,尤其是鱼贝类。因为鱼贝类通过水中植物和浮游生物等食物链的富集作用,使体内汞达到很高的浓度,远远超过水质中的汞含量,比如有些鱼体内汞高达20~24毫克/千克。植物性食物如粮食和蔬菜没有富集作用,但用含汞的工业废水灌溉或施用有机汞农药,污染作物。当机体通过食物摄入汞使血汞达到20~60微克/100毫升即可出现中毒症状。日本水俣湾地区汞污染严重,当地居民出现贫血、胃肠功能紊乱、流涎、牙齿变黑脱落、行为异常等症状,被称做水俣病。

预防汞中毒的措施是严格控制工业废水的排放标准,规定汞在食品中允许的剂量并加强对食品的卫生监督和管理。

我国规定食品中汞的允许量的标准是粮食≤0.02毫克/千克,蔬菜水果≤0.01毫克/千克,牛奶≤0.01毫克/千克,鱼和其他水产品≤0.3毫克/千克,肉、蛋(去壳)、油≤0.05毫克/千克。世界卫生组织建议成人每周摄入量应低于0.3毫克,约相当于0.06毫克/千克。

二、食品污染的危害及防止原则

(一)食品污染的危害

食品污染不仅对人体健康构成威胁,而且造成经济上的重大损失。由于污染物的毒性大小、污染程度及摄入量的不同,对人体健康的影响表现为以下几个方面。

1. 慢性中毒

食品被有害物质污染后,有时含量少,但由于长期持续不断地摄入并在体内蓄积,若干年后才引起机体损害,表现出慢性中毒症状,如铅、汞、镉的慢性中毒。

2. 急性中毒

污染物随食物进入人体,在短时间内造成机体损害,出现的临床症状(如急性肠胃炎疾病)表现为急性食物中毒。

3. 致畸、致突变和致癌作用

某些污染物通过孕妇的吸收作用于胎盘,使胎盘在发育期细胞分化和器官形成不能正常进行,出现畸形,甚至死胎。致畸的物质有滴滴涕(DDT)、五氯酚钠、西维因等农药,黄曲霉毒素B_1也可致畸。

突变是指生物细胞在某些诱变因子的作用下,细胞中的遗传物质发生改变,并在细胞分裂过程中传给后代细胞,使新的细胞获得新的遗传特征。如有的农药可影响正常妊娠或使骨髓细胞增殖加快,表现为白血病。这种不正常细胞增殖影响正常细胞功能,最终引起致癌作用。

目前怀疑具有致癌作用的物质有数百种，与食品污染有关的致癌物质有多环芳烃、N-亚硝基化合物、黄曲霉毒素 B_1、二噁英及砷、镉、铅、铍等。

（二）防止食品污染的一般原则

（1）大力开展食品安全与卫生的宣传教育。

（2）食品生产经营者要严格执行食品卫生法律、法规、标准的规定，积极实施 HACCP 管理体系，对食品生产的全过程采取相应的防止污染措施。

（3）加强对食品生产、加工、制作企业、餐饮业、集体食堂、学校食堂的监督管理；严格按照卫生程序进行，即生熟分开、食具消毒、食品检查；讲究个人卫生，定期进行健康检查等。

（4）综合治理工业"三废"，禁止有害物质废水灌溉农作物，保护环境，防止污染食品。

（5）严禁滥用食品添加剂，其用量和食品种类严格执行卫生标准。

第二节　食品腐败变质

食品腐败变质是指在以微生物为主的各种作用下，食品降低或失去食用价值的一切变化，如鱼、肉、蛋的腐臭，粮食的霉变，蔬菜水果的溃烂，油脂的酸败等。在食品卫生工作中，这些是经常遇到的实际问题。

一、食品腐败变质的原因

食品腐败变质的原因是多方面的。在环境因素的作用下，主要由微生物的作用所引起，是食品本身、环境因素和微生物三方面综合作用的结果。

（一）食品本身的组成和性质

大多数食品是动、植物组织或其组织制品，含有丰富的营养成分和水分。在适宜的条件下，由于本身所含酶的作用，食品不断进行生物化学变化，使食品发生各种变化，如肉类的尸僵和自流、粮食和蔬菜的呼吸等。食品组织中的酶类主要引起食品组成成分的分解，加速腐败变质。食品的状态和不稳定物质，如胶态体系的破坏，不饱和脂肪酸、色素、芳香物质等的变化都可引起食品色、香、味和外形的改变，如鲜奶凝固、面包老化、水果变色、油脂变质等。

（二）微生物

在食品腐败变质的许多因素中，最普遍、最活跃的是微生物。外界污染的微生物常和上述原因结合在一起，在食品腐败变质中起主要作用。引起食品腐败变质的微生物，以非致病菌为主，霉菌次之，酵母又次之。

（三）环境因素

影响食品的环境因素，如一定的温度、湿度、阳光（紫外线）和空气（氧）等也对促进食品发生各种变化起着主要作用。

食物变质以后，食物的感官性状发生变化（如肉类腐败），营养价值降低，甚至含有对人体有害的物质。人体吃下这类食物，会导致食物中毒或引起其他病症。

二、食品腐败变质的控制措施

食品保藏是针对食品腐败变质的控制措施。常用食品保藏方法的原理是改变食品的温度、水分、氢离子浓度、渗透压以及采用其他抑菌杀菌措施，抑制或减弱食品中微生物的生长繁殖能力，从而达到防止食品腐败变质的目的。现将常用食品保藏方法介绍如下。

（一）低温保藏

一般原料都可采用低温保藏，因为低温（4°C以下）可以制止微生物的生长繁殖，同时能延缓或完全停止原料内部组织的变化过程，一般原料可以用这种方法，如冷却、冷藏等。冷藏的温度要随不同原料而定，如鱼类可以掌握在0°C以下，而蔬菜就不宜过低（如表4-1所示）。

表4-1　　　　　　　　　　几种食品的适宜低温保藏条件

食物	温度（°C）	湿度（%）	保藏期限
鲜肉	-1~1	60~85	10~20日
冻肉	-10~18	95~100	数日
鲜鱼	1~0	95~98	1~2日
冻鱼	-9~18	95~98	数月
鲜奶	1~2	70~75	1~2日
鲜蛋	-2	85~88	数月
马铃薯	4.4~10	85~90	—
卷心菜	0	90~95	—
洋葱	0	70~75	—

低温保藏常用冷库和冰箱保存。其卫生要求是冷库和冰箱内要保持清洁，冷冻层上冰霜要定期清除。食品做到先进先出，快速冷冻。生熟食品分开保存，防止交叉感染。

（二）高温保藏

食品经高温处理，可杀灭其中绝大部分微生物，破坏食物中的霉类，并结合密闭、真空、冷却等手段，可明显地控制食物腐败变质，延长保存时间。

控制食品腐败变质所用的主要方法有高温灭菌和巴氏消毒。高温灭菌的目的在于杀死一切微生物，获得无菌食品（实际上接近无菌）。在实际工作中常用100~120°C温度对罐头食物进行灭菌。罐头以高温灭菌为主，并配合密闭等措施来控制食品腐败变质。高温灭菌对动物食品中维生素的破坏较大，据统计，维生素B_1损失率达60%，维生素

B_2 为 60%，尼克酸为 50%。

巴氏消毒是高温防腐的另一种方法，指一些不耐热食品如牛奶、酱油、果汁、啤酒等在 60°C 下加热 30 分钟或在 80~90°C 下加热 30 秒或 1 分钟，前者称为低温长时间巴氏消毒法，后者称为高温瞬间消毒法。巴氏消毒法的特点是可以杀灭食物中绝大多数繁殖型微生物（以牛奶为例，可杀灭 99% 以上繁殖型微生物），同时又可以最大限度地减少对食物质量的影响。巴氏消毒法与高温灭菌不同，它只能杀死繁殖型微生物，并不能完全灭菌，仍有少数芽孢残留，故应特别注意消毒后的包装与保管。

（三）脱水干燥保藏

脱水干燥保藏是指用日晒、吹干、烧干、晾干等办法，使原料中所含的水分部分或全部脱出，保持一定的干燥状态。微生物在这种干燥的食物上由于缺乏水分而繁殖困难，从而达到保藏食物的目的。鱼松、肉松、鱼干、虾片、墨鱼干、干海带、脱水土豆等干燥食品，就是干燥脱水保存，但高热、紫外线的作用常使维生素遭到破坏。

（四）盐渍、酸发酵保藏

盐渍是利用食盐作为腌制材料，提高食品渗透压，使微生物脱水致死，达到防止食品腐败变质的目的。盐渍食品有咸肉、咸蛋、咸鱼和咸菜。制作盐渍食品要在低温下进行，防止盐未充分渗入前微生物的繁殖。盐渍食品的盐度应在 25% 左右，结合干燥来延长食品的保存时间。

酸发酵是利用食醋来酸渍，或是利用原料本身所含糖分发酵产生酸进行酸渍。酸发酵是一种提高氢离子浓度的保藏方法，除少数耐酸菌外，大部分腐败菌可以被抑制或杀灭，因而原料经酸渍后可保存较长时间。日常生活中的糖醋大蒜、酸渍黄瓜、酸白菜、酸豆角、泡菜、酸牛奶等，不但保存时间长，而且还富有独特的风味。

（五）化学防腐保藏

化学防腐保藏是指利用一些化学药品，如苯甲酸、亚硫酸、醋酸等来抑制细菌生长，此外也可用硼酸保存冰蛋。如为了防止酱油变质，人们在生产过程中加进了千分之一的苯甲酸钠（安息香酸钠）。

第三节 食品添加剂

食品添加剂是指为了改善食品的品质和色、香、味以及为防腐和加工工艺的需要而加入食品的化学合成或天然物质。食品添加剂是现代食品工业不可缺少的物质，与我们日常生活消费的食品息息相关。当前，食品添加剂总的发展趋势是向天然物质或人工合成天然类似物质及营养、具有生理活性物质的方向发展，一些毒性较大的食品添加剂正在被淘汰。我国对食品添加剂的生产和使用以法律的形式颁布了相关的标准和管理办法。我国颁布的《食品卫生标准》中明确了食品添加剂的使用原则，只有限量合理使用才能保证消费者的健康。食品添加剂及其使用应符合下列一般要求。

（1）使用食品添加剂必须严格执行 GB2760—1996《食品添加剂使用卫生标准》、GB14880—1994《食品强化剂使用卫生标准》和 GB2760—2011《食品添加剂使用标准》限定的使用范围与最大使用量。

（2）食品添加剂必须符合相应的国家标准，有害杂质不得超过允许限量。严禁将非食用的化学品（如瘦肉精、吊白块）作为食品添加剂使用。

（3）使用食品添加剂不得影响食品的感官性质，不得破坏和降低食品的营养价值。

（4）不得因使用食品添加剂而降低食品良好的操作工艺和安全卫生标准。

（5）禁止以掩盖食品的腐败变质或以掺杂、掺假、伪造为目的使用食品添加剂，使用食品添加剂的产品不得有夸大和虚假的宣传内容。

（6）婴儿及儿童食品按规定加入强化剂的，不得加入甜味剂、色素、香精及其他不适宜的食品添加剂。

目前，我国食品添加剂分为22大类，现择要讨论如下。

一、甜味剂

我国目前允许使用的人工甜味剂只有一种，即糖精，其化学名称为邻硫酰苯早酰亚胺。糖精的甜度相当于蔗糖的300～500倍，使用时用量不能过大，否则有金属苦味。我国规定糖精或其钠盐在食品中的用量是0.15克/千克，允许使用于酱菜类、调味酱汁、浓缩果汁、蜜饯类、配制酒、冷饮类、糕点、饼干等。

天然甜味剂有蔗糖、葡萄糖等。具有发展前途的天然甜味剂有天门冬酰苯丙氨酸甲酯，其甜度为蔗糖的100～200倍，美国食品药物管理局（FDA）已核准该物质作为低热能甜味剂和胶姆糖的调味剂使用。此外还有甜叶菊，是1969年首先在南美洲发现的，甜叶菊的甜味物质存在于叶部，甜度约为蔗糖的300倍，一般加入糕点、饼干、罐头和口香糖中。

二、食用色素

食用色素可分为两大类，即食用天然色素和食用合成色素。前者一般较为安全，后者有些可能具有毒性，但由于成本低，色泽艳，着色力强，色调多样，故被广泛地应用。

（一）食用天然色素

食用天然色素是来自动植物组织的色素，一般对人体健康无害（除藤黄外）。常用的食用天然色素主要有红曲、叶绿素、姜黄素、胡萝卜素、糖色等。

1. 红曲

红曲又称红曲米，是我国传统使用的天然红色素之一。生产方法是将一些红曲霉接种在米上培养而成，主要用于制作叉烧肉、红色灌肠和红腐乳、卤鸡等食品。红曲色素无毒，对蛋白质有很强的着色力，颜色鲜艳，惹人喜爱。

2. 叶绿素

食品行业常用叶绿素制作翡翠色食品，如彩色鱼丸、翡翠水饺和面条等。用青菜叶或菠菜叶捣烂挤出汁，汁水中含叶绿素，如在汁水中加一点碱，可保持绿色的稳定性。

3. 姜黄素

用生姜的地下茎经加工制成的色素称为姜黄素。它常用于配制酒和桂圆等方面的着色。

4. 胡萝卜素

胡萝卜素是从胡萝卜和其他植物的叶中提炼出来的，呈金黄洋红色，常用于人造奶油或奶油着色，安全无害并且是一种营养素。

5. 糖色

糖色即酱色或焦糖，为红褐色或黑褐色的胶体，常用于酱油、醋等食品中。烹调时常用白糖炒成酱色做红烧菜的色素，对人体无害，可广泛使用。工业生产制成的酱色要慎用，因为其含有对人体有害的含氮杂环类化合物（4-甲基咪唑）。

（二）食用合成色素

食用合成色素是以从煤焦油中分离出来的苯胺染料为原料而制成的，又称煤焦油色素或苯胺色素，这类色素多数对人体有害。据研究，人工合成色素对人体的毒害作用有三方面，即一般毒性、致泻性和致癌性，所以要严格管理，慎重使用。

我国颁布的《食用合成染料管理暂行办法》中规定：合成食用色素只能使用苋菜红、胭脂红、柠檬黄、靛蓝4种；苋菜红、胭脂红的最大使用量是0.15克/千克，柠檬黄、靛蓝是0.1克/千克；使用范围是糖果、汽水、冰棒、冰糕等食品和各种配制酒及糕点花果的装饰等。

☞ 知识链接

如何避免摄入过量食品添加剂

食品专家指出，人们喝的各种饮料中含有香精、甜蜜素，就连早餐的油条中也有添加剂，食品里含有食品添加剂是正常的。人们在生活中拒绝食品添加剂，既不现实也不可能。有的添加剂属于营养素，例如维生素、矿物质，适当地添加对身体是有益无害的。有的添加剂虽然没有营养价值，但是也很有必要，例如防腐剂。虽然防腐剂这个名称让某些人听了觉得很可怕，"不含防腐剂"成了某些食品的卖点，但是对于需要长久保存的食品，使用防腐剂是有必要的。如果不使用防腐剂，食物一旦腐败变质，微生物产生的毒素反而可能对身体健康造成更大的危害。

食品专家表示，按照百姓的饮食习惯初步估算，成人每天摄入体内的食品添加剂不超过10种，含量小于0.05毫克。尽管如此，要想避免摄入大量的食品添加剂，一是最好买原材料回家自己做，二是购买的时候要选择正规产品，尽量选择接近天然形态的食品。此外，应少吃高度加工食品，如薯片、饼干、蛋黄派等，还要小心太亮丽的食物，这些往往都含有食用色素。

资料来源：http://www.hebwst.gov.cn/index.do?id=38467&templet=con_news.

三、食用香料

为了增强和改善食品的气味，常向食品中加入一些香料。食用香料可分为天然香料和人造香料。

天然香料一般成分复杂，非单一化合物，主要是植物香料，如八角、茴香、薄荷、桂皮、丁香、玫瑰等。天然香料一般对人安全无害，但也存在一些问题。例如从黄樟树和桉叶油中提炼的一种黄樟素已证明对动物有致癌作用。一般情况下，天然香料的食用量不大，可以不加限制，但仍要注意。

人工香精的成分比较复杂，多由一些酯类或醛类溶于酒精或油类等溶剂中配制而成，其中含有多种成分。由于使用原料及配方不同，配料的人造香精具有不同的气味，如香蕉、橘子和杏仁等味。人造香精常用于冷饮、果冻、甜品、面点等，用量一般为0.02%~0.1%。

四、食品发色剂——亚硝酸盐类

在食品工业中，为了显色快而添加适量的化合物质，这类物质称为发色剂，如为保持肉类制品颜色鲜美，常加入硝酸盐或亚硝酸盐。硝酸钠为白色粉末，带浅灰色或浅黄色，咸味或苦味；亚硝酸钠为白色或浅黄色结晶，无臭，微咸。食品增色的原理是亚硝酸钠与血红蛋白结合成亚硝基血色原，此化合物在肉制品加热时可形成稳定的玫瑰红亚硝血色原，使肉色泽美观。我国规定硝酸钠和亚硝酸钠只能用于肉类罐头和肉类制品，最大使用量为0.5克/千克食物和0.15克/千克食物。

五、肉类嫩化剂

肉类嫩化剂是用于改善肉嫩度的一类添加剂，添加后可使肉的品质变得柔软、多汁和易于咀嚼，且能缩短肉的烹调时间，改善风味，提高蛋白质的营养价值。常用的嫩化剂有碳酸盐类、聚磷酸盐类和蛋白酶类等。碳酸钠一般用于涨发干鱿鱼、鲍鱼、墨鱼及爆炒双脆的肚尖、肫等，使用浓度为1%~2%。硫酸氢钠又称小苏打，可使一些较老的肉类，如牛肉、羊肉、瘦猪肉变得柔软，使用时用0.5%~1.5%的硫酸氢钠放入淀粉浆中，将肉上浆放置1~2小时后，再进行烹制。聚磷酸盐类用于烧、焖、煨肉质较老的肉类，如牛肉、猪腿肉、鸡肉、鸭肉、鹅肉等，也可用于蚕豆、青豆等，还可用于肉的腌制，以减少肉中水分的损失。三聚磷酸钠一般用量为1~1.5克/千克食物，最大使用量不得超过2.0克/千克食物。焦磷酸钠最大用量为0.1~0.4克/千克食物。蛋白酶类是一类专门分解蛋白质的酶，包括木瓜蛋白酶、菠萝蛋白酶、生姜蛋白酶和猕猴桃蛋白酶等，主要用于肉丝、肉片、肉丁和大块肉的嫩化，因无毒害，我国目前尚未规定使用量。

六、防腐剂

防腐剂是用以防止食品腐烂变质的添加剂。食品中使用防腐剂，能抑制和杀灭微生物，我国目前允许使用的防腐剂有苯甲酸或苯甲酸钠、山梨酸或山梨酸钾。

苯甲酸又名安息香酸，呈白色针状结晶，为酸性防腐剂。苯甲酸溶于酸，其钠盐苯甲酸钠溶于水，是常用防腐剂。山梨酸是近年来各国较为重视并使用的一种防腐剂，为无色针状结晶或白色结晶粉末，在水中溶解度低，其钾盐为淡黄色鳞片状结晶，溶于水，是食品常用的防腐剂。

防腐剂允许使用于酱油、醋、果汁类、果酱类、罐头、汽酒、汽水、低盐酱类等食品，最大使用量为1克/千克食物。

七、抗氧化剂

抗氧化剂主要用于油脂和含油脂较多的食品，主要是为了防止食物有哈喇味。其主要作用是阻止油脂或食品中的脂肪与空气中的氧接触，使油脂不易发生酸化。食品中常用的是没食子酸丙酯，应用范围是饼干、糖果、冷饮等，用量不超过 0.01%。叔丁基对羟基茴香醚（简称"BHA"），常用于动物性油脂、肉类、鱼类及其制品，也可用于糖果、饼干、奶制品和鱼肝油等，其用量不得超过 0.02%。羟丁基对苯二酚（TBHQ）是近年来我国开发的高效抗氧化剂，无毒性，多用于油炸食品、干鱼制品、方便面、速煮米、干果罐头、腌制的肉制品等，最大使用量为 0.2 克/千克食物。

☞ 知识链接

食品中可能违法添加的非食用物质名单

序号	名称	可能添加的食品品种	检测方法
1	吊白块	腐竹、粉丝、面粉、竹笋	GB/T 21126—2007 小麦粉与大米粉及其制品中甲醛次硫酸氢钠含量的测定；卫生部《关于印发面粉、油脂中过氧化苯甲酰测定等检验方法的通知》（卫监发〔2001〕159号）附件2 食品中甲醛次硫酸氢钠的测定
2	苏丹红	辣椒粉、含辣椒类的食品（辣椒酱、辣味调味品）	GB/T 19681—2005 食品中苏丹红染料的检测方法（高效液相色谱法）
3	王金黄、块黄	腐皮	
4	蛋白精、三聚氰胺	乳及乳制品	GB/T 22388—2008 原料乳与乳制品中三聚氰胺的检测方法 GB/T 22400—2008 原料乳中三聚氰胺的快速检测（液相色谱法）
5	硼酸与硼砂	腐竹、肉丸、凉粉、凉皮、面条、饺子皮	无
6	硫氰酸钠	乳及乳制品	无
7	玫瑰红B	调味品	无
8	美术绿	茶叶	无
9	碱性嫩黄	豆制品	无
10	工业用甲醛	海参、鱿鱼等干水产品、血豆腐	SC/T 3025—2006 水产品中甲醛的测定
11	工业用火碱	海参、鱿鱼等干水产品、生鲜乳	无

续表

序号	名称	可能添加的食品品种	检测方法
12	一氧化碳	金枪鱼、三文鱼	无
13	硫化钠	味精	无
14	工业硫磺	白砂糖、辣椒、蜜饯、银耳、龙眼、胡萝卜、姜等	无
15	工业染料	小米、玉米粉、熟肉制品等	无
16	罂粟壳	火锅底料及小吃类	参照上海市食品药品检验所创建方法
17	革皮水解物	乳与乳制品 含乳饮料	乳与乳制品中动物水解蛋白鉴定（L(-)-羟脯氨酸含量测定，检测方法由中国检验检疫科学院食品安全所提供，该方法仅适用于生鲜乳、纯牛奶、奶粉）
18	溴酸钾	小麦粉	GB/T 20188—2006 小麦粉中溴酸盐的测定（离子色谱法）
19	β-内酰胺酶（金玉兰酶制剂）	乳与乳制品	液相色谱法（检测方法由中国检验检疫科学院食品安全所提供）
20	富马酸二甲酯	糕点	气相色谱法（检测方法由中国疾病预防控制中心营养与食品安全所提供）
21	废弃食用油脂	食用油脂	无
22	工业用矿物油	陈化大米	无
23	工业明胶	冰淇淋、肉皮冻等	无
24	工业酒精	勾兑假酒	无
25	敌敌畏	火腿、鱼干、咸鱼等制品	GBT 5009.20—2003 食品中有机磷农药残留的测定
26	毛发水	酱油等	无
27	工业用乙酸	勾兑食醋	GB/T 5009.41—2003 食醋卫生标准的分析方法
28	肾上腺素受体激动剂类药物（盐酸克伦特罗、莱克多巴胺等）	猪肉、牛羊肉及肝脏等	GB/T 22286—2008 动物源性食品中多种β-受体激动剂残留量的测定（液相色谱—串联质谱法）

续表

序号	名称	可能添加的食品品种	检测方法
29	硝基呋喃类药物	猪肉、禽肉、动物性水产品	GB/T 21311—2007 动物源性食品中硝基呋喃类药物代谢物残留量检测方法（高效液相色谱—串联质谱法）
30	玉米赤霉醇	牛羊肉及肝脏、牛奶	GB/T 21982—2008 动物源食品中玉米赤霉醇、β-玉米赤霉醇、α-玉米赤霉烯醇、β-玉米赤霉烯醇、玉米赤霉酮和赤霉烯酮残留量检测方法（液相色谱—质谱/质谱法）
31	抗生素残渣	猪肉	无，需要研制动物性食品中测定万古霉素的液相色谱—串联质谱法
32	镇静剂	猪肉	参考 GB/T 20763—2006 猪肾和肌肉组织中乙酰丙嗪、氯丙嗪、氟哌啶醇、丙酰二甲氨基吩噻嗪、甲苯噻嗪、阿扎哌垄阿扎哌醇、咔唑心安残留量的测定（液相色谱—串联质谱法） 无，需要研制动物性食品中测定安定的液相色谱—串联质谱法
33	荧光增白物质	双孢蘑菇、金针菇、白灵菇、面粉	蘑菇样品可通过照射进行定性检测 面粉样品无检测方法
34	工业氯化镁	木耳	无
35	磷化铝	木耳	无
36	馅料原料漂白剂	焙烤食品	无，需要研制馅料原料中二氧化硫脲的测定方法
37	酸性橙Ⅱ	黄鱼、鲍汁、腌卤肉制品、红壳瓜子、辣椒面和豆瓣酱	无，需要研制食品中酸性橙Ⅱ的测定方法。参照江苏省疾病预防控制中心创建的鲍汁中酸性橙Ⅱ的高效液相色谱—串联质谱法（说明：水洗方法可作为补充，如果脱色，可怀疑是违法添加了色素）
38	氯霉素	生食水产品、肉制品、猪肠衣、蜂蜜	GB/T 22338—2008 动物源性食品中氯霉素类药物残留量的测定
39	喹诺酮类	麻辣烫类食品	无，需要研制麻辣烫类食品中喹诺酮类抗生素的测定方法
40	水玻璃	面制品	无

续表

序号	名称	可能添加的食品品种	检测方法
41	孔雀石绿	鱼类	GB 20361—2006 水产品中孔雀石绿和结晶紫残留量的测定（高效液相色谱荧光检测法，建议研制水产品中孔雀石绿和结晶紫残留量测定的液相色谱—串联质谱法）
42	乌洛托品	腐竹、米线等	无，需要研制食品中六亚甲基四胺的测定方法
43	五氯酚钠	河蟹	SC/T 3030—2006 水产品中五氯苯酚及其钠盐残留量的测定（气相色谱法）
44	喹乙醇	水产养殖饲料	水产品中喹乙醇代谢物残留量的测定（高效液相色谱法，农业部 1077 号公告-5-2008）；SC/T 3019—2004 水产品中喹乙醇残留量的测定（液相色谱法）
45	碱性黄	大黄鱼	无
46	磺胺二甲嘧啶	叉烧肉类	GB 20759—2006 畜禽肉中 16 种磺胺类药物残留量的测定（液相色谱—串联质谱法）
47	敌百虫	腌制食品	GB/T 5009.20—2003 食品中有机磷农药残留量的测定

食品中可能滥用的食品添加剂品种名单

序号	食品品种	易滥用的添加剂品种	检测方法
1	渍菜（泡菜等）、葡萄酒	着色剂（胭脂红、柠檬黄、诱惑红、日落黄）等	GB/T 5009.35—2003 食品中合成着色剂的测定 GB/T 5009.141—2003 食品中诱惑红的测定
2	水果冻、蛋白冻类	着色剂、防腐剂、酸度调节剂（己二酸等）	
3	腌菜	着色剂、防腐剂、甜味剂（糖精钠、甜蜜素等）	
4	面点、月饼	乳化剂（蔗糖脂肪酸酯等、乙酰化单甘脂肪酸酯等）、防腐剂、着色剂、甜味剂	

续表

序号	食品品种	可能易滥用的添加剂品种	检测方法
5	面条、饺子皮	面粉处理剂	
6	糕点	膨松剂（硫酸铝钾、硫酸铝铵等）、水分保持剂磷酸盐类（磷酸钙、焦磷酸二氢二钠等）、增稠剂（黄原胶、黄蜀葵胶等）、甜味剂（糖精钠、甜蜜素等）	GB/T 5009.182—2003 面制食品中铝的测定
7	馒头	漂白剂（硫磺）	
8	油条	膨松剂（硫酸铝钾、硫酸铝铵）	
9	肉制品和卤制熟食、腌肉料和嫩肉粉类产品	护色剂（硝酸盐、亚硝酸盐）	GB/T 5009.33—2003 食品中亚硝酸盐、硝酸盐的测定
10	小麦粉	二氧化钛、硫酸铝钾	
11	小麦粉	滑石粉	GB 21913—2008 食品中滑石粉的测定
12	臭豆腐	硫酸亚铁	
13	乳制品（干酪除外）	山梨酸	GB/T21703—2008 乳与乳制品中苯甲酸和山梨酸的测定
14	乳制品（干酪除外）	纳他霉素	参照 GB/T 21915—2008 食品中纳他霉素的测定
15	蔬菜干制品	硫酸铜	无
16	酒类（配制酒除外）	甜蜜素	
17	酒类	安赛蜜	
18	面制品和膨化食品	硫酸铝钾、硫酸铝铵	
19	鲜瘦肉	胭脂红	GB/T 5009.35—2003 食品中合成着色剂的测定
20	大黄鱼、小黄鱼	柠檬黄	GB/T 5009.35—2003 食品中合成着色剂的测定
21	陈粮、米粉等	焦亚硫酸钠	GB 5009.34—2003 食品中亚硫酸盐的测定
22	烤鱼片、冷冻虾、烤虾、鱼干、鱿鱼丝、蟹肉、鱼糜等	亚硫酸钠	GB/T 5009.34—2003 食品中亚硫酸盐的测定

注：滥用食品添加剂的行为包括超量使用或超范围使用食品添加剂的行为。

资料来源：http://www.moh.gov.cn/publicfiles/business/htmlfiles/mohwsjdj/s9164/201104/51441.htm.

第四节 食品容器，包装材料的卫生和安全

食品在生产加工、储运和销售过程中，要使用各种工具、设备、容器、包装材料，食品容器和包装材料在与食品的接触中有可能将有害成分转移到食品中，造成食品污染。注意食品容器、包装材料的卫生质量，严格食品用具及设备的卫生管理，对食品的安全卫生有着重要的意义。国际上把食品容器、包装材料称为间接食品添加剂，列入食品卫生的范围之内。

一、塑料制品

日常生活中有一些食具、用具和包装材料是塑料制品。塑料是一种高分子材料，塑料制品的安全卫生问题主要是其树脂单体对人体健康的危害和助剂的安全问题。塑料制品中有些单体物质如氯乙烯单体、丙烯氰单体等具有毒性，甚至有致癌作用，如果发生迁移，则对人体健康构成危害。

用PVC生产保鲜膜，必须加入大量的添加增塑剂，其主要成分是乙基己基胺（DEHA），如果这种PVC保鲜膜和熟食表面的油脂接触或者放在微波炉里加热，其增塑剂成分就会析出，并随食物进入人体，对人体有致癌作用，会造成内分泌、荷尔蒙的紊乱。这类塑料制品不能直接接触食品。食品用的塑料制品不得使用回收塑料来加工。

二、陶瓷和搪瓷制品

陶瓷和搪瓷制品多作为食品容器，其卫生和安全问题主要是防止釉料中重金属铅、镉、锑等溶出，当使用搪瓷或陶瓷容器长期盛装酸性食品（如醋、果汁等）和酒时，铅、镉等有害物质会溶出而迁移入食品中，引起人体中毒，因此，应禁止使用劣质陶瓷器皿。

三、金属、玻璃制品

金属用做包装材料的主要有镀锡薄钢板（马口铁）、铝板或箔板，用做食品容器的主要有不锈钢、铝、铜等，用做工具设备的多为不锈钢，用做食具的除不锈钢外，还有铜、锡、银等制品（如餐盘、餐叉等）。金属制品的主要安全卫生问题是控制有害金属铅、砷、镉、铬等的迁移，回收铝中的杂质和金属难以控制，故不允许制作食具。

玻璃制品的原料为二氧化硅，毒性较小，但应注意原料的纯度。高档玻璃器皿中加入了铝化合物，这是较为突出的卫生问题，应加强管理。

☞ 知识链接

2011年12月21日，新国标《食品安全国家标准 不锈钢制品》（GB9684—2011）开始实施。

该标准对重金属铬、镍、镉、砷迁移量作了限量规定。企业应按照标准规定组织生产经营。一般情况下不锈钢制品盛放煮熟食物或与食品接触，不构成食品安全风险。当不锈钢制品在使用中迁移的重金属超量时，有可能危害人体健康。

四、食品包装用纸

接触食品的包装纸应该是食品专用纸，由专厂生产，不能随意用其他纸代替。因为一些包装纸由于纸原料不洁、霉变，纸品产生大量霉菌，有些还经荧光增白处理过，极易污染食品。另外，涂蜡包装纸的蜡必须纯净，彩色纸的色素不宜脱落，带油墨的纸不宜用来包装食品。

五、橡胶

食品用橡胶制品主要有奶嘴、瓶盖垫片或垫圈、食品输送带等。橡胶奶嘴的安全卫生直接影响婴儿的健康，而食品用橡胶制品可能因接触酒精饮料、含油的食品或高压蒸汽而溶出有害物质。

橡胶分为天然橡胶和合成橡胶两类。天然橡胶一般无毒害，而合成橡胶的有害成分来源于各种助剂，如丁氯橡胶中的丙烯氰等。因此，选择食品生产橡胶制品必须符合国家规定的有关原量和卫生标准，不能随意代用，严禁使用再生胶。

☞ 知识链接

你知道"QS"标志吗？

我国规定，从 2003 年起，米、面、油、酱油、醋 5 类食品必须加印"QS"标志，否则不得销售流通。"QS"标志制度即食品质量安全市场准入制度，是国家质检总局于 2002 年推出的，以确保食品的安全性，也是根据我国现有的市场条件和管理水平提出的一项强制制度，是目前消费者识别食品质量安全保证的"身份证"。

"QS"标志是由"质量安全"的英文 Quality Safety 的两个首字母"Q"和"S"共同组合而成的，是食品质量安全准入证的简称。"QS"标志的主色调为蓝色，字母"Q"为蓝色，字母"S"为白色。

食品加印（贴）了"QS"标志，一是表明该产品生产加工企业已经取得了企业生产许可证；二是表明该产品是经过出厂检验合格的；三是生产企业明示该产品符合食品质量安全的基本要求。

"QS"标志的主要内容是：食品生产企业必须经过基本生产条件的审查，实施生产许可制度；对企业生产的食品实施强制检查制度；对实施食品生产许可制度的企业实施食品质量安全市场准入标志管理。

第五节　消化道传染病和寄生虫病

一、消化道传染病

消化道传染病的病原体存在于病人或带菌者的消化道中，随大便排出体外，人们饮用了含有这些病原体的水或食用了被污染的食物容易被传染。此病往往是经过苍蝇、食具和手来传播的，其多发生于夏季和秋季，临床特征为消化道症突出，搞好饮食卫生是预防此类疾病的主要环节。

（一）痢疾

细菌性痢疾：简称"菌痢"，是由痢疾杆菌引起的传染病，多发生在夏秋季节。痢疾杆菌常在20~40°C下生活，在37°C时生长繁殖最快；但在阳光下30分钟即可死亡，在5%来苏尔消毒液及煮沸的开水中也可迅速死亡。

1. 传染源

急性、慢性患者及病原携带者，都是传染源。急性期病人从粪便中排菌量最大，传染性强。

2. 传播途径

日常生活中直接或间接接触带菌者污染的食物、用具和物品等引起感染；水源污染也能引起本病暴发；苍蝇、蟑螂带菌很高，是主要的传播媒介。

3. 临床表现

潜伏期一般1~2天，短的数小时，表现为突发性剧烈腹痛、呕吐和频繁腹泻，粪便呈黏液脓血样并伴有高热。

4. 预防措施

控制传染病，定期对饮食从业人员进行身体检查，对患痢疾的人要及时调离岗位治疗。保持手的清洁、消灭苍蝇和做好饮食卫生管理工作。

（二）传染性肝炎

传染性肝炎是一种滤过性病毒所引起的疾病。肝炎病毒对外界环境有相当强的抵抗力，在干燥寒冷的环境里可以生存一年以上。

1. 传染源

病人及病毒携带者，尤其是轻型病人，因其病情轻，易忽视或误诊，对这两种人应引起高度重视。

2. 传播途径

传播途径主要是肝炎病人及病毒携带者。病毒随患者的大便排出，通过手、水、苍蝇等污染食品经口传染。另外，通过注射、输血等方式也可造成传染。

3. 临床表现

肝炎的病状轻重不一，类型很多。重型肝炎病人的症状有发烧、肝脏肿大、肝区疼痛、恶心、呕吐等；轻型肝炎病人的主要症状是疲倦、右上腹部不适、消化不良、体重减轻、腻油等。

4. 预防措施

加强对病毒性肝炎病人的隔离和治疗，隔离期一般为40天，患病期间病人的用具和排泄物要严格消毒，蒸汽消毒的效果较好；食品要有防蝇设备，对直接入口的食物要妥善保管，防止污染。

（三）伤寒和副伤寒

伤寒和副伤寒是由伤寒杆菌和副伤寒杆菌引起的一种急性肠道感染病，也叫"肠热病"，分甲、乙、丙型。此菌的抵抗力较强，在粪便中可存活1~2个月，在水中可存活 1~15 天。

1. 传染源

患者及带菌者是传染源，在潜伏期可从粪便排出病菌。发病 2~4 周内的患者传染性最强，恢复期患者约有半数以上仍可排菌，少数成为携带者，由于无症状，所以不易被发现，但粪便内仍存在病菌，此时极易造成流行传染。

2. 传播途径

病菌随患者或带菌者的粪、尿排出，污染水、食物或环境，通过手、苍蝇传播，经口传入人体。

3. 临床表现

人体受感染后 9~15 天发病。初期起病较慢，但症状逐日加重，伴有头痛、低热、腹泻，下胸、上腹和背部出现玫瑰色疹子；随后会发热，体温达 39~40°C，严重时会出现肠穿孔、肠出血而死亡。如果治疗及时，病人可以治愈。

4. 预防措施

控制传染源，做到早发现、早治疗、早隔离；切断传播途径，做好饮食卫生管理，消灭苍蝇，配合防蚊设备，如纱窗、纱门、纱罩等；做好餐具消毒和食物保藏。

(四) 霍乱

霍乱是一种霍乱弧菌引起的烈性肠道传染病。霍乱弧菌在水中可存活数天或数星期，易被阳光杀灭，用 1：5000 高锰酸钾溶液数分钟之内即可将其消灭。

1. 传染源即传播途径

病人及病毒携带者是传染源，由含霍乱弧菌的粪便或呕吐物，通过水、手和苍蝇等污染食品，经口传染。

2. 临床表现

人体被霍乱弧菌感染数小时，最多两三天就会得病。起病时，病人先有频繁水样腹泻，大便呈淘米水样。人体由于大量失水，出现手脚发凉、嘴唇发紫、口渴、抽筋，严重的会虚脱而死亡。

3. 预防措施

注意饮食卫生，不喝生水，不吃生冷和不清洁的食物；搞好个人卫生，饭前便后洗手，消灭苍蝇；定期进行厨具、餐具的消毒。

☞ 知识链接

什么是"非典"？

"非典"即非典型肺炎。非典型肺炎是相对典型肺炎而言的，典型肺炎通常是由肺炎双球菌或肺炎链球菌等常见细菌引起的。非典型肺炎多是由病毒、支原体、衣原体或其他微生物引起的传染性疾病。2003 年猖狂一时的"非典"是由冠状病毒引起的，简称沙氏病毒 (SARS)，传染性极强，国家已将其列入甲类传染进行管理。传染性极强的"非典"，可通过空气飞沫或接触患者分泌物等途径传播。

"非典"潜伏期一般为 2~21 天，起病急，大多数人传染 4 天后发病。以发烧为首要症状，60%伴有头痛、关节酸痛和全身酸痛、乏力；呼吸道症状明显，如干咳等；少部分病人偶有血丝痰出现，有呼吸加速、气喘等症状，严重的病人会出现呼吸衰竭，若诊治不及时会引起死亡。

对"非典"的预防，主要是控制传染源，隔离病人及时治疗；切断传播途径，养成卫生习惯，不随地吐痰；室内要经常通风换气，注意公共场所的卫生消毒。

二、寄生虫病

寄生虫病指寄生在肠道中的蠕虫病，人体常因感染寄生虫卵并在肠道发育成成虫患病。成虫卵经粪便排出体外污染水、食物造成传染。

(一) 蛔虫病

蛔虫是一种大型线虫，虫体黄白色，雌雄异体，呈圆柱状。蛔虫病是儿童，尤其是农村儿童最常见的寄生虫病，人因常食被蛔虫卵污染的根茎类、瓜果类食物造成感染。

肠蛔虫患者多有腹部不适或腹痛、恶心、呕吐等症状，严重的造成肠梗阻，蛔虫进入肝、胆，可引起肝脓肿、黄疸及剧烈腹痛。当幼虫移行经肺部时可出现阵发性咳嗽，气喘。

预防蛔虫病要养成良好的个人卫生习惯，不饮生水，不吃不洁净食品，不随地大小便，饭前便后要洗手，小孩不玩泥土等。改善环境卫生，加强粪便管理，可以达到彻底杀死虫卵的目的。

(二) 蛲虫病

蛲虫身体细小，好像白线头。蛲虫寄生在人的小肠下部和直肠里。雌虫和雄虫交配后，在肛门周围产卵。人体得了蛲虫病的主要症状是肛门周围发痒，或出现炎症，由于蛲虫多在夜间产卵，因此常常影响人们入睡。

预防蛲虫病最主要的是注意清洁卫生，养成吃东西洗手的良好习惯。勤换勤洗内衣、内裤、被单。除了注意个人卫生外，还应注意全家和集体卫生以防交叉感染。

(三) 姜片虫病

姜片虫是全身红，微带褐色的小虫。它的形状像生姜片，由此得名。这种寄生虫寄生在人的肠子里，虫卵随大便排出体外后，在水中长成幼虫，附在荸荠、菱角、藕上，人吃下去就会患姜片虫病。吃生荸荠、菱角、藕时，先用水泡一下，除去皮，煮熟食用，能有效防治姜片虫病。

(四) 绦虫病

绦虫病病原体为猪肉绦虫，又称"有钩吸虫"。由于猪肉绦虫的幼虫囊尾蚴呈包囊状，又称"囊虫"。成虫有绿豆大，呈透明液体，一端乳白色，是绦虫的头节；一端有吸盘，钩附在肠内。米猪肉就是猪肉绦虫的幼虫——猪囊尾蚴寄生于猪肌肉中的猪肉。人若吃了未经彻底加热的米猪肉，包囊内的猪囊尾蚴就在人体的肠道内发育成数米长的绦虫，长期寄生于人体吸取人体营养。为了预防人类绦虫病的发生，卫生部门应加强对猪的检疫，禁止米猪肉上市出售。另外，烹调肉品时要做到彻底加热，操作时注意生、熟刀板分开。

☞ 知识链接

预防感染肠出血性大肠杆菌

肠出血性大肠杆菌（EHEC）是大肠杆菌的一个亚型，可引起感染性腹泻，因能引起人类的出血性肠炎而得名，潜伏期3～8天，平均为3～4天，大多数病人10天内康复，但是有少数病人可能发展为溶血性尿毒综合征，威胁患者生命。它主要通过食用被污染的食物传染给人类，如生的或烹调不彻底的绞碎肉制品和原料奶。

症状与危害

（1）肠出血性大肠杆菌引起的疾病症状包括腹部绞痛和腹泻，一些病例可能发展为血性腹泻（出血性大肠炎），还可能出现发烧和呕吐。

（2）据估计10%的肠出血性大肠杆菌感染者可发展为溶血性尿毒综合征，病例死亡率为3%～5%。总体来说，溶血性尿毒综合征是幼儿急性肾衰竭的常见原因。25%的溶血性尿毒综合征病人会发生神经并发症（例如癫痫发作、中风和昏迷），大约50%的幸存者会有轻型的慢性肾病。

（3）不同年龄组的肠出血性大肠杆菌感染的发病率不尽相同，所报病例的最高发病率发生在15岁以下的儿童中（美国每10万病例中占0.7），63%～85%的病例是通过食物感染病菌。

预防措施

（1）养成"喝开水、吃熟食、勤洗手"的良好卫生习惯。

（2）尽量不要到卫生条件差的街头摊点就餐，在外尽量少吃凉拌菜和肉类烧烤食物。

（3）注意家庭饮食卫生，食物制作要加热3分钟以上。尽量不吃剩饭菜。冰箱不是"保险箱"，冰箱内储放的直接入口食品，经卫生处理后才能进食。

（4）加工凉拌菜时，加工者要把双手清洗干净，一定要用专用的熟食案板和刀具，不要和生肉刀具及案板混用，生菜在加工前用开水过一下，盛放凉拌菜和色拉的容器要专用。

（5）蔬菜水果要先用清水浸泡，然后使用清洁水冲洗三遍以上，特别是一些带叶、带根的蔬菜，要特别注意根部的清洗；葡萄、草莓等水果需要在清水中适当加一点盐浸泡几分钟，用清水冲净。

（6）旅游者要注意个人卫生，尽量避免在疫区当地进食生冷食品，尤其是生食蔬菜，避免接触牛、羊、鹿等动物。如发生腹泻应及时就诊。

（7）开展"三管一灭"（管水、管粪、管饮食，消灭苍蝇），保持良好的环境卫生和饮食卫生。

思考题

1. 什么是食品污染？食品污染分为几类？
2. 食用被污染的食品对人体健康有何危害？
3. 控制和防止食品污染，应采取哪些有效措施？
4. 如何防止亚硝酸盐对食品的污染？

5. 如何防止和减少重金属物的污染？
6. 常用食品保藏方法有几种？各具有什么特点？
7. 食品添加剂在使用时应注意什么？
8. 食品添加剂有几种？国家允许使用的色素有几种？其用量是多少？
9. 传染病的传播途径有哪些？怎样预防？

第 5 章
食源性疾病及其预防

【学习目标】

通过本章的学习，学生应掌握食源性疾病的种类及预防措施，了解各类食源性疾病的发病特点和事故处理方法，培养良好的食源性疾病防范意识。

食源性疾病（food born disease），又称食源性疾患。世界卫生组织认为，凡是通过摄食进入人体的致病因素，使人体患感染性或中毒性的疾病（不包括与饮食有关的慢性病、代谢病，如糖尿病、高血压等），都称为食源性疾病。

食源性疾病有不同的病原，也有不同的病理和临床表现，但是，这类疾病有一个共同的特征，就是通过进食行为而发病，所以我们可以通过加强食品卫生监督管理、倡导良好卫生习惯、控制食品污染、提高食品卫生质量等方法来预防此类疾病的发生。

第一节 食源性疾病的分类、产生原因和事故处理

一、食源性疾病的分类

食源性疾病按致病原因可以分为细菌性食源性疾病、非细菌性食源性疾病和真菌毒素食源性疾病。

（一）细菌性食源性疾病

（1）沙门氏菌属食物中毒，如鼠伤寒沙门氏菌、肠炎沙门氏菌和猪霍乱沙门氏菌等。

（2）致病性大肠杆菌食物中毒，如侵入型大肠杆菌食物中毒和毒素性大肠杆菌食物中毒。

（3）变形杆菌食物中毒，如普通变形杆菌、奇异变形杆菌和摩根变形杆菌等。

（4）副溶血性弧菌食物中毒（即嗜盐弧菌食物中毒）。

（5）葡萄球菌肠毒素食物中毒，如金黄色葡萄球菌、溶血性葡萄球菌、白色葡萄球菌。

（6）肉毒梭菌毒素中毒。

（7）蜡样芽孢杆菌毒素中毒。

（二）非细菌性食源性疾病

（1）有毒动物中毒，如河豚、鱼类组胺引起的食物中毒。

（2）有毒植物中毒，如毒蕈、四季豆中毒、马铃薯芽中毒、鲜黄花菜中毒等。

（3）化学性食物中毒，某些金属或类金属化合物，如亚硝酸盐、砷（砒霜）等引起的中毒。

（三）真菌毒素食源性疾病

此类主要包括禾谷镰刀菌引起的赤霉病麦中毒，黄曲霉产生的黄曲霉菌毒素中毒等。

二、产生食源性疾病的基本原因

正常情况下，一般食物并不具有毒性，食物产生毒性并引起食物中毒主要有以下几种原因。

（1）某些致病性微生物污染食品并急剧繁殖，以致食品中存有大量活菌（如沙门氏菌属）或产生大量毒素（如金黄色葡萄菌产生的肠毒素）。

（2）有毒化学物质混入食品并达到能引起中毒的剂量（如农药的污染）。

（3）食品本身含有毒成分（如河豚含有河豚毒素），而加工、烹调方法不当，未能将其除去。

（4）食品在贮存过程中，由于贮藏条件不当而产生了有毒物质（如马铃薯发芽产生龙葵素）。

（5）因摄入有毒成分的某些动植物（如食入毒藻的海水鱼、贝，采用有毒蜜源植物酿的蜂蜜）。这些动植物起着毒素的转移与富集作用。

（6）某些外形与食物相似，而实际含有毒成分的植物，被作为食物误食而引起中毒（如毒蕈等）。

食品从生产加工直到销售食用整个过程中，有很多因素可以使食品具有毒性。例如，使用未经检疫的病死家畜肉加工的肉制品，使用掺假的牛乳加工的奶粉，使用未经消毒的牛乳生产的雪糕，使用不新鲜的鲐鱼生产的罐头，都能引起食物中毒；使用非食品原料——工业酒精（或甲醇）兑制的"配制酒"造成的甲醇中毒；使用不符合食品卫生要求的食品添加剂或加工助剂（含砷等有毒物质）也曾造成食物中毒。

生产工艺、设备、容器和包装材料不符合卫生要求也可使食品污染带有毒性。例如，熟肉制品加工制作时，生熟不分，交叉污染引起食物中毒；采用生棉子榨油，毛油又未经碱提炼，引起棉酚中毒。生产蒸馏酒时，使用含铅蒸馏设备和贮酒容器，铅溶于酒中而造成铅中毒。此外，日本曾发生橘子汁罐头中溶锡过多而引起食物中毒，其原因是调汁用水中含硝酸根离子较多所致；美国曾发生的金枪鱼罐头引起的 E 型肉毒梭菌食物中毒，是由于罐头杀菌冷却时带有病原菌的不洁冷却水侵入罐内造成的。

综上所述，可能使食品产生毒性的有害物质多种多样，食品被污染的途径也异常复杂。因此，应以预防为主，严加控制。

三、食源性疾病事故的处理

（一）食源性疾病诊断标准总则

食源性疾病诊断标准主要以流行病学调查资料及病人的潜伏期和中毒的特有表现为依据，实验室诊断是为了确定中毒病因而进行的。

（1）中毒病人在相近的时间内均食用过某种共同中毒食品，未食用者不中毒。停止食用中毒食品后，发病很快停止。

（2）潜伏期短，发病急剧，病程亦较短。

（3）所有中毒病人都有表现类似的临床症状。

（4）一般无人与人之间的直接传染。

（5）食物中毒的确定应尽可能有实验室诊断资料，但由于采样不及时或已用药及学术上的原因而未能取得实验室诊断资料时，可判为原因不明食物中毒，必要时可由三名以上的食品卫生专家（副主任医师以上）进行评定。

食物中毒患者由食品卫生医师以上（含食品卫生医师）的专家诊断来确定。

（二）对病人采取紧急救治处理

（1）停止食用中毒食品。

（2）对病人采取如催吐、洗胃、清肠等清除毒物的措施；针对不同毒物采用相应的特效或有效解毒剂进行解毒，用输液、利尿、换血、透析等方法，促使体内毒物排泄；采取对症治疗，必要时采取特殊治疗措施。

（3）采取病人标本，以备检验。

（三）报告

（1）发生食源性疾病或疑似食源性疾病事故的单位和接受食源性疾病或疑似食源性疾病病人进行治疗的单位，应及时向所在地政府卫生行政部门报告发生食源性疾病事故的单位、地址、时间、中毒人数、可疑食物等有关内容。

（2）县级以上地方政府卫生行政部门对发生在管辖范围内的食源性疾病或者疑似食源性疾病事故，应报告同级政府或上级卫生行政部门；对重大的食源性疾病事故，实施紧急报告制度。

（四）调查与控制

1. 对食源性疾病事故的控制处理

卫生行政部门接到食源性疾病或疑似食源性疾病事故的报告后，应当采取如下措施：及时组织卫生机构对中毒人员进行救治；对可疑中毒食物及有关工具、设备和现场采取临时控制措施；组织调查小组进行现场卫生学和流行病学的调查。

2. 对造成食源性疾病食物的控制措施

封存造成食源性疾病或可能导致食源性疾病的食品及其原料；封存被污染的食品工具及用具，责令进行清洗消毒。为控制食源性疾病事故扩散，责令食品生产经营者收回已售出的造成食源性疾病或者有证据证明可能导致食源性疾病的食品。

经检验，属于污染的食品，予以销毁或监督销毁；未被污染的食品，予以解封。

根据不同的造成食源性疾病的食品，对其场所采取相应的消毒处理。

（五）对造成食源性疾病单位和责任人的处罚

根据《食源性疾病事故处理办法》的规定，对造成食源性疾病的单位和责任人处罚如下：

（1）对食源性疾病或者疑似食源性疾病事故隐瞒、谎报、拖延、阻挠报告的单位和个人，由县级以上人民政府卫生行政部门责令改正，并予以通报批评。对直接负责的主管人员和其他直接责任人由卫生行政部门和其他有关部门依法给予行政处分。

（2）对造成食源性疾病事故的单位和个人，由县级以上地方人民政府卫生行政部门按照《食品安全法》和《食品卫生行政处罚办法》的有关规定，予以行政处罚。

（3）县级以上地方人民政府卫生行政部门在调查处理食源性疾病事故时，对造成严重食源性疾病事故构成犯罪的或者有投毒等犯罪嫌疑的，移送司法机关处理。

☞ 知识链接

什么是毒素

毒素是生物在生长代谢过程中产生的有毒化学物质（生物毒物），分为蛋白毒素和非蛋白毒素，包括植物毒素、细菌毒素、动物毒素和真菌毒素四类。根据生物效应，毒素可分为神经毒素、细胞毒素、心脏毒素、出血毒素、溶血毒素、肌肉毒素或坏死毒素等。微量毒素侵入机体后即可引起生物机能破坏，致使人畜中毒或死亡。毒害作用取决于毒素的类型、剂量和侵入机体的途径等。天然毒素很早就被当作武器使用，第二次世界大战时，英、美生产了1700kg蓖麻毒素粗品（代号WA），其毒性为光气的40倍。美国秘密贮存了海藻毒素（代号T-2）。第二次世界大战后，美国和前苏联对毒素研究都很重视，据有关资料显示，美国储有葡萄球菌肠毒素、肉毒杆菌毒素、牡蛎毒素、白环蛇毒素、绿脓毒素和马钱子毒素等；前苏联储有蛇毒素、河豚毒素、肉毒杆菌毒素和真菌毒素等。有些毒素的毒性极大，如肉毒杆菌毒素。致病菌释出的毒素往往是致病原，有的可作为生物科学的研究工具药。

人体内毒素即人体内的有害物质，主要分为外毒和内毒。

外毒指外在环境的环境污染带来的有害物质，如空气污染（汽车尾气、工业废气、尘埃等）、水污染（工业及生活污水等）、食品污染（农药、化肥、食品深加工等）、化学药品的毒副作用、病原微生物（细菌、病毒等）。环境中的有害物质通过不同途径进入人体，毒害我们的身体。

内毒指人体内在糖、蛋白质、脂肪代谢过程中产生的废物不断堆积所产生的毒素。代谢的废物产生的有害物质有乳酸、酮酸、尿酸、自由基等，还有身体体内的多余脂肪、老旧坏死细胞、癌细胞。

上述有害物质在正常情况下，人体有能力加以化解和排除，维持健康。一旦平衡被打破，体内毒素得不到及时清除而不断累积，人体则进入亚健康状态，进而引发多种疾病。

资料来源：http://baike.baidu.com/view/207957.htm.

第二节 细菌性食源性疾病

一、细菌性食源性疾病的特点

（1）细菌性食源性疾病发病率较高，在各种食源性疾病中占有较大的比重，为30%~90%。

（2）抵抗力降低的人，如病弱者、老人和儿童易发生细菌性食物中毒，急性胃肠炎症较严重。

（3）细菌性食物中毒以胃肠道症状为主，常伴有发热，其潜伏期相对于化学性的较长。

（4）引起细菌性食物中毒的食品，主要是动物性食品，如肉、鱼、奶和蛋类等；少数是植物性食品，如剩饭，糯米凉糕，面类发酵食品等。

（5）细菌性食源性疾病常常为集体突然暴发，发病率高，病死率低，一般病程短，预后良好。

（6）食物中毒有明显的季节性，一般多以夏、秋两季最多，这是因为此时天气炎热，气温适于细菌生长繁殖和产生毒素，同时，夏、秋季节也是植物生长、采食的季节。

二、重要的细菌性食源性疾病

（一）沙门氏菌食物中毒

沙门氏菌是肠杆菌科的一个大属，它们是一大群寄生在人和动物肠道中，生化反应和抗原结构相似的革兰氏阴性无芽孢杆菌。对人类致病的沙门氏菌为少数，这类沙门氏菌能引起人类的伤寒、副伤寒和食物中毒等疾病。沙门氏菌病是所有沙门氏菌引起的疾病的统称，是重要的食源性疾病。沙门氏菌食物中毒主要是由食入沙门氏菌活菌所致，感染型食物中毒表现为急性肠胃炎症状，主要通过消化道传播，也有病原菌形成气溶胶通过呼吸道感染的报道。

沙门氏菌分布广泛、生命力较强，无论在动物身上，还是在健康人身上；无论在冰雪中，还是在温水中；无论在高山上，还是在江河内，沙门氏菌均有不同程度的分布。由于该菌种的污染范围广，所以动物性食品成为易受沙门氏菌感染的主要食品。一般来说，沙门氏菌主要易污染营养丰富、水分较大、含盐量少、酸碱度中性、其结构和物理性都有利于其细菌生长的肉类食品，如肉、禽、蛋、乳和水产品等。中毒患者均食用过某些可疑食品，出现的临床症状基本相同，潜伏期多为4~48小时。

沙门氏菌食物中毒全年均可发生，夏、秋两季呈明显的高峰，以水源性和食源性暴发多见；青壮年多发，职业以农民、工人为主。

人类沙门氏菌感染的临床表现有五种类型：肠热症、肠炎型（食物中毒）、败血症、慢性肠炎、无症状带菌者。

沙门氏菌食物中毒的主要症状有：恶心、头晕、头痛、寒战、冷汗、全身无力、食欲不振、呕吐、腹泻、腹痛、发烧，重者可引起痉挛、脱水、休克等。急性腹泻以黄色或黄绿色水样便为主，有恶臭。以上症状可因病情轻重而反应不同。

沙门氏菌食物中毒暴发流行常有不可预见性，污染食品和传染期病人具有的高流动性，极易造成疾病更大范围地传播和流行，因此需及早明确病原菌及传染源，并实施相应的控制措施。

预防沙门氏菌食物中毒的措施有：

（1）加强卫生教育，改变生食等不良卫生习惯，针对季节高发的特点，夏秋季重点监测和防范。

（2）切断传播途径。病原体随同人和动物的粪便排泄，污染水源、食物，成为许多人兽共患病的重要传播途径，所以要加强学校等人群聚居场所的卫生监督管理，加强水源消毒，加强食堂、校外饮食摊点和食品餐饮点的食品卫生监督。

（3）加强对家畜、家禽等的卫生检疫，加强对屠宰场、食品生产厂的卫生监督。对生产、加工、贮存和销售等过程进行卫生管理，降低因包装的污染引起食物中毒。低温贮存食品是控制沙门氏菌的重要措施。

（4）加强流动人口的卫生管理，科学使用抗生素，减少耐药菌株的出现。

（5）发展快速可靠的病原菌溯源技术。

（二）葡萄球菌食物中毒

金黄色葡萄球菌为革兰氏阳性菌，呈葡萄状。葡萄球菌中以腐生葡萄球菌数量最多，一般不致病，表皮葡萄球菌致病性较弱；金黄色葡萄球菌致病力最强，可产生肠毒素、杀白血球素、溶血素等毒素。这些毒素不受蛋白酶影响，抗热力很强，一般家庭中大部分食物的蒸煮温度和时间都不能破坏肠毒素。

葡萄球菌食物中毒是因摄食某些有金黄色葡萄球菌生长并产生肠毒素的食品而引起的，最常见的中毒食品有乳及乳制品、蛋及蛋制品、各类熟肉制品；其次为含有乳制品的冷冻食品，个别也有含淀粉类食品。如果食物被污染葡萄球菌后在较高温度下保存时间过长，就能产生足以引起食物中毒的葡萄球菌肠毒素。

葡萄球菌食物中毒的流行病学特征为起病急、呕吐剧烈，有的病人在呕吐时，吐出胆汁或带血的胃液，伴有上腹部不适、恶心。腹泻的性质多为稀便、水样便或黏液便。潜伏期一般在2~4小时，中毒多发生在夏、秋季，其他季节也有发生。

预防葡萄球菌食物中毒的措施有：采取卫生措施，控制葡萄球菌污染食物，对患有疖疮、化脓性感染以及上呼吸道感染、口腔疾病者应禁止从事直接的食品加工和食品供应工作。患有乳房炎乳牛的乳不能饮用或制造乳制品。保持食品新鲜清洁，各种易腐食品要低温保存，食用前必须充分加热，可防止肠毒素的形成。

（三）变形杆菌食物中毒

变形杆菌又称变形菌属，革兰氏阴性杆菌，需氧或兼性厌氧。食品中致病的变形杆菌主要是普通变形杆菌、奇异变形杆菌和摩根变形杆菌三种。

变形杆菌食物中毒是较常见的一种细菌性食物中毒，多发生在夏、秋季节。变形杆菌在 4~7℃ 时即可繁殖，属于低温菌，因此该菌一般在低温储存的食品上繁殖。引起中毒的食品主要以动物性食品为主，其次为豆制品和凉拌菜，由于制作时造成污染而引起食物中毒，中毒潜伏期多数为 5~18 小时。

变形杆菌食物中毒的发生主要是大量活菌的摄入引起的感染，也有一些变形杆菌可形成肠毒素。变形杆菌食物中毒临床表现以上腹部刀绞样痛和急性腹泻为主，有的伴以恶心、呕吐、头疼、发热，体温一般在 38~39℃，病程较短，一般 1~3 天可恢复，很少有死亡。

预防变形杆菌食物中毒的措施有：应严格按食品卫生要求，食品的加工做到生熟分开，防止食品污染。熟食最好不要放置过夜，残剩的食物在食用前必须充分加热。

（四）大肠杆菌食物中毒

普通的大肠杆菌和类大肠杆菌在一般情况下是肠道中的正常菌群，不致病，有时还能合成相当量的纤维素，并抑制分解蛋白质一类细菌的生长繁殖。致病性大肠菌有四类：肠道致病性大肠艾希氏菌、产肠毒素性肠艾希氏菌、肠道侵袭性大肠艾希氏菌、肠道出血性大肠艾希氏菌。致病性大肠菌是一种人畜共患病。牛、猪等动物是该菌的主要传染源，带菌家畜、家禽和其他动物往往是动物源食品的污染根源；另外，带菌动物在自然界活动，可通过排泄物污染当地的食物、草地、水源和其他水体及场所，往往造成交叉污染和感染，危害更大。

大肠杆菌食物中毒的潜伏期一般为 2~20 小时，多在 4~10 小时内发病。其中毒症状为：发病突然，多数人腹痛、腹泻明显，腹泻次数频繁，腹泻的粪便为水样便、稀便或黏液便，大便恶臭，少数病人出现恶心和剧烈呕吐，严重者会出现脱水，有的病人可出现高热、头昏、头疼、四肢无力等症状。

预防大肠杆菌食物中毒的措施有：养成良好的个人卫生和家庭卫生习惯；对饮食服务业、托幼机构等重点人群定期进行病原检查；切断传播途径，对病人和疑似病人进行隔离治疗。

（五）副溶血性弧菌食物中毒

副溶血性弧菌为革兰氏阴性无芽孢、兼性厌氧菌，是分布极广的海洋细菌。它是沿海地区造成食物中毒的常见病原菌之一。该菌属于嗜盐菌，不耐热，对酸敏感，1%醋酸处理即可将其杀死。

引起副溶血性弧菌食物中毒的主要食品为海产品（鱼、虾、蟹、贝类等及其制品）和直接或间接被本菌污染的其他食品。副溶血性弧菌食物中毒多发生在夏、秋季节

（6~9月），发病急、潜伏期短。副溶血性弧菌食物中毒的主要症状为腹痛、腹泻（大部分为水样便，重者为黏液便和黏血便）、恶心、呕吐、发烧，其次还有头痛、发汗、口渴等症状。

预防副溶血性弧菌食物中毒的措施有：加工海产品一定要烧透、煮熟。用海产品拌制凉菜时，应在洗净切好后放入食醋10分钟后再食用。食品加工要防止交叉污染，食物在低温下贮藏。

（六）蜡样芽孢杆菌食物中毒

蜡样芽孢杆菌又称蜡状芽孢杆菌，为革兰氏阳性杆菌，属于条件致病菌，只有食入量较大时才会中毒。蜡样芽孢杆菌可产生引起食物中毒的肠毒素，包括腹泻毒素和呕吐毒素。

引起蜡样芽孢杆菌食物中毒的食品多为剩米饭、米粉、甜酒酿、剩菜、甜点心及乳、肉类食品。一般食品在食前保存温度较高（20℃以上）或放置时间较长，使食品中蜡样芽孢杆菌得到繁殖。

蜡样芽孢杆菌食物中毒临床表现分为呕吐和腹泻两种类型，前者以恶心、呕吐为主，并有头晕、四肢无力，其潜伏期较短（一般为0.5~5小时）；后者以腹痛、腹泻为主，其潜伏期较长（一般为8~16小时）。

预防蜡样芽孢杆菌食物中毒的措施有：注意加工卫生，食品应于2小时内在10℃以下储存，食品在食用前要充分加热。

（七）产气荚膜梭菌食物中毒

产气荚膜梭菌又名韦氏梭菌，是一种厌氧、革兰氏阳性、杆状芽孢菌，在生长过程中产生一系列毒素和气体。

中毒食品多为同批大量加热烹煮后在较高温度下长时间（数小时）地缓慢冷却，且不经过再加热而直接供餐的肉、鸡、鸭、鱼或其他菜肴、汤汁。中毒多发生于集体用餐者，或广泛散发于进食同一中毒食品的人群中。其潜伏期一般为8~24小时，中毒者常在较短的同一时间内集中发病。除老幼体弱者外，一般预后良好。

产气荚膜梭菌食物中毒的临床表现症状主要为腹痛与腹泻。

预防产气荚膜梭菌食物中毒的措施有：对暂时不食用的熟肉、家禽和鱼进行冷藏，食用动物性食品时要充分加热，烧熟煮透，以彻底杀灭产气荚膜梭菌。

（八）肉毒梭菌食物中毒

肉毒梭菌即肉毒梭状芽孢杆菌，是革兰氏阳性产芽孢菌。它是引起食物中毒病原菌中对热抵抗力最强的菌种之一，所以作为罐头杀菌效果的指示菌。肉毒梭菌产生的毒素叫肉毒毒素，是目前已知毒素中毒性最强的一种，其毒力比氰化钾大一万倍。

引起肉毒梭菌食物中毒的食品在我国多为家庭自制的发酵豆谷类制品，其次为肉类食品。中毒多发生在冬、春季，潜伏期一般为1~7天，病死率较高。

肉毒梭菌食物中毒临床主要症状有：头晕、无力、视力模糊、眼睑下垂、复视、咀嚼无力、张口困难、伸舌困难、咽喉阻塞感、饮水发呛、吞咽困难、呼吸困难、头颈无力、垂头等，患者症状轻重程度和出现范围可有所不同。

预防肉毒梭菌食物中毒的措施有：适当地罐装、杀菌等。家庭自制发酵食品时，除对原料食品进行严格清洗外,应彻底蒸煮,一般加热温度为100℃,加热10~20分钟,以破坏肉毒毒素。

(九) 空肠弯曲菌病

空肠弯曲菌病是一种严重的肠道传染病,在世界范围内是引起细菌性腹泻的首要原因。在许多西方国家,其发病率超过了沙门氏菌病。

空肠弯曲菌在自然界广泛分布,可存在于各种动物的肠道内,通过粪便污染而成为人、兽空肠弯曲菌病的传染源。带菌最高的动物是鸡,其次为猪、鸭、鹅、羊、猫、鼠、牛等。空肠弯曲菌在我国腹泻病人中的检出率为2%~10%,在儿童腹泻中的病原菌检出率可达20%~30%。

空肠弯曲菌病潜伏期为3~5天,临床表现为急性肠胃炎症状,体温38~40℃。

空肠弯曲菌的传播和感染与食物烹调不充分、食物交叉污染、人与人之间传播等原因有关。预防空肠弯曲菌病的措施有:注意洗手、注意食品的安全保藏(5℃以下可以避免空肠弯曲菌的繁殖)和食用前加热(应加热到60℃以上以杀灭病原菌),并注意家庭卫生。

(十) 李斯特菌病

单核细胞增多性李斯特杆菌(简称李斯特菌)是新的重要的食源性疾病病原菌。

李斯特菌属革兰氏阳性无芽孢杆菌,该菌属有8个菌种,仅单核细胞增多性李斯特菌对人有致病性。李斯特菌广泛存在于土壤中,畜禽及健康人群均可携带。

李斯特菌可引起人类脑膜炎、菌败血症、脓毒血症或无败血症单核细胞增多症,这些疾病统称李斯特菌病。该病一般多呈散发性,各年龄组均可发病,但身体状况不佳、免疫机能低下者及新生儿、孕妇和老年人的患病率特别高。目前,国际上将其与沙门氏菌、大肠杆菌和金黄色葡萄球菌列为主要食源性致病菌。李斯特菌病在欧美曾多次爆发,但在我国还没有大规模流行的报道。引起李斯特菌中毒的植物主要有:曼佗罗、附子、马铃薯、山牛蒡、银杏、芥草、水晶花树、青梅、五色豆、毒水芹、铁树、马醉木、水仙、圆葱、毛地黄、刚上市的佛掌薯、各种毒草等。

预防李斯特菌病的措施有:对能引起中毒的植物在食用前要充分加热,身体状况不佳、免疫机能低下者及新生儿、孕妇和老年人应慎食上述的食物。

(十一) 椰酵假单胞菌食物中毒

椰酵假单胞菌酵米面亚料(简称椰酵假单胞菌)是引起酵米面及变质银耳中毒的病原菌。

1. 酵米面中毒

酵米面中毒最早发现于我国东北地区,已有40~50年的历史。我国东北地区有食酵米面的习惯,即将玉米、小米、高粱米等在夏、秋季节浸泡10~20天,使其发酵,然后经水洗、磨浆、过滤,晾晒成粉后称做酵米面。酵米面产生的毒素可引起实验动物死亡。1982年确证该菌产生的外毒素——米酵菌酸(原称黄杆菌素A)是其致病原因。

酵米面中毒潜伏期为2~72小时,一般在2~12小时最多。食用量与发病有关,进食少者发病轻,多则病重。一般发病症状开始为胃部不适,有恶心、呕吐、腹胀、腹痛等症状。呕吐时初为食物或黄绿色水样物,有的呈咖啡样物。肝脏损害多发生在中毒后

3~5天，表现为全身皮肤明显黄染和肝肿大，有压痛，肝功能随病情发展而明显变化；重者以急性或亚急性肝坏死而导致肝昏迷，是致死原因之一。此外，心血管系统、神经系统、泌尿系统都受到损害，出血倾向较多见，皮肤和消化道黏膜均可见出血点，有时还有呕血、便血。

2. 变质银耳中毒

1984年，从变质银耳中毒样品中分离出椰酵假单胞菌，并证实中毒是由该菌产生的毒素所致。变质银耳中毒与酵米面中毒有许多相似症状，但食用银耳要经过洗泡等过程，且该毒素可溶于水，因此变质银耳中毒病死率较酵米面中毒稍低。

预防椰酵假单胞菌食物中毒的措施有：不制作、不食用酵米面，不食用变质银耳；严格控制银耳的栽培技术和商品监测；对银耳生产经营者，尤其是银耳培植专业户，要加强宣传教育；严禁出售变质银耳。

☞ 知识链接

如何预防冰箱食物中毒

冰箱并不是食品保鲜、储藏的保险柜。许多疾病正是吃了冰箱内不新鲜的或是被污染的食品所致。人们在往冰箱中存放食物时常出现生熟食品混放的现象，以致食品污染或变质，造成食品再污染。

冰箱冷藏室的温度一般在0~5℃，该温度对大多数细菌的繁殖有明显的抑制作用。可是一些嗜冷菌，如大肠杆菌、伤寒杆菌、金黄色葡萄球菌等依然很活跃。它们的大量繁殖自然会造成食品的变质。所以，食用这样的食物后，会出现恶心、呕吐、腹痛、腹泻、头晕等全身症状。这就是人们所不知道的"冰箱食物中毒"。

要想防治"冰箱食物中毒"其实也不难，只要做到以下几点即可：（1）家庭可考虑选用-18℃的低温冷冻箱，它对于家庭食品保鲜和存储以及减少食品再污染方面都具有较好的效果。（2）熟食在冰箱冷藏的时间不宜太长（食用前要经过加热处理），一般说来，细菌耐寒不耐热，在高温下很快死亡。（3）在冰箱使用过程中，要注意保持冰箱的内部清洁卫生，生、熟食要分开放，并且存放时间不能过长。

资料来源：http://jingyan.baidu.com/article/948f5924421331d80ff5f9dc.html。

第三节　动物、植物性食源性疾病

一、动物、植物性食源性疾病的特点

（1）动物、植物性食源性疾病主要是因误食有毒动物、植物或因烹调加工方法不当，没有把有毒物质去掉而引起的。

（2）不同有毒动物、植物中引起中毒的物质很多，毒性大小差别较大，临床表现各异，救治方法不同，预后也不一样。除急性胃肠道症状外，神经系统症状较为常见和严重，如抢救不及时可引起死亡。

(3) 动物、植物性食源性疾病以散发为主，有时集体食堂、公共饮食业也有暴发的可能。动物、植物性食物中毒有一定的地区性和季节性。

(4) 最常见的动物、植物性食源性疾病为有毒鱼类中毒、四季豆中毒、毒蕈中毒；可引起死亡有河豚、毒蘑菇、马铃薯、曼佗罗、银杏、苦杏仁、桐油等。

(5) 动物、植物性食源性疾病多没有特效疗法，对一些能引起死亡的严重中毒疾病，尽早排除毒物在体内的残存成分非常重要。

二、重要的动物性食源性疾病

(一) 河豚中毒

河豚中毒是指食用了含有河豚毒素的鱼类引起的食物中毒。河豚的有毒部位主要是卵巢和肝脏，其次为肾脏、血液、眼睛、鳃和皮肤。

河豚中毒的特点是发病急速而剧烈，主要症状最初为手指、舌、唇有刺痛感，然后出现恶心、呕吐、腹痛、腹泻等胃肠症状。重症患者瞳孔与角膜反射消失，四肢肌肉麻痹，并会发展到全身麻痹、瘫痪。该病死亡率较高，目前尚无特效解毒剂。

预防河豚中毒的措施有：加强市场管理，严禁鲜河豚流入市场，严禁餐饮店经营河豚菜肴；加强宣传教育，不擅自食用河豚鱼和不认识的鱼类。

(二) 青皮红肉鱼组胺中毒

青皮红肉鱼是指海产鱼中的鲭鱼、鲣鱼、参鱼、鲐鱼、金枪鱼、沙丁鱼、竹笑鱼等。这些鱼中含有较多的组氨酸，当鱼体不新鲜或腐败时，经脱羧作用强的细菌作用后，产生组胺。组胺中毒是指含有一定数量组胺的某些鱼类而引起的过敏性食物中毒。

预防青皮红肉鱼组胺中毒的措施有：在冷冻条件下储运鱼类，防止鱼类的腐败变质。对于易产生组胺的青皮红肉鱼如鲐鱼，烹调时加入一些醋或山楂；对体形较厚的鱼在加工腌制时，应劈成两半，食盐用量不低于25%。

(三) 麻痹性贝类中毒

麻痹性贝类中毒是比较普遍且对人类健康威胁较大的一种贝毒，由一组毒素（石房蛤毒素及其衍生物）组成，症状为食后30分钟内嘴唇周围有刺痛感，并逐渐扩展到面部和颈部，指尖、足尖有刺痛感；接着会有头痛、眩晕、恶心、呕吐、腹泻，严重时肌肉麻痹、呼吸困难，有窒息感。严重病例在食入2~12小时会因呼吸麻痹而死亡。

贝类中的毒素用一般的食品加工方法如蒸煮、烟熏、干燥、盐渍均不能被破坏掉，从鱼肉和贝肉的表面特征也无法判断是否存在毒素。

预防麻痹性贝类中毒的措施有：对捕捞的贝类毒性进行监测，食用贝类时应除去肝脏和胰腺；对海水养殖区、虾塘附近的水质进行监测、预报；如发生赤潮，应对养殖的鱼贝类采取适当的保护措施。

三、重要的植物性食源性疾病

(一) 四季豆与豆浆中毒

豆科植物中多含有一些有毒、有害因子，包括蛋白酶抑制剂、脂肪氧化酶、植物红细胞凝集素、致甲状腺肿素、抗维生素因子、抗微量元素因子、苷类和酮类等。

1. 四季豆中毒

四季豆又名菜豆、豆角、芸豆、扁豆、刀豆等，在烹调时如炒煮不够熟透，其中的有害成分皂素和植物红细胞凝集素未被破坏，可能会引起食物中毒。

四季豆中毒后2~4小时出现肠胃炎症状，表现为恶心、呕吐、腹痛、头晕，少数病人有胸闷、心慌、出冷汗、手脚发冷、四肢麻木、畏寒等。其病程短，恢复快，预后良好。

预防四季豆中毒的措施有：烹调四季豆时必须要炒熟、煮透，使四季豆失去原有的生绿色和豆腥味后再食用。凉拌菜时，应煮10分钟以上，不可贪图其脆嫩。

2. 生豆浆中毒

饮用未煮熟的豆浆也可引起食物中毒，通常在食用后0.5~1小时发病，主要为肠胃炎症状。豆浆中的有害物质可能是胰蛋白酶抑制剂、皂苷等。

防止生豆浆中毒的措施有：豆浆应彻底煮透后再饮用。煮豆浆加热到一定程度时豆浆出现泡沫，此时豆浆还没有煮开，应继续加热至泡沫消失，豆浆沸腾，再用小火煮数分钟。

(二) 木薯、苦杏仁等含氰苷类食物中毒

苦杏仁、桃仁、李子仁、枇杷仁、樱桃仁中含有苦杏仁苷，木薯、亚麻仁中含有亚麻苦苷，苦杏仁苷和亚麻苦苷可在人体内水解后释放出氢氰酸引起中毒。

含氰苷类食物中毒就是因食用苦杏仁、桃仁、李子仁、枇杷仁、樱桃仁、木薯等氰苷类食物引起的中毒。

苦杏仁中毒的潜伏期短者0.5小时，长者12小时，一般为1~2小时。苦杏仁中毒时，口中苦涩、流涎、头晕、头痛、恶心、呕吐、心悸、四肢无力；较重者胸闷、呼吸困难，呼吸时有时可嗅到苦杏仁味；严重者意识不清，呼吸微弱，昏迷，最后因呼吸麻痹或心跳停止而死亡。此外，也有引起多发性神经炎的。

木薯中毒的潜伏期短者2小时，长者12小时，一般多为6~9小时。木薯中毒的临床表现与苦杏仁中毒的临床表现相仿。

预防此类食物中毒的措施有：不吃各种果仁；如用苦杏仁加工食品时，要反复用水浸泡、清洗，经加热煮熟或炒熟后可除去毒素。木薯在食用前必须去皮洗净，煮熟后再浸泡；禁止生食木薯，不喝煮木薯的汤，不空腹吃木薯，一次也不宜吃得太多。

(三) 发芽马铃薯食物中毒

马铃薯又名土豆、山药蛋、洋山芋等。马铃薯的有害成分是一种茄碱，又称马铃薯毒素或龙葵素，在马铃薯的芽、花、叶及块茎的外层皮中含量较高。食用发芽或表皮变绿的马铃薯后，可发生食物中毒。

发芽马铃薯食物中毒潜伏期为数十分钟至10小时内发病。中毒症状为舌、咽部麻痒，胃部灼痛及肠胃炎症状，瞳孔散大、耳鸣；重者抽搐，意识散失，甚至死亡。

预防发芽马铃薯食物中毒的措施有：为防止马铃薯发芽，应将其存贮于干燥阴凉处，也不宜长时间日晒风吹。将发芽多或皮肉变黑绿色的马铃薯丢弃；发芽不多者，可剔除芽及芽眼部，去皮后浸水，烹调时加点醋，以破坏残余毒素。

（四）毒蘑菇中毒

毒蘑菇学名毒蕈，属大型真菌。蘑菇大多数可食，叫食用菌；少数有毒，称为毒蘑菇或毒蕈。我国现有食用菌 360 多种，毒蕈 105 种，但其中能威胁生命的有 20 余种，而极毒者仅有 9 种。人们在采食野生蘑菇时，由于可食蘑菇和毒蘑菇常混杂生长，外观相似，很难区别，因而易误食发生食物中毒。

毒蕈的有毒成分较为复杂，主要有胃肠毒素，神经、精神毒素，血液毒素，毒蕈溶血素，原浆毒素等。

毒蕈中毒后的临床症状也较为复杂，以中毒性肝肾损害型死亡率为高。

预防毒蘑菇中毒的措施有：切勿采集不认识或未吃过的蘑菇，最好是在有识别毒蘑菇经验的人员指导下进行采摘。野生鲜蘑菇在食用前要在沸水中煮 5~7 分钟后，弃去汤汁，用清水漂洗后再食用。

第四节　其他方面食源性疾病

一、农药、化学毒物中毒

化学性食物中毒是由于食用了受到有毒、有害化学物质污染的食品所引起的。农药、化学毒物中毒一般发病急、潜伏期短，多在几分钟至几小时内发病，病情与中毒化学物剂量有明显的关系，临床表现与毒物性质不同而多样化，一般不伴有发热，也没有明显的季节性、地区性的特点，也无特异的中毒食品。

常见农药、化学毒物的中毒有有机磷农药中毒、毒鼠强中毒、亚硝酸盐中毒、甲醇中毒、瘦肉精中毒、砷中毒、铅中毒、锌中毒等。

（一）急性食源性有机磷农药中毒

我国目前使用的杀虫剂约有 70% 是有机磷农药，高毒杀虫剂甲胺磷产量位居前列。有机磷污染蔬菜、水果，经 7~10 天大致能消失一半，低毒性残留品种在植物性食物中经数天至 2~3 周可全部降解。作物含水分高、外界温度高时则分解更快。有机磷农药在食品中的残留，一般根茎类作物比叶菜类或豆类的豆荚部分残留时间长。

如果人们进食了超过农药最大残留量的菜、果、粮、油等食物，或食用了运输、贮藏过程中污染了有机磷农药的食物，或误把有机磷农药当做食用油、酱油等调料烹调的食物常常会出现食物中毒。

急性食源性有机磷农药中毒是进食了含有机磷农药污染的食物后，在短期内引起的以全血胆碱酯酶活性下降，出现毒蕈碱样、烟碱样和中枢神经系统症状为主的全身性疾病。轻度食物中毒一般可出现头晕、头痛、恶心、呕吐、多汗、胸闷、视力模糊、无力等症状；中度中毒者除前述症状外，还有瞳孔缩小、轻度呼吸困难、流涎、腹痛、腹泻、步态蹒跚、意识模糊；重度患者则出现肺水肿、昏迷、脑水肿、呼吸麻痹等症状。有的病例在急性中毒症状消失 2~3 周后，可出现感觉运动型周围神经病。

食物中毒发生后要及时采取适当处理措施，积极治疗病人，如迅速给予中毒者催吐、洗胃，以排出毒物，根据中毒程度不同给予特效解毒药，采取对症治疗措施。

预防食源性有机磷农药中毒的措施有：在果蔬、茶叶上不得使用甲胺磷等高毒农药，要严格按《农药合理使用准则》对农作物施药，严禁刚喷洒过农药的果蔬上市。加强农药管理，严禁农药与食物一起存放或装运。不得用盛过农药的容器装食品，禁止食用因农药致死的畜禽。

（二）食源性急性亚硝酸盐中毒

食源性急性亚硝酸盐中毒是因食用含亚硝酸盐超量食物或混有亚硝酸盐食物而引起的急性中毒。当人们进食了腐烂变质的蔬菜、腌制不久的咸菜或存放过久的熟菜，食用过量的亚硝酸盐腌肉，或误将亚硝酸盐当做食盐烹调的食物均可导致急性中毒，在短期内引起的以高铁血红蛋白症为主的全身性疾病，称为肠原性紫绀。

急性亚硝酸盐中毒的病人轻者有头晕、头痛、乏力、胸闷、恶心、呕吐，口唇、耳廓、指（趾）甲轻度紫绀等，高铁血红蛋白为 10%~30%；重者可有心悸、呼吸困难，甚至心率紊乱、惊厥、休克、昏迷、黏膜明显紫绀，高铁血红蛋白往往超过 50%。

预防亚硝酸盐食物中毒的措施有：避免误食亚硝酸盐，亚硝酸盐食品添加剂的使用与管理要严格执行国家标准，禁止在食品中添加工业用盐。保持蔬菜的新鲜，不吃存放过久、甚至腐烂的蔬菜。剩菜不可在高温下存放长时间再食用。咸菜要腌透，至少在 20 天以上再吃。不饮用过夜的温锅水。

（三）甲醇中毒

甲醇又称木醇、木酒精，为无色、透明、略有乙醇味的液体，为工业酒精的主要成分之一。甲醇是一种强烈的神经和血管毒物，对人体的毒害作用是由甲醇本身及其代谢产物甲醛和甲酸引起的，可直接毒害中枢神经系统，损害视神经，造成视神经萎缩、视力减退，甚至双目失明。

甲醇中毒一般口服后 8~36 小时发病，症状表现为头痛、头晕、乏力、步态不稳、嗜睡等；重者有意识朦胧、癫痫样抽搐、昏迷、死亡等。误食甲醇 5~10 毫升即可引起严重中毒，10 毫升以上就有失明的危险，人的口服致死量一般为 60~250 毫升。

造成中毒的原因多是饮用了含甲醇的工业酒精勾兑的"散装白酒"。近年来，我国曾发生多起重大的甲醇中毒事件。

预防甲醇中毒的措施有：加强食品卫生监督管理，必须把甲醇作为一种特殊有毒有害化学品实施严格管理，严禁其以任何方式流入食用品市场，各酒类生产经营单位必须严把进货渠道，严禁用工业酒精勾兑白酒，严禁未取得卫生许可证非法生产、销售白酒；消费者不要饮用私自勾兑和来源不明的散装白酒，以防甲醇中毒。

（四）瘦肉精（盐酸克伦特罗）中毒

瘦肉精是盐酸克伦特罗的俗称，它属于肾上腺素兴奋剂，是一种用于治疗哮喘的药物。在非法的养殖业中通常在饲料中添加瘦肉精，以使动物生长速度加快、精瘦肉增多。瘦肉精具有相当的毒性，用量过大或无病用药均可出现肌肉震颤、心慌、心悸、战栗、头痛、恶心、呕吐等症状，特别是对高血压、心脏病、甲亢、青光眼、前列腺肥大等疾病患者危害性更大，可能会加重病情，甚至发生意外。

预防瘦肉精中毒的措施有：控制源头，加强法规宣传，禁止在饲料中掺入瘦肉精；加强对上市猪肉的检验。

（五）砷中毒

砷的化合物一般都有毒，如三氧化二砷（俗名砒霜、白砒、信石等）有剧毒。三氧化二砷为白色粉末，无臭、无味，容易与面粉、食碱、白糖等混淆而被误食。

引起砷中毒的原因有以下几点。

（1）食品原料中含砷量过高，如化学酱油，是用盐酸分解含大量蛋白质的原料，再用碱来中和而成，如在生产中使用不纯的盐酸和碱，就使酱油中含砷量过高。1947年日本曾发生酱油引起的砷中毒。

（2）食用色素和有机酸（如柠檬酸）的生产中混入砷。

（3）用砷化物杀虫剂杀灭蟑螂或老鼠以及在水果、蔬菜上灭害虫导致污染食品。

预防砷中毒的措施有：烹调菜肴不用化学酱油；食物与药物分开房间置放，以免误用；对污染的食品先浸泡半小时后清洗。

（六）铅中毒

自然界中铅的分布很广。水、土壤和各种食品中均含有微量铅，工业三废、食品加工、包装容器材料等造成铅迁移到食品中去而引起食物中毒，如过去制酒所用的冷却器及盛酒的锡壶含铅量高而引起饮酒中毒，严格管理后就很少发生。铅发生急性中毒的较少，一般为慢性积累后出现中毒症状。

预防铅中毒的措施有：

（1）锡制器皿常是锡铅合金制作的，如锡酒壶、酒桶等，如放置时间长或温度较高，食品或饮料内的含铅量就会增加，所以不要用锡酒壶烫酒和锡制酒桶长期装酒。

（2）铅锡合金器皿不要用来盛放醋或其他有机酸，因为酸能与器皿起分解作用，致含铅量增加，污染食品或原料。

（3）劣质陶釉和劣质搪瓷器皿，不要长时间盛放食品，更不要盛放醋等，因为劣质陶釉和劣质搪瓷在制作中加入了过量的氧化铅，以降低其熔点，使制造简便，可是多余的氧化铅遇酸分解，以致污染食品，使食品的含铅量增加，引起食物中毒。

（七）锌中毒

锌普遍微量存在于各种食物中，微量的锌为人体的正常生理代谢所必需，但是大量摄入时则易引起中毒。由食品引起的锌中毒，主要原因是由于镀锌容器或工具的锌混入食品所致，其次是误食大量可溶性锌盐，如氯化锌、硫化锌、硫酸锌、硬脂酸锌等。

锌不溶于水，易溶于酸性溶液中，一般有机酸（如柠檬酸、醋酸等）对锌的溶解度相当大。溶液酸度越高，存放时间越长，则锌的溶出量也越多。锌的中毒量为 0.2~0.4 克，一次摄入 80~100 毫克以上的锌盐即可引起急性中毒。

锌中毒症状为急性发病，潜伏期由几分钟至 1 小时，恶心、持续性呕吐、腹绞痛、腹泻、口腔烧灼感，伴随眩晕及全身不适；严重者可因剧烈的呕吐和腹泻而导致虚脱。

预防锌中毒的措施有以下几方面：

（1）禁止使用镀锌容器和工具盛放、煮制、加工、运输和保存酸性食品，如果汁、果酱、番茄酱、酸牛奶、酸菜及食醋等，用镀锌铁桶装牛奶也很危险。

（2）妥善保管各种锌化物，防止误食中毒。

（3）锌盐味觉阈值为 15 毫克/升，饮水中锌含量达 30 毫克/升有乳白样表现，达

40毫克/升有金属味，达657~2280毫克/升可致呕吐，故发现食物有锌味应停止食用。

二、真菌毒素和霉变食品食物中毒

霉菌是一部分真菌的俗称，区别于我们熟知的食用真菌，霉菌的菌丝体比较发达，没有较大的子实体，一般通过孢子繁殖，广泛存在于周围的自然环境中。目前已知霉菌约500种，其中大部分有益于人类，如在发酵食品中广泛应用的菌种。大约有1/10的霉菌可产生有害的霉菌毒素，霉菌毒素主要是指霉菌在其污染的食品中所产生的有毒代谢产物。有些霉菌毒素可引发急性的食物中毒，有些少量长期摄入可产生慢性、潜在性的危害，如人们普遍认为的黄曲霉毒素的致癌作用。赤霉病麦与污染禾谷镰刀菌的玉米中毒是较常见的霉菌毒素引起的食物中毒，主要毒素是赤霉稀酮，食后半小时就可出现恶心、呕吐、浑身乏力。赤霉病麦用做饲料还会引起家畜流产。近年来由于粮食生产和贮存技术的进步、群众生活水平的不断改善，这种食物中毒已不多见。常见霉变食品的食物中毒有霉变谷物中毒、霉变甘蔗中毒等。

（一）霉变谷物中呕吐毒素食物中毒（赤霉病麦食物中毒）

呕吐毒素又称脱氧雪腐镰刀菌烯醇，是造成霉变谷物食物中毒的主要霉菌毒素，主要存在于赤霉病麦、霉变小麦、霉变玉米中。赤霉病麦引起的食物中毒多发生在麦收季节（5~7月），霉变小麦和霉变玉米食物中毒则可发生在任何季节。

霉变谷物中呕吐毒素食物中毒潜伏期一般为0.5~2小时。主要症状有胃部不适、恶心、呕吐、头痛、头晕、腹痛、腹泻等，还有病人表现为无力、口干、流涎，少数患者有发烧、颜面潮红等症状。

预防此类食物中毒的措施有：加强田间管理和贮存期的粮食防霉管理；已经发生赤霉病麦则应设法除去或减少粮食中的病粒或毒素，如分离病麦、碾磨去皮等。

（二）霉变甘蔗食物中毒

霉变的甘蔗外观色泽不好，尖端和断面有白色或绿色絮状、绒毛状菌落，切开后，甘蔗断面呈浅黄色或棕褐色甚至灰黑色，原有的致密结构变得疏松，有轻度的霉变味或酒糟味，有时略有辣味。

发霉变质的甘蔗引起的食物中毒多发生在2~4月，是由甲菱孢霉菌产生3-硝基丙酸毒素导致食物中毒。变质甘蔗食物中毒重症病人多为儿童，严重者1~3天内死亡，幸存者常常留有终身残疾的后遗症。

变质甘蔗食物中毒潜伏期短者10秒钟，长者十几小时。主要症状有：呕吐、头昏、视力障碍、眼球偏侧凝视、阵发性抽搐、手呈鸡爪状、昏迷。

预防霉变甘蔗中毒的措施有：要禁止销售和食用霉变甘蔗。甘蔗必须在成熟后收获，并注意防冻。在贮存过程中，应注意防霉，贮存时间也不能过久。

☞ 知识链接

人体器官是如何排毒的

肝 肝脏是人体非常重要的排毒"重量级种子选手"，它可消解进入身体的化学毒素，包括各种酒类及化学物质，消除所吸入的废气、烟雾和化学品中的毒素，并抵御病菌的侵袭。

肾 肾脏如同人体的"精密过滤器",它每天要处理约170千克的血液,能分辨过滤有用物质(如钠、钾、磷等)并将这些有用物质重新输回血液,而将多余水分及废物转化为尿液,经膀胱及尿道排出体外。

肺 肺是人体进行气体交换的重要器官,它将新鲜的氧气输送到血液,供给各器官、组织、细胞的需要,并将二氧化碳等废气排出体外。

肠 肠道肩负着人体的营养吸收及废物排出的重任,当食物被胃液分解消化后就会进入小肠,由小肠黏膜吸收营养物质,继而进入大肠,最后由大肠将食物残渣及废物排出体外。研究表明,粪便中的细菌约占粪便总量的20%~30%,有害物质竟达20余种,其中包括硫化氢、氨气、沼气、二氧化碳等有害气体,苯类、吲哚、肉毒杆菌、甲酚、丁酸等以及一些对人体有害的重金属盐类,如不能按时排出存便,则这些有毒物质将再次被吸收进入血液,对机体造成危害。

淋巴系统 淋巴系统是具有免疫功能的自体保护系统,它由淋巴细胞、淋巴管、淋巴液及淋巴器官组成,保护人体免受病菌及外界不良因素的侵害,并具有排毒功能。

皮肤 皮肤如同一道巨大的"天然屏障"覆盖着人体的表面,保护人体免受外来侵害,具有分泌、调节、排泄等功能,是人体最重要的排毒器官之一。

资料来源:http://www.51etong.com/s/jkbj/26498.shtml.

第五节 食物过敏

一、食物过敏与食物不耐受

(一)食物过敏

食物过敏(又称为食物超敏反应或食物变态反应)是食物引起机体对免疫系统的异常反应。当食物进入人体后,即使是很少量,机体也会产生这种异常的免疫反应,涉及各种免疫病理过程,伴随各种临床症状。假定一个人在吃了鱼虾、花生或者饮用一杯牛奶后出现呕吐、呼吸急促、接触性荨麻疹等,就是发生了食物过敏。当人吃进对其致敏的食物几分钟到两小时内会出现典型症状,包括口腔发痒、喉舌肿胀、呼吸困难、荨麻疹、呕吐、腹部绞痛、腹泻、血压下降、失去知觉甚至死亡。

常见的食物过敏疾病有:

(1)严重过敏反应。皮肤症状有荨麻疹、血管性水肿或麻疹样皮疹;消化道症状如唇、舌和上腭发痒和肿胀,拒食,嗜食,呕吐,腹泻或便秘,拒食是因为口腔黏膜在接触食物致敏原后产生了接触性荨麻疹样改变,口腔黏膜、舌及咽部产生了极度不适感所致;呼吸道症状有鼻过敏症状、喉水肿和哮鸣等。

(2)变应性嗜酸粒细胞胃肠病。临床症状与肠壁嗜酸粒细胞浸润程度有关,患者常表现为饭后恶心和呕吐、腹疼、间歇性腹泻,成人会出现体重减轻,幼婴会出现生长发育停滞。本病常见于6~18个月的婴儿。

(3) 婴儿肠绞痛，表现为婴儿阵发性烦躁不安、极度痛苦的喊叫、腿蜷缩、腹胀、排气多。

(4) 依赖食物的运动诱发严重过敏反应。在进食如虾、甲壳类、蔬菜、水果或软体动物后进行运动，会引起严重过敏反应，如不运动就不会诱发过敏症状。

(5) 口腔变态反应综合征。花粉过敏的患者在进食某种或几种水果或蔬菜几分钟后，口咽部如唇、舌、上腭和喉发痒或肿胀，但很少累及其他器官，症状消失也快。

全球范围内约有2%的成年人和4%~6%的儿童患有食物过敏症。在亚洲进行的若干项调查显示，儿童食物过敏症的发生率在5%~10%，如儿童对牛奶的过敏症，国外报道发病率达0.3%~7.5%。

(二) 食物不耐受

食物不耐受（又称食物耐受不良），是不涉及免疫系统过敏反应的食物不良反应，如有人对所吃食物产生胀气、打嗝或不愉快的反应。食物的非免疫反应分为毒性反应和不耐受，与食物摄入量的多少有关。

常见的食物不耐受有：蔗糖酶异麦芽糖酶缺乏症，即不耐受蔗糖症，表现为急性腹泻；乳糖酶缺乏症，即不能吸收乳糖，引起部分人乳糖不耐受，表现为肠鸣、腹痛、排气和渗透性腹泻等症状；粥样泻（乳糜泻），致敏原是小麦或麦中的麦胶蛋白（俗称面筋），多见于欧洲，症状为慢性腹泻、呕吐；葡萄糖—半乳糖吸收不良，症状为腹泻，甚至发生脱水及酸中毒；脂肪泻，因脂肪的消化吸收不良而发生的腹泻。

食物不耐受虽不是食物过敏，但在不知道有食物不耐受的情况下是不易与食物过敏相区别的。如机体因为缺乏乳糖代谢酶，在喝牛奶后会出现腹痛、腹泻的症状，即为乳糖不耐症，但有时也能出现类似牛乳过敏的症状。

二、食物致敏原及食物过敏的预防

(一) 食物致敏原

食物致敏原是指会引起免疫反应的食物抗原分子。几乎所有的食物致敏原都是蛋白质，大多数为水溶性糖蛋白。每种食物蛋白质可能含有几种不同的致敏原。一般来说，某种食物的致敏性强弱与其对特异IgE（抗过敏反应免疫球蛋白）结合能力及其致敏原在食物蛋白中的浓度有关。食物致敏原有以下特点。

1. 任何食物都可诱发变态反应

小儿常见的食物致敏原有牛乳、鸡蛋、大豆等，其中牛乳和鸡蛋是幼儿最常见的致敏原，它们具有强致敏性。1岁以下的婴儿，鸡蛋是常见引起荨麻疹的原因，其次是牛乳；学龄前儿童，花生和坚果是较常见的致敏原，而鱼和贝类过敏一般到年长一些才发生。虽然任何食物均可以致敏，但90%的过敏反应是由少数食物引起的：成人为花生、坚果、鱼和贝类，幼儿为牛乳、鸡蛋、花生和小麦。

2. 食物中仅部分成分具致敏原性

牛乳含有20多种能诱发产生抗体的蛋白质成分，其中只有5种具有致敏原性；鸡蛋蛋清中含有23种糖蛋白，但只有卵白蛋白、类黏蛋白和卵转铁素卵为主要致敏原。

3. 食物致敏原的可变性

加热可使大多数食物的致敏原性减低，但有些食物烹调后致敏原性不变甚至增加。一般胃的酸度增加和消化酶的存在，可减少食物的致敏原性。

4. 食物间存在交叉反应性

有一半牛乳过敏者也对山羊奶过敏，对鸡蛋过敏者也可能对鸟蛋过敏，但在牛乳和牛肉、鸡蛋和鸡肉之间不存在交叉反应。患者对花粉过敏也可能对水果蔬菜过敏，对大豆过敏也可能对豆科植物如扁豆、花生、苜蓿过敏。

5. 对食物的中间代谢产物过敏

对蛋白胨或多肽等中间代谢产物过敏的患者出现症状较晚，一般在进食后 2~3 小时，但这种过敏情况较少见。

（二）食物过敏的预防

1. 避免食物致敏原

避免再进食已确定的致敏原是最有效的防治手段。青少年和成人在确诊后，对食物中排除该食物致敏原，其敏感性也会消失，约有 1/3 的儿童和成人避食致敏原 1~2 年后，其临床症状消失。

有麸质致敏肠病（GSE）的患者要终身禁食未完全去除谷胶即面筋的食物。避食食物要有的放矢，就是要针对性强，如鸡蛋最容易致敏的部分是蛋清，这样就可食用蛋黄而避食蛋清部分；若不加选择地让患者长期不吃牛乳及一切鸡、鸭、鱼、蛋、肉，会使患者造成蛋白质和营养素的缺乏，这样会给正在生长发育中的婴幼儿带来危害（尤其在诊断未明确之前）。一般 6~12 个月后小儿对大部分食物致敏原的敏感性消失，此时可试进食，以观察决定是否继续排除该食物，若为阳性，以后每 12 个月可少量试食观察一次，但重症者除外。

生的食物一般较熟的食物更易致敏，烹调或加热可使大多数食物抗原失去致敏原性，但食物的强致敏原却耐热。

2. 致敏食物的标志

食品致敏性标签是避食食物致敏原引起的食物过敏反应的唯一办法。从 2000 年起，美国 FDA 要求食品加工企业对易引起过敏的食物成分加以标志，这为食物过敏者提供了有效的帮助。FDA 重点检查 8 类最常见的食物致敏原：牛乳、鸡蛋、鱼、小麦、树果、花生、大豆和贝壳类（如虾、蟹）。据估计，这些食品中蛋白引起的过敏占美国人过敏反应的 80%。

食物致敏原的标志已经成为许多国家法规的强制性要求，欧盟也开始要求致敏原的标志。我国现在还没有实现这一制度，但在《转基因食品卫生管理办法》中已经要求转基因食品如果来自致敏原的，需要进行致敏性标志。

☞ 知识链接

有利于人体排毒的食物

国内外科学研究证明，高血压、中风、肝硬化、癌肿、肝炎、糖尿病等多种疾病，都与体内器官、血液等所受到的各种污染毒害有关。常吃以下食物能有效清除人体有毒物质：

(1) 菌类食物，如黑木耳、银耳、蘑菇、香菇等。这些菌类含有丰富的硒，经常食用可降血压、降胆固醇、防止血管硬化、提高机体免疫功能、增加体内免疫球蛋白的含量、兴奋骨髓造血功能及滑肠、洁血、解毒、增智等。

(2) 海带。海带中的褐藻胶有治疗动脉硬化，阻止人体吸收铅、镉等重金属和排出人体内放射性元素的作用。褐藻胶因含水率高，在肠内能形成凝胶状物质，故有助于排出毒素，并可防止便秘和肠癌。

(3) 猪血。猪血的血浆蛋白经胃酸和消化液分解后，能产生一种有润肠作用和解毒作用的物质。这种物质可与粘附于胃肠壁的粉尘、有害金属微粒等发生化学反应，从而使这些有毒有害物排出体外，有很好的排毒功能。

(4) 鲜果汁和菜汁。鲜果汁和菜汁进入人体可使血液呈碱性，从而将积聚在细胞中的毒素溶解，然后排出体外。

(5) 含胡萝卜素较多的食物。这类食物有紫菜、倭瓜、甜瓜、胡萝卜、柑、红薯、南瓜、柿子、木瓜、甘兰、橙子、肝、牛奶、蛋黄、鱼类等。

资料来源：http://www.chinahexie.org.cn/a/lehuorensheng/shengmingjiankang/ziwobaojian/20111101/22516.html.

思考题

1. 什么是食源性疾病？造成食源性疾病的原因有哪些？
2. 对发生食源性疾病事件应如何处理？
3. 常见的细菌性食源性疾病有哪些？举例说明。
4. 常见的动物性食源性疾病有哪些？举例说明。
5. 造成四季豆和豆浆中毒的原因是什么？应如何预防？
6. 试述造成急性食源性有机磷农药中毒的原因及预防措施。
7. 什么是食物过敏？如何预防食物过敏？

第6章
食品安全与卫生管理

【学习目标】

通过本章的学习,学生应掌握国内食品安全现状及采取的应对措施,了解食品安全问题的种类及危害,了解国内外食品安全标准及我国的卫生监督管理体系,掌握餐饮行业的卫生管理要求,培养良好的个人卫生习惯。

食品安全是指确保食品消费对人类健康没有直接或潜在的不良影响,是食品卫生的重要组成部分。

俗话说:"民以食为天,食以安为先",食品安全是一个重大的公共卫生问题,也是保护人类健康、提高人类生活质量的基础。目前,食品安全已成为全球性的重大战略性问题,并越来越受到世界各国政府和消费者的高度重视。随着我国经济和社会的持续高速发展以及人民生活水平的提高,人们对食品安全问题提出了越来越高的要求。与此同时,食品安全问题已经成为影响我国农业和食品产业国际竞争力的关键因素。

我国历来高度重视食品安全问题,目前已经建立起了以《中华人民共和国食品安全法》为核心的食品安全法律制度,又制定了《食品安全行动计划》,确定了总目标:控制食品污染、减少食源性疾病,保障消费者健康,促进经济发展。具体目标是:在保障食品安全的基础上,建立较完善的食品卫生法律、法规与标准体系;建立和完善食品污染物监测与信息系统;建立和完善食源性疾病的预警与控制系统等。

同时,我们也要看到,由于环境污染以及一些生产者和销售者有待提高的个人素质等原因,我国在完善食品法规、加强食品监管等方面还有很大的空间。因此,健全和完善法律法规、加强执法、确保食品安全是关系到保障人民群众身体健康的大事情,是关系到社会政治稳定的大事情,是关系到我国在国际社会中形象的大事情。

第一节 食品安全现状及对策

食品是人类赖以生存和发展的物质基础,而食品安全问题是关系到人体健康和国计民生的重大问题。近年来,国际上一些地区和国家频发恶性事件,我国的食品安全问题也相当突出。我国在基本解决食物供应(food security)问题的同时,食物的安全卫生(food safety)问题越来越引起全社会的关注,尤其是我国作为WTO的新成员,与世界各国间的贸易往来会日益增加,食品安全已变得没有国界,世界某一地区的食品问题很可能会波及全球,食品安全问题在某种程度上也影响着我国农业产品和产业结构的战略性调整。

一、食品安全的重要性

(一)食品安全已引起国际社会高度重视

目前,全球食品安全形势不容乐观,主要表现为食源性疾病不断上升、恶性食品污染事件接二连三、食品生产/加工新技术与新工艺带来新的危害和世界范围内由于食品安全卫生质量而引起的食品贸易纠纷不断。这些问题已成为影响各国经济发展、国际贸易以及国家声誉的重要因素。有鉴于此,世界卫生组织(WHO)和联合国粮食与农业组织(FAO)以及世界各国近年来均加强了食品安全工作,包括机构设置、强化或调整政策法规、监督管理和科技投入。

2000年WHO第53届世界卫生大会首次通过了有关加强食品安全的决议,将食品安全列为WHO的工作重点和最优先解决的领域。近年来,各国政府纷纷采取措施,建立和完善管理机构体系和法规制度。美国、欧洲等发达国家不仅对食品原料、加工品有较为完善的标准与检测体系,而且对食品生产的环境,以及食物生产对环境的影响都有相应的标准、检测体系。西方发达国家还以食品安全作为贸易壁垒,在进出口贸易中维护本国的经济利益。

(二)食品安全问题不仅是公共卫生问题,还影响农业与食品工业产业结构调整

食品的安全性问题已制约了我国农产品的出口创汇能力以及加入WTO后的国际竞争力。一方面,WTO贸易技术壁垒(TBT)协定规定:"在涉及国家安全问题、防止欺骗行为、保护人类健康和安全、保护生命和健康以及保护环境等情况下,允许各成员方实施与国际标准、守则或建议不尽一致的技术法规、标准和合格评定程序。"因此,世界各国无不加大对食品安全的研究,在保障消费者利益的前提下,寻求保护本国的经济利益的"合法"技术措施。另一方面,近年来,"生态农业"、"无公害食品"、"有机食品"等计划的出台,进一步反映了社会对食品安全、环境质量和人体健康的关注与

迫切要求，因此，加强食品安全控制的研究工作，不仅有利于保护人民健康，也有利于保证我国农业和食品工业的发展，促进我国的食品贸易发展。

☞ 知识链接

国际上发生的重大食品安全问题及其影响

20世纪90年代以来，欧洲一些国家的食物安全问题一波未平，一波又起。先是英国暴发"疯牛病和口蹄疫"，迅速席卷欧洲，并传入拉美、海湾地区和亚洲；后有比利时"二噁英"污染奶制品、肉和家禽。新世纪之初，英国、泰国、越南等国又暴发了口蹄疫、禽流感，日本大肠杆菌O157：H7污染事件引起近万人食物中毒。农药、兽药残留、化学污染物造成广泛的污染，对人体健康具有长期和潜在的健康危害。由于食物污染，日本人不敢吃生鱼片，比利时人不敢吃鸡、鸭、鹅，英国人不敢吃牛肉。每年，发展中国家因食品安全问题有300万人死亡，发达国家有30%的人口受到食源性疾病困扰。另一个备受关注的重点是转基因食品安全性问题，全球转基因作物已达4000万吨，由于转基因食物是把一种外源的基因转移到生物体中，可能对人类健康存在潜在威胁。

食品安全事件造成的经济损失十分严重。美国每年有占总人口的30%左右的人发生食源性疾病，造成3500亿美元的损失。英国1987—1999年证实的疯牛病病牛达17万头之多，英国的养牛业、饲料业、屠宰业、牛肉加工业、奶制品工业、肉类零售业无不受到严重打击。仅禁止进出口一项，英国每年就损失52亿美元，再加上为杜绝"疯牛病"而采取的宰杀行动，损失高达300亿美元。比利时发生的二噁英污染事件不仅造成比利时的动物性食品被禁止上市并大量销毁，而且导致世界各国禁止其动物性产品的进口，估计其经济损失达13亿欧元。食品安全问题的发生不仅影响到消费者对政府的信任，甚至威胁社会稳定和国家安全，如比利时的二噁英污染事件使执政长达40年之久的社会党政府内阁垮台；2001年的德国疯牛病，卫生部长和农业部长被迫引咎辞职；欧洲消费者强烈反对转基因食品，很大程度上是由于对政府的不信任。

二、我国食品安全现状

与过去相比，我国食品安全状况有了显著改善。总的看来，生产、销售假冒伪劣食品案件多发的势头有所遏制，食品安全形势趋于好转。但必须看到，中国的食品供应体系主要是围绕解决食品供给量问题而建立起来的，当前我国食品安全形势依然严峻。

（一）微生物污染是影响中国食品安全的最主要因素

2000—2002年中国疾病预防控制中心营养与食品安全所对全国部分省市的生肉、熟肉、乳和乳制品、水产品、蔬菜中的致病菌污染状况进行了连续的主动监测，结果表明，微生物性食物中毒仍居首位，占39.62%，化学性食物中毒占38.56%，动植物性和原因不明的食物中毒均在10%左右。在微生物污染中，细菌性污染是涉及面最广、影响最大、问题最多的一种污染。在食品的加工、储存、运输和销售过程中，原料受到环境污染、杀菌不彻底、储运方法不当以及不注意卫生操作等是造成细菌和致病菌超标的主要原因。

（二）在投入品供给、农业产地环境、防疫体系、农产品生产加工以及销售等环节仍然存在安全隐患

滥用或不当使用农药、兽药等农业投入品，农业环境污染严重，致使农产品药物残留及有害物质超标。在中国生产的杀虫剂中，有机磷农药产量占70%，在有机磷农药中高毒品种的产量又占70%。兽药安全性较低，滥用和超标使用兽药严重，饲料中添加违禁药品仍然比较严重。农业环境污染，直接造成了食品中重金属含量超标。重大动物疫情频繁发生，直接威胁人民健康。

农产品生产、加工以及销售等环节仍然存在安全隐患。从生产环节来看，农户生产规模狭小，经营分散，农产品分级和包装技术水平低，溯源管理困难；在食品加工环节，大量家庭作坊式的小型食品企业根本不具备生产合格产品的必备条件；在流通过程中，由于包装、储藏、运输等设施落后和管理不善，造成食品的二次污染；对食品摊贩的监管跟不上，他们也会对食品造成污染。

（三）食品安全标准体系、检验检测体系、认证认可体系等方面存在明显的不适应性

许多食品安全标准的制定没有利用风险评估技术，标准的科学性和可操作性都亟待提高。我国目前绝大多数食品标准还属于非常具体的质量指标与卫生（安全）指标相混合的食品标准，造成监督困难，消费者也缺乏判断依据。标准体系仍不完善，很多重要标准尚未制定出来，相当一部分标准远低于国际标准。中国食品安全检验检测机构数量众多，分属不同部门，缺乏统一的发展规划，低水平重复建设情况比较普遍。食品认证体系多头管理、多重标准、重复认证、重复收费等问题还没有解决，认证体系的作用没有得到应有发挥。

（四）食品安全管理体制和法律法规体系有待完善

我国在食品管理上形成了多部门管理格局，而且不同部门仅负责食品链的不同环节。职责不清、政出多门、相互矛盾、管理重叠和管理缺位现象突出。现有与农产食品质量安全有关的法律或法规，相互间协调和配套性差，可操作性不强。

（五）食品安全科技成果和技术储备不足

长期以来，我国的食品科技体系主要是围绕解决食物供给数量而建立起来的，对于食品安全问题的关注相对较少。目前还没有广泛地应用与国际接轨的危险性评估技术，与发达国家相比，我国现行食源性危害关键检测技术仍然比较落后。我国开发新型农药、化肥、兽药、饲料、食品添加剂、调味剂等投入品的能力较弱，缺乏具有自主知识产权的产品。

（六）新产品、新技术、饮食习惯变化以及新的产销方式给食品安全带来了潜在威胁

近年来，中国新的食品种类（主要为方便食品和保健食品）大量增加。很多新型食品在没有经过危险性评估的前提下，就已经在市场大量销售。方便食品和保健食品行业的发展给国民经济带来新的增长点，但也增加了食品风险。转基因技术的应用虽然给食品行业的发展带来非常好的机遇，但转基因食品安全性不确定。随着现代生活节奏的

加快，人们外出就餐的机会增多，生冷食物、动物性食物、煎炸烧烤食物增多，由于技术跟不上，常常导致许多新的潜在的不安定因素。

（七）食物中毒和食源性疾病仍然对中国的食品安全构成了明显的威胁，重大食品安全事故屡有发生

食源性疾病是中国的一个重要致病来源，也是食品安全问题最直接的表现之一。食物中毒报告是反映食品安全水平的一个重要方面。从目前的统计数字来看，中国每年食物中毒报告例数为2万~4万人，但专家估计这个数字尚不到实际发生的1/10，也就是说中国每年食物中毒例数在20万~40万人。按照卫生部提供的统计数字，中国最近几年的食品安全问题呈上升趋势。从食品种类来看，动物性食品是中国主要的食物中毒原因食品，其中以肉及肉制品引起的食物中毒最多，为21.88%；其次为水产品，占10.11%。

（八）食品安全问题对经济和社会发展的影响不容忽视

食品安全问题导致的经济损失是非常大的，食品安全问题已经直接制约了中国的食品出口。我国出口食品多次在国外发生被退货销毁事件，不仅造成了重大的经济损失，而且严重损害了我国产品在国际市场上的声誉。在技术贸易壁垒中，食品安全卫生又是最为主要的原因。

三、解决我国食品安全问题的对策

（一）解决我国食品安全问题的指导思想

根据全面建设小康社会的要求，以提高公众健康水平、促进就业和提高农民收入、增强中国食品产业的国际竞争力为目标，借鉴国际上食品安全管理的有益经验，紧紧围绕净化产地环境、保证投入品质量、规范生产行为、强化监测预警、严格市场准入等关键环节，通过健全食品安全的法律法规体系、管理体制、标准体系、检测体系、认证体系、科技支持体系、信息服务体系以及建立应急机制等食品安全支撑体系，通过政府、产业界、消费者、媒体、教育和科研机构等有关各方密切配合、相互协作，采取多方面、多角度、多层次相互配套的措施，为建立和完善食品安全控制体系提供保障，建立"从农田到餐桌"的全程控制体系，确保食品安全。

（二）解决我国食品安全问题的基本原则

（1）以科学为基础。以科学为基础是进行食品安全管理所遵循的基本原则，其基本要求是强调风险分析。

（2）立足当前与预见未来相结合。

（3）食品供应全过程监管。食品安全管理与控制应该覆盖食品从"农田到餐桌"的食品链的所有方面。根据这一原则，应当推进食品安全监管"四个关口前移"，即从市场监管向产地监管前移，从销区监管向产区监管前移，从消费终端监管向生产源头监管前移，从流通监管向规范生产监管前移。

（4）预防原则。由于对于一些新产品和技术的安全性不能确定，食品安全管理与控制应该采取预防原则。任何新产品和技术必须提供充分的证据证明其安全性后才能上市。

(5) 可追溯性原则。食品的可追溯性是指食品和原料在流通中应保有它们的溯源，在需要的情况下，可为有资格的机构提供溯源相关信息。当发现食品存在危害时，可以及时从市场召回，避免流入市场。

(6) 透明原则。消费者有权获得清晰的食品质量、构成成分、营养物质含量、营养物质功用以及如何合理均衡膳食等方面的信息。法律法规、标准的修订与执行应在公开、透明、互动的方式下进行。

(三) 解决我国食品安全问题的具体措施

1. 提高食品安全科技水平，突破食品安全中的科技"瓶颈"制约

针对影响中国食品安全的主要因素确定关键技术领域，分阶段、有选择、逐步深入地开展食品安全基础研究，优先发展食源危险性评估技术，进一步发展更加可靠、快速、便携、精确的食品安全检测技术，加快发展食品中主要污染物残留控制技术，发展食品生产、加工、储藏、包装与运输过程中安全性的控制技术，使中国食品安全科技总体接近发达国家水平，初步建立起适应全面建设小康社会需要的食品安全科技体系。

2. 完善食品安全标准体系

在加强统一管理并充分发挥各相关部门作用的基础上，以风险评估为基础，基本建立起一套既符合中国国情又与国际接轨的食品安全标准体系。积极采用国际标准和国外先进标准，加大与国际接轨的力度。

3. 建立政府各监管机构之间分工明确、协调一致的食品安全管理体制

完善的食品安全管理体制的基本要求是政府定位要准确；从农田到餐桌实行全程管理，管理机构要精干和高效，各方职责要明确；有充足的资源；在中央政府层有一个权威声音对食品安全负责，并拥有在所有与食品安全有关的国家行动中贯彻中央政策的权力和资源。

4. 建立统一、权威、高效的食品安全检验、检测体系

借鉴国外经验，按照统筹规划、合理布局的原则，建立起一个相互协调、分工合理、职能明确、技术先进、功能齐备、人员匹配、运行高效的食品安全检验、检测体系。在检测范围上，能够满足对产地环境、生产投入品、生产及加工过程、流通全过程实施安全检测的需要，并重点加强对生产源头检测手段的建设；在检测能力上，能够满足国家标准、行业标准和相关国际标准对食品安全参数的检测要求。在技术水平上，国家级食品安全质检机构应符合国际的实验室规范，达到国际同类质检机构的先进水平，部级质检机构应达到国际同类质检机构的中上水平。

5. 建立统一、规范的食品认证、认可体系

为加强全过程安全控制，在食品原料生产、加工、运输、销售企业中大力推广HACCP体系和GAP、GMP、GDP等体系认证。

6. 建立健全食品安全应急反应机制

建立处理食品安全突发事件的应急机制已经成为国际惯例，中国也应该从建立法律法规体系、健全信息收集、处理和传播机制、建立预设方案等方面建立健全食品安全应急反应机制。

7. 建立统一协调的法律法规体系

应当以现有国际食品安全法典为依据，建立中国的食品安全法规体系的基本框架；完善已有的法律法规体系；赋予执法部门更充分的权力；加强立法和执法监督等。

第二节　各类食品的安全

一、粮食类食品的安全

（一）粮食的霉变与霉菌毒素污染

在潮湿高温条件下，粮食在农田生长期及收获、储存过程中的各个环节均可受到真菌的污染使其霉变，从而改变粮食的感官形状，降低和失去营养价值。常见的霉菌有曲霉、青霉、毛霉、根霉和镰刀菌等。霉变的粮食如大米、花生、玉米等还可能出现黄曲霉毒素、伏马毒素的严重超标，危及消费者的健康。

赤霉病麦、黄粒米等霉变的粮食，会导致食用者中毒。被镰刀菌污染的麦类和玉米，所产生的 T-2 毒素，是导致地方病大骨节病的原因。

为防止微生物污染粮食，在收获和储存粮食过程中，其水分≤14%、相对湿度≤70%、温度≤10℃。

☞ 知识链接

怎样辨别霉变粮食

不论是原粮还是成品粮，如果储存时间过长或者受热、受潮、被水浸湿，都有可能产生霉变。霉变的粮食，其食用品质、营养品质受到不同程度的破坏，严重霉变的粮食还会变色、变味和带毒。人体摄入霉变粮食后，可能会呕吐、发热和慢性中毒。

下面就介绍几种常见粮食霉变后的辨认方法：

（1）面粉。正常面粉为白色或淡黄色，略带香味。生霉后颜色变暗，有酸味或哈喇味，若面粉中有许多小粉团，用手搓也不易散开，说明面粉变质已经很严重。

（2）大米。米粒表面变暗、变黄、变绿，有霉味、臭味等，均说明大米已经霉变了。大米霉变后有可能产生黄曲霉毒素，严重危害人们的身体健康。

（3）绿豆。正常的绿豆应为清绿色或黄绿色。辨别绿豆时，一是观其色，如是褐色，说明其品质已经变了；二是观其形，如表面白点多或绿豆中空壳较多，说明已经被虫蚀，没有食用价值了。

（二）农药残留和有害毒物的污染

农作物在种植期间直接喷洒施用的农药通过水、空气和土壤进入粮谷作物，粮食在储存中使用熏蒸剂，也会有一定的农药残留，如有机磷、敌敌畏、甲胺磷等。

用未经处理的工业废水和生活污水对农田进行灌溉时，其中可能含有的汞、镉、砷、铅、铬、酚和氰化物等毒物，容易对农作物造成污染。

（三）粮食中的有害植物种子

粮食在田间收割时常会混进一些有害植物种子，最常见的有毒麦、麦仙翁子、苍耳子、槐子、毛果洋茉莉子、曼佗罗子等，容易引起食物中毒。

（四）粮食仓储害虫

常见的储粮害虫有谷象、米象、玉米象、谷蠹、螨类及蛾类等。应推广生物防治等无毒、无害办法，改善粮食储存的卫生条件，采用药物熏蒸剂杀灭害虫和虫卵。

（五）人为污染

（1）面粉中增白剂过氧化苯甲酰严重超标。过氧化苯甲酰水解后产生苯甲酸，进入人体后会引发多种疾病，短期过量食用会使人产生恶心、头晕、神经衰弱等中毒现象。过氧化苯甲酰在欧盟等发达国家已被禁止用做食品添加剂。

（2）面粉及面制品违法使用"吊白块"、甲醛、滑石粉等。某些生产经营者，违法在面粉中添加滑石粉以增加其滑润感，在面粉、米粉及其制品中添加"吊白块"以增加其韧性和漂白，严重地危害了消费者的健康。

（3）对已发生霉变的大米陈粮，用白油（液体石蜡）"抛光"后的有毒大米流入粮食市场，坑害消费者。

二、豆类食品的安全

（一）抗营养因子

豆中含有多种生理有害物质，如胰蛋白酶抑制剂、血球凝集素、致甲状腺肿物质及胀气因子等，实验表明，这些物质经加热处理后几乎全部可被破坏掉。因此，豆制品在加工时或食用前的加热处理是很重要的，如果饮用未煮熟的豆浆，容易造成食物中毒。

（二）豆制品微生物污染严重

豆乳在生产过程中，必须严格控制微生物污染，确保卫生质量要求合格，防止中小学生饮用劣质豆乳发生食物中毒。

豆制品生产中有许多为作坊式手工操作、卫生条件差，所以在生产过程中很容易被微生物污染，产生腐败、发黏、变色等现象。为防止豆制品污染，应加强生产工具、容器、管道等的卫生管理。

（三）人为污染

在腐竹、豆腐皮等豆制品中添加"吊白块"等有毒物质的现象较为严重。

三、食用植物油脂的安全

（一）酸败

油脂酸败可使油脂中的营养素如不饱和脂肪酸和维生素 E 等遭到破坏，油脂酸败的氧化产物如醛、酮等具有毒性，影响体内正常代谢，危害人体健康。为防止油脂酸败变质，应要求油脂纯度高，限制油脂中的水分含量≤0.2%，避免微生物的污染。油脂应在密封、避光、低温的条件下储存。

（二）有机溶剂的残留

植物油生产分压榨法和浸出法两种生产工艺。压榨法是靠物理压力，将油脂直接从油料中分离出来,全程不涉及任何化学添加剂,保证了食品安全、卫生、无污染,天然营养不受破坏。浸出法生产植物油时,常用溶剂(六号轻汽油)经过脱脂、脱胶、脱臭、脱酸等六脱工艺而成,其出油率高,成本低,但可能造成溶剂残留。国内市场上的花生油一般用压榨法生产,而大豆油多选用浸出法生产。我国要求在食用油包装上标明其加工工艺。

(三) 大豆油中的"转基因"成分

由于我国大豆色拉油70%以上含有转基因成分,我国标准要求其产品包装必须明示是否含有转基因成分。对转基因食品的选择由消费者自己决定。

(四) 煎炸油反复使用

高温加热油脂不仅降低了营养价值,而且还产生一些有毒物质,老油中的部分有机物聚合变质后还会成为致癌物质。所以为确保煎炸油的安全,在使用中应控制油温不宜过高,一般保持在200℃以下,连续使用时间不超过10小时。

(五) 黄曲霉毒素污染

油料作物种子被霉菌及其毒素污染后,榨出的毛油中也含有毒素。花生很容易被黄曲霉毒素污染,黄曲霉毒素含量过高的花生油必须经碱炼去毒后才能食用。

(六) 毛油中的其他有害成分

棉酚是存在于棉子色素腺体中的有毒物质,在棉子油加工时可带入油中。长期食用生棉子油可引起慢性中毒,其临床特征为皮肤灼热、无汗、头晕、心慌、无力及低钾血症等。此外,棉酚还可导致性功能减退及不育症。采用热榨法和碱炼或精炼工艺可降低棉子油中游离棉酚的含量。

芥子苷在油菜子中含量较多,它在植物组织中葡萄糖硫苷酶的作用下,分解为硫氰酸酯和异硫氰酸酯。硫氰化物可阻断甲状腺对碘的吸收,易导致甲状腺肿。

芥酸是一种二十二碳不饱和脂肪酸,在菜子油中含量较高。它可使动物心肌中的脂肪聚积,心肌单核细胞浸润,并导致心肌纤维化,另外可引起动物生长发育障碍和生殖功能下降。

(七) 非食用油脂混入市场

我国严禁食用回收油和二手油等不符合卫生标准的劣质油,但个别不法分子为牟取私利,置消费者的健康于不顾,将食品加工企业反复使用的煎炸油,或从大城市的饭店泔脚中提炼废弃油脂,人称"地沟油"或"泔水油",经过二次加工后将这些仅能作为工业用的油脂再售卖给消费者食用;更有甚者在食用油中添加矿物油,将工业用"白油"当做食用油出售,或用工业石蜡假冒牛脂肪熬制火锅调料。

四、果蔬及其制品的安全

(一) 农药残留

农药残留污染是水果和蔬菜的主要安全问题,出口农产品及加工品因农(兽)药残留超标被拒收、扣留、退货、索赔、终止合同、停止贸易交往的现象时有发生。近年来蔬菜产品农药残留已引起了人们极大的关注,以有机磷农药残留问题较为严重。

果蔬在销售前为改善其商品价值或延长储存期,人为地使用某些有害化学物品所造成的污染，也屡被媒体曝光。

> 知识链接

如何清除果蔬中的农药残留

清水浸泡洗涤法：一般先用清水冲洗掉表面污物，剔除可见有污渍的部分，然后用清水盖过果菜部分5厘米左右，流动水浸泡不少于30分钟。必要时可加入果蔬洗剂之类的清洗剂，加快农药的溶出。如此清洗浸泡2~3次，基本上可清除绝大部分残留的农药成分。

碱水浸泡清洗法：大多数有机磷类杀虫剂在碱性环境下可迅速分解，所以用碱水浸泡的方法是去除蔬菜水果残留农药污染的有效方法之一。一般在500毫升清水中加入食用碱5~10克配制成碱水，将初步冲洗后的果蔬置入碱水中，根据菜量多少配足碱水，浸泡5~15分钟后用清水冲洗果蔬，重复洗涤3次左右效果更好。

加热烹饪法：由于氨基甲酸酯类杀虫剂会随着温度升高而加快分解，所以对一些其他方法难以处理的果蔬可通过加热法除去部分残留农药。一般将清洗后的果蔬放置于沸水中2~5分钟后立即捞出，然后用清水洗1~2遍后置于锅中烹饪成菜肴。

清洗去皮法：对于带皮的果蔬，如苹果、梨子、猕猴桃、黄瓜、胡萝卜、冬瓜、南瓜、茄子、萝卜、西红柿等，残留有农药的外表可以用锐器削去皮层，食用肉质部分，既可口又安全。

储存保管法：某些农药在存放过程中会随着时间缓慢地分解为对人体无害的物质。所以有条件时，将某些适合于储存保管的果品购回存放一段时间（10~15天）。食用前再清洗并去皮，效果会更好。

以上方法对于蔬菜残留农药清除具有良好的效果，既可确保果蔬的营养成分，也维护了食用者的健康。

（二）肠道致病菌和寄生虫卵的污染

蔬菜种植时常以人畜粪便作为肥料，因此肠道致病菌和寄生虫卵的污染情况较为严重，因此，果蔬是某些肠道传染病和寄生虫病的重要传播媒介。水果在采摘、运输中也往往受到污染。生食果蔬时一定要洗净、去皮，或进行煮烫、药物消毒等。

（三）污水、废水污染

用生活污水和工业废水灌溉菜园和果园，因前者含有大量的寄生虫卵和致病菌，后者含有各种有毒、有害的化学物质，不仅导致传染病流行，而且也可引起人们的慢性中毒，所以，生活污水和工业废水须经处理符合国家标准后才可直接灌溉农作物。

（四）腐烂变质

果蔬富含水分和糖类等各种营养物质，果蔬的表皮薄、脆，极易造成机械损伤，引起微生物的侵染。采收后，由于呼吸作用等各种生命活动，果蔬放出大量的热、水分，增强了微生物的活动，加速了果蔬腐烂变质。

此外，当果蔬腐烂变质时，由于细菌和酶的作用，可将其中的硝酸盐还原成亚硝酸盐，对人体造成危害。

（五）果蔬制品加工中的污染

果蔬制品在加工生产中，若原辅料不符合卫生要求、不严格执行卫生标准、滥用食品添加剂、使用工业盐甚至添加非食用化学品，都会造成严重的食品污染。

五、肉与肉制品的安全

（一）人兽共患传染病和寄生虫病

人兽共患的传染病主要有疯牛病、口蹄疫、炭疽、鼻疽、猪水泡病、猪瘟、猪丹毒、结核、布氏杆菌病等。近年来，世界各地广泛流行、危害较大的动物疫病有疯牛病、口蹄疫、非典型肺炎、禽流感等。如2003年造成全球非典灾难的病毒为冠状病毒，该类病毒感染脊椎动物，与人和动物的许多疾病有关，具有胃肠道、呼吸道和神经系统的嗜性。

常见人兽共患寄生虫病主要有绦虫、囊虫病、旋毛虫病、猪弓形体病等，人若吃了感染寄生虫的畜肉，便会感染上寄生虫病。

根据兽医卫生检验，可将畜肉分为良质肉、条件可食肉和废弃肉三类。所以，一定要做好畜禽屠宰前的检疫和宰后检查，剔除患病畜禽。对病畜禽肉应根据情况进行销毁或无害化处理。死畜禽肉可能来自病死、中毒和外伤等急性死亡的畜禽，对这些肉应特别注意，必须在确定死亡原因后才考虑采取何种处理方法。对无法查明死亡原因的死畜禽肉，一律不准食用。

（二）细菌污染

畜禽肉类在加工、保藏、运输和销售中很容易污染致病菌如沙门氏菌、金黄色葡萄球菌等，如在食用前未充分加热，可引起食物中毒。据统计，肉类食品是引起细菌性食物中毒最多的食品。

（三）兽药残留与饲料添加剂

动物饲料中的兽药、饲料添加剂、农药残留及化学污染物，超过限量标准也会构成严重的污染，危害人体健康。

（四）食品加工过程中的污染

香肠和腌制肉品在制作中，发色剂亚硝酸钠的使用若不严格执行国家有关规定，也可使成品中亚硝酸盐含量超标。熏烤肉类食品，因加工方法不当，可造成多环芳烃污染，都会影响人体健康。

（五）某些含有毒物质的动物组织

家畜体内的某些腺体如甲状腺（俗称"栗子肉"）、肾上腺（俗称"小腰子"）和病变淋巴腺（俗称"花子肉"）多含有对人体有害的物质，一般不宜食用。食用动物肝脏时要选择健康、可食的肝脏，彻底清除肝内有毒物和积血，加热充分，不可过量食用，以防维生素A中毒。

我国主要的淡水鱼类如青鱼、草鱼、鲢鱼、鳙鱼和鲤鱼的胆有毒，属于胆毒鱼类，一般的烹调方法都不能去毒，食用时必须将鱼胆去掉。

六、乳与乳制品的安全

（一）微生物污染

乳及乳制品的主要污染是微生物污染。乳品加工过程中，各生产工序必须连续进行，防止原料和半成品积压而导致微生物的繁殖和交叉污染。2000年6月，日本"雪印"牛乳发生大规模金黄色葡萄球菌中毒，致使14500多人患病，180人住院。2004年6月我国贵州某品牌乳粉也因为在生产过程中不严格执行食品安全卫生措施，导致数十名幼儿园儿童金黄色葡萄球菌食物中毒。

（二）抗生素等药物残留

动物在饲养中滥用各种抗生素药物，饲料中的农药残留均会导致对乳品的污染，影响人体健康。

（三）其他污染

当乳牛患有结核、布氏杆菌病、口蹄疫、乳腺炎等疾病时，病菌可通过乳腺排出污染到牛奶中，因此必须给予相应的消毒卫生处理，或限于食品工业用，或废弃。

饲料霉变后产生的霉菌毒素、有毒化学物质等都会对乳造成污染，在鲜乳中掺假、掺杂所导致的安全问题也应引起足够重视。

☞ **知识链接**

如何选购奶粉

听声：用手捏住奶粉包装袋摩擦，优质奶粉质细，发"吱吱"声；劣质奶粉拌有糖，颗粒粗，发"沙沙"声。

观色：优质奶粉呈天然乳白色；劣质奶粉色较白，细看呈结晶状，或呈漂白状。

闻味：打开包装袋，优质奶粉有牛奶特有的奶香味；劣质奶粉乳香甚微或没有乳香味。

品尝：把少许奶粉放口中，优质奶粉细腻发粘，溶解慢，无糖的香味；劣质奶粉入口溶解快，不粘，有香味。

七、水产品的安全

（一）腐败变质

鱼体表面、鳃和肠道中存在有较多的细菌，腐败后的鱼体表黏液混浊并有臭味，鱼鳞易于脱落，眼球下陷并混浊无光，鳃由鲜红变成褐色并有臭味，腹部膨胀，肛门突出，出现脊柱旁发红现象，更严重者会骨肉分离。

鱼类及各类水产品应注意保鲜，用低温冷藏和盐腌，以达到保鲜的目的。鲜鱼、冻鱼或其他水产品应速运、快销。

（二）寄生虫污染

有的鱼体内有寄生虫，生食或经烧、煮若未能将虫卵杀死，虫卵会随食物侵入人体，可能使人得寄生虫病。在我国常见的有华枝睾吸虫、卫氏并殖吸虫等。

（三）水产品中的毒害物质

水产品中的毒害物质有各种贝毒、鱼肉毒素、组胺（鲭毒素）素。为防止食用水产品引起食物中毒，如鲨鱼、鲅鱼、旗鱼必须去除肝脏；鳇鱼应除去肝、卵；河豚鱼有剧毒，在食用加工前必须先去除内脏、皮、头等含毒部位，洗净血污，经盐腌晒干安全无毒后方可出售。凡青皮红肉类的鱼，如鲐巴鱼、金枪鱼、鳝鱼、鳍鱼、甲鱼等易分解产生大量组胺，人食后常发生过敏性反应，出售时必须注意鲜度与质量。

（四）有毒化学物质污染和蓄积

由于水域污染，水体中含有大量的农药、重金属、多氯联苯等，这些毒害物质如甲基汞等极易在水产品中蓄积，并可能对人体健康产生危害。

（五）水发产品中的甲醛污染

据市场调查，水发海产品中使用甲醛等工业原料增亮增韧、防腐的现象屡有发现。甲醛对人体健康具有毒害作用。

八、蛋类食品的安全

（一）鲜蛋的沙门氏菌污染

鲜蛋内的微生物或来自卵巢、生殖腔，或来自不洁产蛋场所及运输、销售环节。沙门氏菌及其他微生物引起的腐败变质是鲜蛋的主要卫生问题，沙门氏菌污染严重的蛋品，能导致人食物中毒。对鲜蛋要在低温下保藏。

（二）饲料的安全

当家禽的饲料受蓄积性有害物质或农药污染时，可造成蛋中农药或其他有害物质的残留。

（三）蛋制品卫生

蛋制品主要有皮蛋、咸蛋、糟蛋、冰蛋和蛋粉。禽蛋必须是新鲜、清洁、完整的；加工皮蛋时，少用或不用氧化铅作为品质改良剂，可使皮蛋中的铅含量控制在国家标准内。

九、转基因食品的安全

转基因食品是指利用基因工程技术改变基因组构成的动物、植物和微生物生产的食品和食品添加剂，包括转基因动植物、微生物产品，转基因动植物、微生物直接加工品，以转基因动植物、微生物或者其直接加工品为原料生产的食品和食品添加剂。

目前，转基因食品主要有转基因大豆、转基因玉米、转基因油菜、转基因马铃薯、转基因番茄、转基因水稻和转基因甜椒等。转基因类型主要有耐受除草剂植物型、抗病虫害型、改善食品成分型、延长食品的货架期型、改善农业品质型等。

转基因生物安全是指防范农业转基因生物对人类、动植物、微生物和生态环境构成的危险或者潜在的风险。当前，国际上认为转基因食品的安全性问题主要在于以下几个方面：

（1）在现行食品中利用基因修饰过程导入的供体基因编码产生的直接后果（如营养、毒性或致敏性作用）。

（2）在基因修饰过程中导入或修饰基因编码改变受体基因产物水平所产生的直接后果。

（3）供体基因的产物或受体基因水平改变后影响亲本生物的代谢造成的间接后果，因为这些改变会进而产生新的食物成分或改变原有成分的水平。

（4）亲本生物在遗传修饰过程中引起的突变（如基因编码或控制序列被中断，或休眠基因被激活）产生新的食物成分或改变原有成分的水平的后果。

（5）从摄入的遗传修饰生物以及由此生产的食品或食物成分中基因向肠道菌群转移的后果。

（6）与转基因食品有关的潜在不利于健康的危害。

转基因技术是一门新技术，我们目前的科学技术水平还不能精确地预测转基因生物可能出现的所有表现性状与遗传变异效应，而通过转基因技术植入宿主的基因是在不同物种间转移，对人类健康和环境生态的影响还难以估计，会出现非期望效应。

十、含添加剂食品的安全

食品添加剂是指为改善食品品质和色、香、味以及为防腐和加工工艺的需要而加到食品中的化学合成物质或者天然物质。食品添加剂具有其特定的优越性，因此在食品工业中广泛使用，饮食业在加工、制作食品时也普遍应用食品添加剂。但是食品添加剂终究不是食品的原有成分，随着食品一起被人体摄入，如果使用不当，就有可能对人体健康造成一定的危害。

食品添加剂的种类很多，按照其用途可分为防腐剂（如亚硝酸钠）、发色剂（如食用色素）、酸味剂（如柠檬酸）、疏松剂（如发酵粉）、增稠剂（如琼脂）、甜味剂（如糖精钠）、食品香料（如香精）等共22类622种。

食品添加剂的安全问题主要有：

（1）急性和慢性中毒。如使用含砷的食碱能引起急性中毒；过量食用亚硝酸盐、人工合成色素可导致慢性中毒；2005年初引起国际社会极度关注的"苏丹红一号"发色剂，长期食用能导致癌变。

（2）引起变态反应。近年来有报道，糖精可引起皮肤瘙痒症、日光过敏性皮炎，人工合成食用色素可引起哮喘等一系列过敏症状，香料中很多物质能引起呼吸道炎症。

（3）食品添加剂转化产物问题。食品添加剂制造过程中产生的一些杂质，如氨法生产的酱色中含有4-甲基咪唑，可引起惊厥；亚硝酸盐形成亚硝基化合物是一种致癌物质。

因此，人们应尽量少食、慎食富含食品添加剂的食品。在食品生产过程中则应严格按照国家规定的品种、使用范围、使用量使用食品添加剂。

第三节 食品标准

一、食品标准

（一）食品标准的概念

食品标准是对食品中与人类健康相关的质量要素及其评价方法所作出的规定，是通过技术研究形成特殊形式的文件，经有关方面协商一致和严格的技术审查，由上级机构批准，以特定形式发布，作为共同遵守的准则和依据。

食品标准具有科学技术性、政策法规性、强制性、安全性、社会性和经济性，是分析和判断食品是否符合有关卫生要求的主要技术手段和依据，迄今为止，我国已制定颁布了食品标准近600个，基本形成了一个较为完善的由基础标准、产品标准和检验方法标准所组成的国家食品标准体系。

(二) 食品标准的用途

1. 保证食品卫生与安全

食品标准是检验食品是否合格的依据，是食品安全的保障。符合标准的食品是合格的、安全卫生的。食品标准保护消费者的健康和权益，防止因食物中的致病微生物、毒素、污染物（含农药、兽药残留及外来物质）、食品添加剂所带来的风险；规定食品中的营养成分指标，通过食品的安全卫生控制来限制可能存在的有害因素和潜在的危险性因素；规定科学的检测方法和保质期等内容，以保证食品的安全卫生和品质质量。

2. 国家管理食品行业的依据

食品行业在国民经济中占有重要的地位，国家对食品行业进行宏观调控与管理的主要依据就是食品质量标准。食品标准是国家有关部门进行食品安全卫生与质量监督、检查的重要依据，也是规范企业行为、加强行业管理的准则。

3. 企业科学管理与经营发展的基础

食品标准是食品企业科学管理的基础，是提高产品质量、保障食品安全的前提和保证，从"农田到餐桌"的全过程食品管理中的各个环节，都要以标准为准，通过对一些控制性指标的监测，来管理和控制生产的全过程，以确保产品最终能够达到合格、优质。食品企业的现代化科学管理离不开标准，食品企业创名牌的基础工作就是食品标准。

在世界食品贸易中，食品标准已成为世界各国采取的为保护本国消费者健康以及动植物安全卫生措施而设置的技术壁垒，只有符合国际标准的产品才有可能进入国际市场。

二、食品标准分类

(一) 根据适用范围分

我国标准按照制定、审批机关的不同，可分为国家标准、行业标准、地方标准和企业标准。这四类标准的区别是适用范围不同，而不是标准技术水平高低的分级。

1. 国家标准

国家标准是指需要在全国范围内统一的技术要求，对全国经济技术发展有重要意义的技术规范。国家标准由国务院标准化行政主管部门制定，在全国范围内适用。

在食品行业，基础性的卫生标准一般均为国家标准。食品卫生国家标准由卫生行政主管部门审批，国务院标准化行政主管部门编号、发布。

2. 行业标准

行业标准是指在没有国家标准的情况下制定的、需要在全国某个行业范围内统一的技术标准。行业标准不得与国家标准相抵触，在相应的国家标准实施后，自行废止。行业标准由国务院有关行政主管部门组织草拟、审批、编号、发布，并报国务院标准化行政主管部门备案。食品的产品标准多为行业标准，但标准中的食品安全卫生指标必须与国家标准相一致，或严于国家标准。

我国食品的行业标准主要有轻工（QB）、农业（NY）、商业（SB）、林业（LY）、水产（SC）、商检（SN）、化工（HG）等行业的标准。

3. 地方标准

地方标准是指在没有国家标准和行业标准的情况下所制定的需要在某个省、自治区、直辖市地方范围内统一的技术要求。地方标准由省、自治区、直辖市标准化行政主管部门制定，并报国务院标准化行政主管部门和国务院有关行业行政主管部门备案。在相应的国家标准或行业标准实施后，该地方标准自行废止。

4. 企业标准

企业标准是企业自己根据法律要求制定的组织产品生产的标准。企业生产的产品没有国家标准、行业标准和地方标准，应制定相应的企业标准，作为组织生产的依据。企业标准由企业组织制定并报当地标准化行政主管部门和有关行政主管部门备案。鼓励企业制定严于国家标准、行业标准或地方标准的企业标准，在企业内部适用。

另外，对于技术尚在发展中，需要相应的标准文件引导其发展或具有标准化价值、尚不能制定为标准的项目，以及采用国际标准化组织、国际电工委员会及其他国际组织的技术报告的项目，可以制定国家标准化指导性技术文件。

(二) 根据标准的性质分

1. 强制性标准

强制性标准是为保障人体健康，人身、财产安全的标准和法律、行政法规规定强制执行的标准。不符合强制标准的产品，禁止生产、销售和进口。

强制性标准是国家技术法规的重要组成部分，符合世界贸易组织贸易技术壁垒协定关于"技术法规"的定义，即"强制执行的规定产品特性或相应加工方法的包括可适用的行政管理规定在内的文件。技术法规也可包括或专门规定用于产品、加工或生产方法的术语、符号、包装标志或标签要求"。

强制性标准又可分为全文强制和条文强制。标准的全部内容需要强制时，为全文强制形式；标准中部分技术内容需要强制时，为条文强制形式。

2. 推荐性标准

推荐性标准是指导性标准，基本上与 WTO/TBT 对标准的定义接轨，即"由公认机构批准的，非强制性的，为了通用或反复使用的目的，为产品或相关生产方法提供规则、指南或特性的文件。标准也可以包括或专门规定用于产品、加工或生产方法的术语、符号、包装标准或标签要求"。推荐性标准是自愿性文件。

国家标准、行业标准分为强制性标准和推荐性标准，如食品卫生标准就是强制性国家标准。企业标准一经制定颁布，即对整个企业具有约束性，是企业法规性文件，没有强制性企业标准和推荐性企业标准之分。

国家标准的代号由大写汉字拼音字母构成，强制性国家标准代号为"GB"，推荐性国家标准的代号为"GB/T"，标准化指导性技术文件的代号为"GB/Z"。

企业标准的编号由企业标准代号、标准发布顺序号和标准发布年代号（4位数）组成。企业标准的代号由汉字"企"大写拼音字母"Q"加斜线再加企业代号组成。

（三）根据标准的内容分

食品标准从内容上来分，主要有食品加工产品及农副产品标准、食品工业基础及相关标准、食品及加工产品卫生标准、食品添加剂标准、食品检验方法标准、食品包装材料及容器标准、食品标签与标志标准、食品运输与贮存标准等。

食品企业卫生规范或良好生产规范（GMP）也以国家标准的形式列入食品标准中，它不同于产品的卫生标准，它是企业在生产经营活动中的行为规范。

三、采用国际标准

为了适应国际贸易的需要，减少技术性贸易壁垒的影响，提高我国产品质量和技术水平，促进采用国际标准工作的发展，在进行标准制定或修订时，应根据我们的实际情况，尽可能地采用国际标准。

采用国际标准是指将国际标准的内容，经过分析研究和试验验证，等同或修改转化为我国标准（包括国家标准、行业标准、地方标准和企业标准），并按我国标准审批发布程序审批发布。

（一）国际标准的概念

国际标准是指国际标准化组织（ISO）、国际电工委员会（IEC）和国际电信联盟（ITU）制定的标准，以及国际标准化组织确认并公布的其他国际组织如国际食品法典委员会（CAC）制定的标准。

国际食品法典标准是国际上最权威的食品标准之一。国际食品法典委员会（CAC）是联合国粮农组织（FAO）和世界卫生组织（WHO）于1961年建立的政府间的协调食品标准的国际组织，现有包括中国在内的165个成员国，覆盖全世界98%的人口。CAC的工作宗旨是通过建立国际协调一致的食品标准体系，保护消费者的健康，促进公平的食品贸易，它所制定的法典标准、准则和建议已成为国际食品贸易中广泛遵循的准则。

（二）采用国际标准的原则

采用国际标准应当符合我国有关法律、法规，遵循国际惯例，做到技术先进、经济合理、安全可靠。制定或修订我国标准应当以相应的国际标准（包括即将制定完成的国际标准）为基础。采用国际标准时，应当尽可能等同采用国际标准。我国的一个标准应当尽可能采用一个国际标准。采用国际标准制定我国标准，应当尽可能与相应国际标准的制定同步，并可以采用标准制定的快速程序。

企业为了提高产品质量和技术水平，提高产品在国际市场的竞争力，对于贸易需要的产品标准，如果没有相应的国际标准或国际标准不适用时，可以采用国外先进标准。

国外先进标准包括有影响的区域标准、工业发达国家的标准和国际公认为有权威的团体标准和企业标准等。

（三）采用国际标准程度

我国标准采用国际标准的程度，分为等同采用和修改采用。

等同采用（identical）是指与国际标准在技术内容和文本结构上相同，或者与国际标准在技术内容上相同，只存在少量编辑性修改。等同采用的代号为"IDT"。

修改采用（modified）是指与国际标准之间存在技术性差异，并清楚地标明这些差异以及解释其产生的原因，允许包含编辑性修改。修改采用不包括只保留国际标准中少量或者不重要的条款的情况。修改采用时，我国标准与国际标准在文本结构上应当对应，只有在不影响与国际标准的内容和文本结构进行比较的情况下才允许改变文本结构。修改采用的代号为"MOD"。

我国标准与国际标准的对应关系除等同、修改外，还包括非等效。非等效不属于采用国际标准，只表明我国标准与相应国际标准有对应关系。

非等效（notequivalent）指与相应国际标准在技术内容和文本结构上不同，它们之间的差异没有被清楚地标明。非等效还包括在我国标准中只保留了少量或者不重要的国际标准条款的情况。非等效代号为"NEQ"。

四、食品标准的内容和主要技术指标

（一）标准的内容结构

不同标准之间在内容上有很大的差异，以单独标准为例，按要素的规范性和资料性的性质以及它们在标准中的位置来划分，可分为以下几类。

资料性概述要素：标志标准，介绍其内容、背景、发展情况以及该标准与其他标准的关系的要素，即标准的封面、目次、前言和引言等。

规范性一般要素和技术要素：一般要素包括名称、范围、规范性引用文件；技术要素包括术语和定义、符号和缩略语、要求和规范性附录等。

资料性补充要素：提供附加信息，以帮助理解或使用标准的要素，即标准的资料性附录、参考文献和索引等。

（二）标准的技术要求

1. 基本要求

应充分考虑食品的基本成分和主要质量因素、外观和感官特性、营养特性和安全卫生要求，以及消费者的生理、心理因素等，尽可能定量地提出技术要求。能分级的质量要求，应根据需要，做出合理的分级规定。

2. 主要内容

对食品的技术要求，涉及感官、理化、生物学等各个方面，应根据产品的具体情况，划分层次予以叙述。可以将技术要求划分为质量与卫生两类指标分别制定标准。标准中凡涉及安全、卫生指标的，如有现行国家标准或行业标准应直接引用，或规定不低于现行标准的要求。

（1）原料要求，为保证食品的质量和安全、卫生，应对产品的必用原料和可选用原料加以规定。对直接影响食品质量的原料也应规定基本要求，如必用和可选用原料有现行国家标准或行业标准，应直接引用，或规定不低于现行原料标准的要求。

（2）外观和感官要求，应对食品的外观和感官特性，如食品的外形、色泽、气味、味道、质地等做出规定。

（3）理化要求，应对食品的物理、化学指标做出规定。物理指标如净含量、固形物含量、比体积、密度、异物等；化学成分如水分、灰分、营养素的含量、保健功能指标等，食品添加剂允许量，农药残留限量，兽药残留限量，重金属限量。

（4）生物学要求，应对食品的生物学特性和生物性污染做出规定，如活性酵母、乳酸菌等，细菌总数、大肠菌群、致病菌、霉菌、微生物毒素等。

☞ 知识链接

食品安全，如何"让标准说话"？

近年来，食品安全事件之所以一直不断地困扰着我们，其实都与标准"脱不了干系"，主要表现在三个方面：

一是食品安全标准体系没能发挥应有的作用。主要原因如下：

其一，标准分散于质监、卫生、农业等多个部门，绿色食品、无公害农产品、有机农产品、"QS"（质量安全）制度即食品质量安全市场准入制度等，多种标准在市场上形成冲突，不但百姓糊涂，而且企业也无所适从，标准制定工作缺乏有效的统一协调机制，有些修订不及时，在实施中暴露出不少问题，主要是食品安全标准既有交叉、重复，又有空白；其二，标准不配套，不仅表现在单个标准之间，更表现在从生产到流通的过程中，据商务部有关调查报告显示，我国有食品质量标准近3000个，而与流通有关的标准仅有100余个；其三，标准技术含量低，大多低于国际标准，近年来，国家发改委、农业部等9个部门出台了食品国家标准的修订计划，开始对现有食品行业的国家标准体系进行调整，使采用国际标准的比例由23%提高到55%，从中足以看出我们的标准与国际标准的距离还很大。

二是不法奸商对标准置若罔闻。标准最终要落实到企业来执行，但不法奸商丧失起码的商业道德和做人良知，忘却了自身的社会责任。如巧克力生产厂家对不允许掺淀粉的规定心知肚明，可依然用每吨才几千元的代可可脂取代每吨要几万元的可可脂，用才几十元钱一瓶的鲜奶精代替奶粉，然后掺入大量的淀粉、白糖，而在产品配料表里，根本找不到淀粉的字样。近年来，食品安全事件不绝于耳，从用工业酒精到工业用盐，从吊白块到福尔马林，从避孕药到"苏丹红"——想添什么就添什么，想加多少就加多少，想把什么用于食品加工就用什么，都与不法奸商无视法律、不守标准有着必然的因果关系，而且无法无天的不只有屡屡曝光的地下作坊，一些响当当的大企业照样问题不断。

三是管理部门对标准的执行监管失职。对于食品安全，只有标准是远远不够的，比标准更重要的是监管执行，如果上有政策，下有对策，中无监管，那么标准就是一句空话。有关管理部门的工作不到位，对于屡禁不止的食品安全问题，有法不依，执法不严，该查的不查，该处理的不处理，一次又一次地就事论事下不为例，一回又一回轻描淡写地处置，甚至进行权钱交易、以权谋私。像"阜阳奶粉"事件，难道是我国奶粉标准出了问题吗？不是，而是地方管理部门的监管失职，才会让那些"不是人吃"的奶粉上了货架，进入婴儿体内。

食品安全管理法制化，必须要"让标准说话"。"让标准说话"，不是要等到食品安全事件发生后才去找标准、制定标准，而是一要统一食品安全标准体系，二要完善食品安全检测监测体系，三要引导食品生产经营者加强自律，四要落实监管责任、严格食品安全执法。只有这样，才能真正"让标准说话"，说出的话才会真正有力，才能让"安全标准"与"问题食品"两不相干、各行其道的现象不再出现！

第四节 食品卫生监督管理体系

一、《食品安全法》和食品知识

为了对消费者的身体健康负责，我国政府十分重视食品生产和经营的卫生管理，曾颁布了许多有关食品的管理法规和卫生标准。1995年10月30日八届全国人大常委会第十六次会议通过了《中华人民共和国食品卫生法》，从而把食品卫生管理工作纳入了法制管理的轨道。

2009年2月28日，在《中华人民共和国食品卫生法》基础上，十一届全国人大常委会第七次会议通过了《中华人民共和国食品安全法》（以下简称《食品安全法》）。《食品安全法》是适应新形势发展的需要，为了从制度上解决现实生活中存在的食品安全问题，更好地保证食品安全而制定的，其中确立了以食品安全风险监测和评估为基础的科学管理制度，明确食品安全风险评估结果作为制定、修订食品安全标准和对食品安全实施监督管理的科学依据，加强了地方政府监管职责，加强了对食品加工小作坊和食品摊贩的管理，加强了对食品添加剂的监管，完善了食品召回制度，加强了食品检验，完善了食品安全事故处置机制。

《食品安全法》共十章，104条。

（1）统一食品安全国家标准。目前我国食品标准散、乱、差，卫生标准、质量标准、国家标准等重复交叉、层次不清，部分标准老化，缺乏前瞻性。《食品安全法》从四个角度严格规范食品安全标准，即统一发布，动态调整，以人为本，鼓励企业制定严于、高于国家、地方标准的企业标准。

《食品安全法》第三章共九条明确了统一制定食品安全国家标准的原则。要求国务院卫生行政部门对现行的食用农产品质量安全标准、食品卫生标准、食品质量标准等予以整合，统一公布为食品安全国家标准。

（2）明确规定食品不得实施免检，将废除免检的措施法制化。现在出现安全问题的食品不少都是免检产品，"三鹿奶粉事件"表明免检并不等于安全。

《食品安全法》第六十条规定，食品安全监督管理部门对食品不得实施免检。县级以上质量监督、工商行政管理、食品药品监督管理部门应当对食品进行定期或者不定期的抽样检验。不收取检验费和其他任何费用。

（3）对食品添加剂实行严格的审批管理。什么样的添加剂可以添加到食品里，国家对此制定出目录。目录里没有的，哪怕暂时证明对人体没有害处，也不能添加。另外,使用什么样的添加剂,用了多少,都要在产品的外包装标签里严格地注明。标签必须和实际内容相一致,否则就要接受处罚。

《食品安全法》从第四十三条到第四十八条规范了食品添加剂的生产和应用,食品添加剂应当在技术上确有必要且经过风险评估证明安全可靠;不得在食品生产中使用食品添加剂以外的化学物质和其他可能危害人体健康的物质。

(4) 明星对虚假广告给消费者造成的损失承担连带责任,对目前愈演愈烈的虚假广告起到遏制作用。当前食品安全问题的始作俑者是食品生产者和经营者,但明星的虚假代言也起到推波助澜的作用。

《食品安全法》第五十五条规定,社会团体或者其他组织、个人在虚假广告中向消费者推荐食品,使消费者的合法权益受到损害的,与食品生产经营者承担连带责任。

(5) 保健食品宣传不得涉及治疗功能,使保健食品的生产经营者在产品原料上有所忌惮,减少了消费者"进补不成反致病"的危险。

《食品安全法》第五十一条规定,具有特定保健功能的食品不得对人体产生急性、亚急性或者慢性危害,其标签、说明书不得涉及疾病预防、治疗功能,内容必须真实;产品的功能和成分必须与标签、说明书相一致。

(6)《食品安全法》将赔偿标准大大提高,既有人身损害赔偿,又有惩罚性赔偿,加大了经营者的违法成本,对其起到震慑作用。

《食品安全法》第九十六条规定,违反本法规定,造成人身、财产或者其他损害的,依法承担赔偿责任。生产不符合食品安全标准的食品或者销售明知是不符合食品安全标准的食品,消费者除要求赔偿损失外,还可以向生产者或者销售者要求支付价款10倍的赔偿金。

二、食品卫生监督管理制度

(一) 食品卫生监督制度

食品卫生监督制度是国家行政监督的一部分,具有法律性、权威性、强制性和普遍的约束力,主要由各级卫生行政部门代表政府实施监督执法。

食品卫生监督是为了保证食品安全,防止食品污染和有害因素对人体的危害,保障人民身体健康,由各级卫生行政部门在其管辖范围内依据《食品安全法》及其相应的法规对食品生产、贮存、运输、销售等过程的卫生执法活动。

为搞好食品卫生监督工作,必须建立有效的保证食品安全的卫生监督体制,加强食品安全卫生监督、检验能力建设,提高政府对食品安全的监管能力,包括加强卫生监督、检验的基本装备,加快危险性分析方法的应用,提高卫生监测能力和应急反应速度,完善食品安全监督信息网络,加强卫生监督、检验队伍的建设,提高卫生监督、检验人员的素质。实施食品卫生量化监管制度,引进危险性管理的理念,探索适应市场经济发展需要的食品安全监督模式,是提高卫生监督的效率和效益的重要措施。

要加快我国的食品安全信用体系的建设。建立企业不良记录档案,对食品生产经营中违反有关法律、法规、规章、标准和技术规范的行为,将其纳入不良记录档案,并在全国卫生执法网络中予以通告,并实施重点监督管理。对严重违法的食品生产经营企业要向社会公示。

发挥社会对食品安全的监管作用,建立有效的机制保证消费者和社会舆论监督渠道的畅通,是对食品卫生监督工作的重要补充。要充分发挥新闻机构的作用,运用新闻媒体宣传、普及食品安全知识,增大食品卫生法规的透明度,把食品安全置于全社会的监督之下。

（二）食品卫生管理

食品卫生管理的含义,除了各级卫生行政部门的食品卫生监督管理之外,一般指食品生产经营者和各级政府的食品生产经营者管理组织对食品生产经营全部活动的自身管理过程。

食品卫生管理主要包括以下内容：

（1）食品应当无毒、无害,符合应有的营养要求,具有相应的色、香、味等感官性状,专供婴幼儿的主、辅食品必须符合国家规定的营养、卫生标准。

（2）食品生产经营过程必须符合法定的卫生条件和卫生要求。

（3）生产经营和使用食品添加剂,必须符合国家卫生标准和卫生管理办法的规定,凡是不符合规定的食品添加剂,一律不得经营、使用。

（4）对食品、食品添加剂、食品容器、包装材料、食品用工具、设备,以及用于清洗食品和食品用工具、设备的洗涤剂、消毒剂,必须按照国家卫生标准、检验规程进行监督管理。

（5）对食品生产、经营过程依法进行监督管理。

（6）对食品生产经营企业和食品生产人员实行卫生许可证和健康证的制度。

（7）在县级以上人民政府卫生行政部门设立食品卫生监督员的制度。

（三）食品生产经营企业的自身管理

食品生产经营者是食品卫生第一责任人。为提高食品生产经营企业食品安全的责任意识,从源头上保证食品安全,建立加强食品生产经营企业行业管理及自身管理的食品安全监管模式,应采取以下措施：

（1）建立企业诚信公告制度。加强食品行业管理,尽快建立和加强食品企业的诚信和食品安全承诺制度。对采用先进管理技术和方法,并具有良好信誉和确保食品安全的企业予以鼓励和表彰。

（2）严格执行不合格食品收回制度。制定不合格食品收回制度,加强市场监督抽检,监督食品生产经营者落实不合格食品收回制度。

（3）推行食品卫生管理员制度。食品生产经营企业,应当配有取得资质的食品卫生管理员,实行食品卫生管理员责任制度。

（4）建立食品安全溯源制度,提高食品的可溯源性,增强消费者对食品安全的信心。

（5）食品生产企业应根据国家要求或自觉实施有效的食品安全控制措施,确保向消费者提供安全的食品。应鼓励食品企业增加投入,不断改进食品加工工艺和生产条件,在食品生产加工企业全面实施食品卫生规范（GHP）或者食品企业良好生产规范（GMP）,积极推行危害分析关键控制点（HACCP）的方法,以加强食品生产经营的行业管理和自身管理，保证食品安全。

☞ 知识链接

什么是 HACCP?

HACCP 是英文 Hazard Analysis Critical Control Point 的首字母缩写，即危害分析与关键控制点。HACCP 是指对食品安全危害等的识别、评估和控制的系统化方法。HACCP 管理体系是指企业经过危害分析找出关键控制点，制定科学合理的 HACCP 计划，在食品生产过程中有效地运行，并能达到预期目的保证食品安全体系。近年来 HACCP 受到世界各国的普遍重视，已成为国际上认同的食品安全质量保证体系。

HACCP 系统始建于 20 世纪 60 年代的美国，目前被许多行业采用，比如水产品、禽肉类、罐头、速冻蔬菜、餐饮业、化妆品等行业。

我国 1999 年发布的 SC/T3009—1999《水产品加工质量管理规范》，采用 HACCP 原则作为水产品质量保证体系。国家认监委在《出口食品生产企业注册登记管理规定》中，明确了六大类出口产品企业必须强制建立 HACCP 体系。卫生部在 2002 年下发的《食品企业 HACCP 实施指南》、2003 年制定的《食品安全行动计划》中要求食品企业积极推进危害分析与关键控制点方法。

HACCP 是预防性的食品安全控制体系，对所有潜在的生物、物理、化学性危害进行分析，确定预防措施，防止危害发生。因此，HACCP 不是一个零风险的体系，而是采用现有的科学技术和最经济的手段尽量减少食品安全危害风险的体系。企业需通过检验、卫生管理等手段来控制食品安全。

HACCP 的基本原理是：

（1）对危害进行分析，即收集和评估有关的危害以及导致这些危害存在的资料，确定哪些危害对食品安全有重要影响。

（2）确定关键控制点，即能够实施控制措施的步骤，该步骤对预防和消除一个食品安全危害或将其减少到最低限度非常关键。

（3）确定关键限值，指危害可接受和不可接受水平的标准值。

（4）建立评估关键控制点的监控程序，应尽可能通过各种理化方法对控制指标进行有计划地连续观察或检测。

（5）创立纠偏措施，指能够预防或消除食品安全危害，将其降低到可接受水平的任何措施和行为。

（6）建立确认 HACCP 系统有效运行的验证程序，指确定 HACCP 计划是否正确实施所采用的除监测以外的其他方法、程序、试验和评价。

（7）建立相关数据记录，指把确定的危害物质、关键控制点指标、关键限值的书面 HACCP 计划准备、执行、监控、记录保持和其他措施等执行 HACCP 计划的有关信息、数据完整地记录、保存下来。

资料来源：王尔茂. 食品营养与卫生. 北京：科学出版社，2004：101.

三、食品卫生监督管理内容

卫生行政部门依据《食品安全法》，行使食品卫生监督职责。食品卫生监督管理的范围分为县级、市（地）级和省级三个层次。各级卫生行政部门依《食品卫生监督程序》对辖区内的食品卫生进行监督管理。

（一）食品卫生行政许可

食品生产经营卫生行政许可作为食品卫生监督的重要手段，在我国已成为一项独立的法律制度，即许可证制度。国家实施公共卫生许可证制度，有利于维护社会公共卫生秩序，有利于保障人民群众的身体健康。卫生行政许可是指卫生监督机关根据相对人的申请，依法对其经营的项目和卫生设施等进行审查后，认为符合卫生标准和要求而赋予相对人从事食品卫生法律规范所允许的事项的权利和资格的行为。

卫生行政许可的形式有卫生许可证、健康证、批准证书、批准文号等多种许可形式。

（1）食品卫生许可证的发放按各省、自治区、直辖市人民政府卫生行政部门制定的卫生许可证发放管理办法执行。

（2）利用新资源生产的食品、食品添加剂的新品种以及利用新的原材料生产的食品容器、包装材料、食品用工具及设备的新品种，投入生产前须提供所需资料和样品，按照规定的审批程序报请审批。

（3）食品用洗涤剂、消毒剂的审批程序按卫生部制定的有关规定进行。

（4）具有特定保健功能的食品必须报国家食品药品监督管理局审批。

（5）食品生产经营人员的卫生知识培训和健康检查，按卫生部的有关规定进行。

（6）食品广告的审批，按《食品广告管理办法》的规定进行。

（二）食品卫生监督检查

（1）卫生行政部门在接受食品生产经营者的新建、扩建、改建工程选址和设计的卫生审查申请时，应对有关资料进行审查，并做出书面答复。必要时，可指定专业技术机构对提交的资料进行审查和现场勘察，做出卫生学评价。

（2）卫生行政部门在接到工程竣工验收申请后，依照新、扩、改建工程选址和设计的卫生审批意见进行工程验收，并提出验收意见；对职工食堂、餐馆的工程验收，提出验收意见。必要时，卫生行政部门可指定专业技术机构对竣工验收工程进行卫生学评价。

（3）卫生行政部门设立食品卫生监督员行使食品卫生巡回监督检查职责。食品卫生监督员对食品生产经营者进行巡回监督检查时，应出示监督证件，根据法律、法规、规章以及卫生规范的规定进行监督检查。

（4）食品卫生监督检查员对食品生产经营者重点进行检查的内容有：①卫生许可证、健康证明和食品生产经营人员的卫生知识培训情况；②卫生管理组织和管理制度情况；③环境卫生、个人卫生、食品用工具及设备卫生、食品容器及包装材料、卫生设施、工艺流程情况；④食品生产经营过程的卫生情况；⑤食品包装标志、说明书、采购食品及其原料的索证情况；⑥食品原料、半成品、成品等的感官性状、添加剂的使用情况,产品的卫生检验情况;⑦对食品的卫生质量、餐具、饮具、盛放直接入口食品的容器进行现场检查,进行必要的采样或按监测计划采样;⑧用水的卫生情况;⑨使用洗涤剂和消毒剂的卫生情况;⑩《食品安全法》规定的其他内容。

对食品添加剂、食品容器、食品包装材料和食品用工具及设备的巡回检查,按卫生标准和卫生管理办法的要求进行。

(5) 食品卫生监督员进行巡回监督检查,应制作现场监督笔录,笔录经被监督单位负责人或有关人员核实无误后,由食品卫生监督员和被监督单位负责人或有关人员共同签字。

(6) 食品卫生监督员采集食品、食品添加剂、食品容器及包装材料、食品用洗涤剂、消毒剂、食品用工具等样品时,应出示证件,并根据监测目的以及食品卫生检验标准方法的规定,无偿采集样品。食品卫生监督员采集样品时必须向被采样单位和个人出具采样凭证。

(7) 卫生行政部门接到食物中毒或食品污染事故报告后,应当及时组织人员赴现场进行调查处理,并可采取临时控制措施。封存造成食品中毒或可能导致食物中毒的食品及其原料;封存被污染的食品用工具及用具,责令进行清洗消毒。

采取临时措施时应当使用封条,并制作卫生行政控制决定书交当事人签收,对封存的食品以及食品用工具和用具,由卫生行政部门做出处理决定。

(8) 食品卫生监督员在监督检查完毕后,应当根据情况提出指导意见。若发现有违法行为的应当根据《行政处罚法》、《食品安全法》和有关卫生行政处罚程序的规定,由卫生行政部门进行行政处罚。

(三) 食品卫生监督管理的原则

食品卫生监督应遵循合法、公正、高效、公开的原则。食品卫生监督管理要合法、正确、及时,在监督管理过程中要做到预防为主、实事求是、依法行政、坚持社会效益第一。

(四) 食品污染物与食源性疾病监测

通过建立和完善全国食品污染物监测网和食源性疾病监测网,及时发现和纠正存在的问题,并通过制定、修订卫生标准、法规和干预政策,及时堵塞监管漏洞和弥补工作中的不足,积极引导食品生产经营企业的健康发展,并根据食品污染物监测情况发布预警信息。

食品污染物数据是控制食源性疾病危害的基础性工作,是制定国家食品安全政策、法规、标准的重要依据。建立和完善食品污染物监测网络,有效地收集有关食品化学污染物和生物污染物的污染信息,有利于开展适合我国国情的危险性评估,创建食品污染预警系统。在保护国内消费者健康与利益的同时,提高我国在国际食品贸易中的地位。

建立食源性疾病的报告与监测系统是有效地预防和控制食源性疾病的重要基础。通过完善食源性疾病的报告、监测与溯源体系,借助于食品污染物监测数据,在全国建立起一个能够对食源性疾病暴发提前预警的系统,并采取针对性措施,提前消除由于食品中的有害因素所造成的危害,从而更有效地预防和控制食源性疾病的暴发,提高我国食源性疾病的预警和控制能力。

第五节　餐饮行业卫生管理

一、餐饮行业卫生管理的内容

（一）保证食品质量

食品质量是餐饮行业赖以生存和发展的基石，而食品的卫生、安全则是食品质量的重要前提；对消费者而言，一个好的食品首先必须是放心的食品，只有放心了，才会觉得安心，所以餐饮行业要想取得食品的竞争优势，维护企业的声誉和经济利益，首先应加强卫生管理，保证食品的质量。

国家为了保障消费者健康，对各种食品均制定了卫生标准和单项卫生管理办法或卫生要求。餐饮行业应从组织机构、卫生管理人员、各项卫生制度等方面，采取有效措施，使自己生产经营的食品符合国家或地方卫生法规的规定。

（二）食品原料的卫生管理

餐饮行业所用的食品原料，除主食（大米、面粉）外，主要以肉类、禽类、水产品等动物性食品为主，这类食品由于含水量高、营养丰富，多带易感染性微生物，在适当的条件下细菌会迅速增长繁殖，致使食品腐败变质，故统称这类食品为易腐食品。对食品原料的卫生管理，应以易腐食品为重点，从原料的进货到储存，均要保质、保鲜、防污染、防腐败变质，尤其应注意保质措施的落实；在加工制作过程中，每道工序、每个环节都应加强检查，防止污染，严禁采用有毒、有害、变质原料加工制作食品。

（三）食品加工场所的卫生管理

餐饮行业加工食品的主要场所是厨房（操作间），对食品加工场所的卫生管理，除注意厨房（操作间）的一般清洁卫生和除害工作外，还应注意周围环境的清洁卫生状况、厨房（操作间）的配置组成、厨房（操作间）的布局安排和建筑卫生设施。

厨房（操作间）周围不应有垃圾堆等污染源，对蚊蝇易孳生场所，应安排专人定期清扫、冲洗、下药，保持环境的清洁卫生，消除可能对食品造成的污染。

厨房（操作间）的配置组成和布局安排十分重要，厨房（操作间）一般应有食品仓库、粗加工、切配、餐具洗涤、烹制和冷盆操作等场所，其布局和卫生设施应从生到熟顺序排列，避免生、熟食品交叉污染，并有良好的通风、采光、照明、上下水的供应及排放和完整的防尘防蝇设施。

（四）工具、容器与操作卫生的管理

中国的餐饮行业有着浓郁的民族特色，如中国菜肴品种繁多，每种菜从生到熟要经过多道工序，加工过程中易产生污水、污物，都有可能对周围环境造成污染，进一步污染食品；而且菜肴的加工过程多为手工操作，在周转操作中食品与外界接触频繁，所接触的工具、容器、盛器随时都有造成食品污染的可能。操作者的健康状况和个人卫生习惯，也会影响食品的质量，使食品受到污染，成为传播疾病的媒介。

为防止食品在加工过程中受到污染，必须加强对操作卫生的管理。凡与食品发生接触的工具、容器、盛器，其原材料本身应安全无毒；为防止生熟食品交叉污染，对接触、盛放熟食品的工具、容器，使用前必须严格清洗消毒；操作者必须严格按规程操作，不可偷工减料或麻痹大意，防止因疏忽而导致食品安全事故。

二、餐饮行业卫生管理的措施

（一）建立机构，落实卫生管理人员

1. 建立机构

餐饮行业卫生工作的重要性众所周知，为加强对日常卫生工作的管理，相应企业均应成立群众性的卫生机构，各部门则成立卫生小组，负责领导和管理整个企业或部门的卫生工作。

2. 落实卫生管理人员

餐饮企业应根据其实际情况设立专职或兼职的卫生管理人员，上到分管卫生的高层领导，下到部门经理和卫生监督员，以便对日常的卫生工作进行指导与督促检查。

（二）建立、健全卫生制度

根据国家或地方有关卫生法规和对餐饮行业规定的卫生要求，结合本单位具体情况，制定各项卫生制度，如环境卫生保洁制度、食品质量验收、保管制度，食具洗涤消毒制度，健康检查制度，员工岗位卫生责任制及卫生奖惩制度等。制定的各项卫生制度应从各部门、各工种的实际情况出发，本着从细、从严的思想，做到切实可行，避免因过宽或过严使制度流于形式。

1. 消毒制度

餐饮行业中的消毒工作是保证卫生质量的关键。餐饮行业生产场所、经营场所以及常用器具如桌、台、架、盘、餐具、工具和环境等应每班清洗，并定期消毒。应采取专人负责、定质、定量、定工艺的岗位责任制，食品卫生监督机构还应定期检查，以保证清洗消毒的卫生质量，保障食用者的安全。

2. 健康检查制度

对直接接触食品的食品加工工人、厨师、服务员、售货员及一些管理人员等必须加强卫生教育，提高卫生知识水平，养成良好的卫生习惯，遵守卫生制度，并定期对以上人员进行健康检查和带菌检查。我国规定患有痢疾、伤寒、传染性肝炎等消化道传染病及带菌者以及活动性肺结核、化脓性或渗出性皮肤病的人员不得从事接触食品的工作，患者治愈或带菌消除后方可上岗。另外，患有流涎症状、肛门漏、膀胱漏等疾病的患者，也有碍食品的卫生质量，不得参加接触食品的工作。

3. 具有现实意义的卫生"五四"制

我国 1960 年颁发的《食品加工、销售、餐饮行业卫生"五四"制》是一个卫生技术规范文件，其内容简明扼要，如由原料到成品实行"四不"；成品实行"四隔离"；用具实行"四过关"；环境卫生采取"四定"；个人卫生做到"四勤"等。这些都是切实可行的，而且都是行之有效的，易被人们所接受，应当认真执行。

（三）实施卫生检查，组织卫生评比

适时开展卫生检查评比活动，一般每月一次，将检查内容形成分值表，并对检查结果进行综合评定，对评比优胜的部门或个人予以奖励，对评比不合格的部门或个人予以批评并责令改进，甚至经济处罚。

（四）卫生知识培训

餐饮行业的卫生工作必须常抓不懈，其重点在于提高全员的卫生意识。企业应制定相应的培训计划，定期对员工进行卫生知识的培训；对于新加入的职员，应首先经过卫生知识的培训，经考试合格后方能上岗。

☞ 知识链接

食品卫生"五四"制

"四不"：采购员不进腐烂变质原料；保管员不收腐烂变质原料；炊事员不加工变质原料；服务员不卖腐烂变质原料。

"四隔离"：生与熟隔离；成品与半成品隔离；食品与杂物隔离；食品与天然冰隔离。

"四勤"：勤洗手，剪指甲；勤洗澡理发；勤洗衣；勤换工作服。

"四过关"：一洗；二刷；三冲；四消毒。

"四定"：定人；定物；定时间；定质量。

三、餐饮行业卫生要求

（一）食具的卫生

1. 消毒灭菌的概念和意义

用物理、化学或生物学等方法杀死病原微生物，称为消毒。具有消毒作用的物质称为消毒剂。消毒剂的杀菌作用是有限度的，不是所有的消毒剂都能将各种病原微生物杀死。而灭菌是指用一种方法杀灭物体上所有的微生物，包括病原微生物和非病原微生物。在食品生产企业、餐饮行业及一般生活中常用"杀菌"这个名词，它包括上述所称的消毒及灭菌，如牛奶的杀菌是指消毒；罐头食品的杀菌则指商业灭菌。

餐饮行业每天接待大量进餐者，其中难免遇到有传染病患者或健康带菌者。如果餐饮具洗涤不彻底、消毒不严格，常可带有金黄色葡萄球菌、致病性大肠杆菌、肝炎病毒、结核杆菌、痢疾杆菌等，这些器皿就将成为人群传染的媒介，传播疾病的可能性很大。许多食物中毒案例就是由于使用没有彻底洗净、消毒的餐饮具造成的，因此，把好洗涤和消毒这一关，是防止"病从口入"的一个重要措施之一。

2. 餐饮具洗涤的卫生要求

一切与食物有关的餐具、设备、陶器和容器，在每次使用后彻底洗净是至关重要的。完善的洗涤规程必须根据厨房的具体设备来制定，而且必须照章遵循。

洗涤剂实际上不能杀死细菌，但洗涤剂除去了藏匿细菌的污物和油脂，因此减少了器皿上细菌的数量。洗涤工作不能在食品制作区内进行，洗涤区一般紧靠餐厅一边，自成体系。不管是用手洗还是机械洗涤，一般分为三步进行。

（1）准备。将器皿里的食物残渣倒净，如有可能，所有器皿应预先用温热水冲洗一下，这样可保持第二步洗涤时的水较为干净。

（2）洗涤。在这一阶段中，先将洗涤剂加入水中，以便除去器皿上的食品残渣、油脂和污物，仅用水洗是不能将器皿洗干净的。洗涤水温度须在 45~50℃，不要超过 60℃，如果温度太高，食品中的蛋白质会受热凝固于器皿表面，难于清洗干净；反之，温度过低，油污不易洗下。如果在水的表面形成一层浮垢和油脂，洗涤剂就不能有效地发挥作用，这时应换水，重新再加入洗涤剂。

（3）漂清。将器皿从放有水和洗涤剂的洗槽中取出，再放到盛有热水（约80℃）的洗槽中浸泡 1~2 分钟，这样便于漂清餐具等器皿上残存的微量洗涤剂，还可以杀死部分细菌以及通过余温使其尽快干燥。

3. 消毒方法

消毒方法常用的有两种，即物理消毒法和化学消毒法（不耐热的餐具一般用化学消毒法）。这两种消毒方法在食品企业、餐饮行业及家庭日常生活中都不可缺少。

（1）物理消毒法。物理消毒法常采用加热和辐射两种，特别是加热灭菌消毒法使用更为广泛。

①加热灭菌和加热消毒法。加热分干热法和湿热法，可以根据具体情况选择应用。

干热灭菌：包括火焰灭菌和干燥加热空气灭菌法两种。直接利用火焰烧灼使微生物烧死，这种方法可以彻底灭菌，并且灭菌迅速。但由于火焰可损伤或烧毁某些物品，所以使用限于一定的范围。一般金属器具或器械的灭菌，以及带有病原菌的一些物品或带病原菌的动植物体做彻底灭菌废弃处理时，可采用此法。干燥加热空气灭菌法是利用电加热空气，使空气的温度高达100℃以上，能将绝大多数细菌杀灭，例如常用的电烘箱就是利用这个原理。这方法常适用于一些玻璃器皿、金属及其他干燥耐热物品的灭菌。干热虽能灭菌，但需要的温度较高，时间较长。

湿热灭菌：常用的湿热灭菌有煮沸消毒法、流动蒸汽消毒法、巴氏消毒法和高压蒸汽灭菌法等几种。

煮沸消毒法是采用将被消毒物品放在水中煮沸，一般微生物的营养细胞在100℃的水中经 1~5 分钟即可死亡，而要杀死抗热力大的细菌芽孢或病毒，须煮沸 15 分钟甚至 1~2 小时才有效。如果在水中添加 0.5% 石炭酸或 1%~2% 碳酸钠，可以加速杀死芽孢。碳酸钠还有防止煮沸消毒后的金属器皿生锈的作用。此法适用于一般食品器具、容器、小炊具等小型物品的消毒。

流动蒸汽消毒法是用流动蒸汽通过消毒物品，一般温度约90℃，加热时间为10分钟。目前很多餐饮行业利用炉灶的余热产生蒸汽，通过管道送入餐具消毒柜进行消毒。

巴氏消毒法是因巴斯德氏首先提出应用而得名。此法多对于某些不宜采用高温灭菌的食品，如牛奶、果汁、啤酒等，后来又被推广用于蛋品、蜂蜜等食品的消毒。

高压蒸汽灭菌法是采用水在灭菌器中受热而变成蒸汽，在密闭容器内，蒸汽不能外溢，压力就升高，蒸汽压为 1 千克/平方厘米时，相应的温度即为121.6℃。各种微生物包括具有芽孢的细菌，在这样的蒸汽温度中经 15~20 分钟，可彻底被杀灭。此法适用于不怕高热的物品，如金属器皿、玻璃器皿等。

在同一温度下，湿热灭菌比干热灭菌的效力要高，因为湿热的穿透力比干热要大，微生物中的蛋白质在湿热中易吸收水分，由于蛋白质凝固而杀死微生物。

②辐射灭菌法。电磁波中某些波长的射线，如 X 射线、紫外线、放射线同位素射线、微波等均具有灭菌作用。

紫外线灭菌法是指利用波长在 2000~3000 埃的紫外线灭菌，尤以 2500~2700 埃的灭菌效力最大。用 15 瓦紫外线杀菌灯，距离 50 厘米，照射 1 分钟；或距离 10 厘米，照射 6 秒钟，几乎可以把大肠杆菌、痢疾杆菌、伤寒杆菌全部杀死。紫外线的灭菌机制目前尚未完全明了，但是一般认为紫外线的穿透力不强，灭菌作用仅限于物体表面达到少菌或无菌状态。

微波与无线电波、红外线、可见光、紫外线等都是电磁波，它们之间的区别在于频率不同。通常微波指的是 300 兆赫到 300 千兆赫的电磁波。一般认为微波杀菌的原理是微生物在微波磁场的作用下，由于吸收微波的能量而产生热效应致死，或微波造成的分子加速运动使细胞内部受损致死。微波产生热效应的特点是：加热均匀，热能利用率高，加热时间短等。目前市售的微波炉就是利用其原理制成的一种灭菌工具。

（2）化学消毒法。利用化学消毒剂对餐饮器具进行消毒灭菌，由于消毒剂种类繁多，方法各异，各有其优缺点，故在使用上要掌握其特点、配制和使用方法。

①高锰酸钾是一种强氧化剂。0.1%浓度的高锰酸钾溶液已显示出一定的杀菌作用。4%浓度的高锰酸钾溶液能杀死细菌的繁殖体（结核杆菌除外），对芽孢体来说必须在长时间作用下才能显示出杀菌效果。存在有机物时，高锰酸钾可被还原成二氧化锰而减低杀菌效果。因此，高锰酸钾只适用于已经清洗后的物体表面消毒，如玻璃器皿和新鲜蔬果的表面消毒。但有人研究认为1%的高锰酸钾溶液浸泡叶类蔬菜 15 分钟后，已使蔬菜感官性状改变为不适于食用，同时，经过浸泡 15 分钟后的高锰酸钾溶液浓度已低于0.1%。因此，一般认为应用高锰酸钾作为蔬菜消毒剂还不够理想。

②漂白粉（或漂白粉精片）溶液 $[Ca(ClO)_2]$ 是一种常用的含氯消毒剂，主要成分为次氯酸钙。漂白粉含有效氯为 25%~35%（精片含有效氯约 70%），其杀菌机制目前多认为是以次氯酸作用为主，因为次氯酸钙溶于水可产生次氯酸，次氯酸与菌体蛋白或酶发生氧化作用而使微生物致死；另外也认为是新生氧的作用与氯化作用而达到杀菌的目的。漂白粉在消毒中的使用剂型与用法见表 6-1 所示。

表 6-1　　　　　　　　漂白粉在消毒中使用剂型与方法

消毒对象	剂型、剂量、作用时间、使用方法	
	漂白粉清液	漂白粉精片溶液（每片含氯 0.2 克）
食具（无残余食物）	用 1%~2%溶液浸泡 30 分钟	1 千克水加精片 1 片浸泡 10 分钟
墙壁、门窗、桌面、工具	用 1%~2%溶液浸泡喷雾或洗擦	1 千克水加精片 0.5 片洗擦
污染地面	同上	同上
垃圾、厕所	用 3%溶液喷雾或洗擦	1 千克水加精片 2 片喷雾或洗擦

漂白粉的缺点是：有氯味，性质不稳定，不易长期存放。若含有效氯低于15%或结块潮解，则不能再使用。漂白粉溶液应现配现用，且每隔4小时更换一次。

③过氧乙酸。过氧乙酸消毒剂主要是依靠其强大的氧化能力杀死微生物，它既具有酸的特性，也具有氧化剂的特点，因此其杀菌作用远较一般的酸与过氧化物强。它是无色或淡黄色透明液体，市售过氧乙酸含量为20%。据文献报道，0.001%浓度的过氧乙酸水溶液能在10分钟杀死大肠杆菌，用0.005%浓度的过氧乙酸水溶液，只需5分钟，或用0.01%浓度，仅需2分钟。0.005%浓度的过氧乙酸消毒剂杀死金黄色葡萄球菌需要60分钟，0.01%的浓度只需要2分钟。它由于能迅速地杀死细菌、酵母、霉菌和病毒，所以是一种高效、速效、广谱杀菌剂。它的特性是：易挥发、有刺激性气味、具有腐蚀性，加热或遇各种有机物、金属杂质等，即迅速分解，所以使用范围受到一定限制。在常用消毒浓度为0.2%以下认为对人体无害，过氧乙酸几乎无毒性，它的分解产物是醋酸、过氧化氢、水和氧。使用后，即使不去除，也无残毒遗留。除适用于各种塑料、玻璃器皿、棉布、人造纤维等制品的消毒，还适用于一些食物表面的消毒（如水果、蔬菜和鸡蛋的表面消毒）和地面、墙壁等的消毒，使用时注意以下几点：

第一，配制溶液时应先加水随后倒入药液，避免药液与容器接触发生腐蚀或分解。

第二，成品有腐蚀性，勿触及皮肤、衣物、金属，以免损伤皮肤或损坏物品，如触及可立即用清水冲洗。过氧乙酸供手浸洗消毒时，只能用0.5%以下的低浓度溶液，才不会使皮肤感到有刺激性。

第三，成品勿与其他药品、有机物等混合，最好盛装在塑料容器中冷藏。

第四，使用溶液应每日现用现配，容器加盖。

④"优安净"。"优安净"是问世不久的一种新型洗消液，它的优点是：安全、可靠、操作简单、价格经济。其含有次氯酸钠和十二烷基磺酸钠，是一种去油垢能力很强的洗涤剂，属阴性离子表面活性剂。"优安净"洗消液含有效氯100ppm，1分钟就能杀灭蜡样芽孢杆菌和其他致病微生物（包括肝炎病毒），灭菌率一般在99.9%以上。用"优安净"消毒餐具方法简单，先除去餐具上的残渣，放在洗消液中2~5分钟，再用清水漂洗，控干即可。

⑤氯胺T。氯胺T为白色结晶粉末，溶于水，有效含氯含量为23%~26%，常用的消毒浓度是0.3%，将食具浸泡其中3~5分钟即可达到灭菌效果，由于氯胺T受空气和光的作用而逐渐分解，储存时应加盖密封，避光避热，妥善保存。

⑥新洁而灭。它也是一种毒性低、气味小、无刺激性的消毒剂，市售浓度为5%左右。将它配制成0.2%~0.5%，即1千克水中加入浓度为5%的新洁而灭40~60毫升，对食具、用具等浸泡10分钟，也能达到良好的消毒效果。餐饮具消毒后，要放在清洁的餐柜或架子上干燥备用，不应再用布揩擦，并做好防尘、防蝇工作。取拿餐具时，可拿柄、把手或餐具边缘，避免再受污染。任何一个有缺口的盘子、玻璃杯，或损坏的器皿必须扔掉，因为即使采用有效的洗涤方法，也不能从器皿的破损处除掉细菌。

（二）个人卫生

1. 首先做到"四勤"

"四勤"即勤洗手剪指甲，勤洗澡理发，勤洗衣服被褥，勤换工作服。在勤洗手这一点上应特别强调,工作前、开饭前、大小便后、接触污物后一定要洗手。

2. 严禁在操作时吸烟、严禁随地吐痰

注意这一问题不仅是为了保证食品的卫生质量,而且对提高每个工作人员的素质和气质也是很重要的。

3. 实行"双盘制"

烹饪工作者应注意配菜和烹调(即生料和熟料)实行双盘制。配菜用的盘、碗在原料下锅后应撤掉,换用消毒后的盛器来盛放烹调成熟的菜肴,以免生熟不分导致交叉污染。

4. 品尝口味应讲究卫生

在烹饪操作时,品尝口味应用小碗或汤匙,且尝后余汁不允许倒入锅中。

5. 冷餐切配时应戴口罩

为避免操作者在操作过程中因说话、咳嗽、打喷嚏对菜肴、面点或水果造成污染,操作人员应戴口罩。

6. 生熟分开避免交叉污染

操作中不但要注意生产原料与熟食品分开,而且切记生熟料和熟食的刀、墩、案、抹布等更应严格分开,各用一套,并且还应做到操作场界分明,即设立专门的冷餐间,非本间人员禁止入内。这样才能保证那些切配、摆盘等工艺操作后不再加热的冷餐食物不被污染,这对预防细菌性食物中毒和肠道传染病等具有重要意义,尤其在夏季更应注意这一点。

7. 抹布应经常搓洗,不能一布多用

食品加工及烹饪操作中都离不开抹布,但一定要注意抹布的卫生,要经常洗涤干净,而且要专用,不能混用,以免交叉污染。

8. 妥善处理剩余原料和所用工具

每日操作结束时应该将剩余的原料妥善处理好,对使用的刀、案板、菜墩、汤锅等工具应清刷干净并放于适当位置备用。

9. 要保证操作者身体健康

从事食品工作的工作人员,应当保证不是传染病患者或带菌者,并应定期检查身体,主动接受预防注射。

(三) 环境卫生

1. 场地设置卫生

(1) 地址选择的卫生要求主要包括:

①应远离垃圾场、废渣场、公共厕所、饲养场、屠宰场以及生产有毒物质的厂、矿等有害场所,这对预防食物中毒和传染病有重要意义。

②通风光照良好,空气新鲜。

③要有清洁的水源,充足的水量,并设有合乎卫生要求的洗手设备,且下水道要畅通,不能积废水。

(2) 建筑设计的卫生要求主要包括:

①布局要合理。一般情况下,餐厅占地面积是厨房、辅助间之和,但考虑到餐饮业

机械化程度的提高，应适当增大厨房和辅助间的面积。

②位置和朝向合理。餐厅和厨房应设在光线和通风条件都好的地方，比如南向房间。由于烹饪工作者在操作时困难很多，尤其在冬夏两季其难度是可想而知的，因此，在决定朝向时应首先考虑厨房。

③注意通风换气。无论是自然通风还是人工通风，都应保证足够的换气量，以驱除油烟、蒸汽、人体呼出的气体等不卫生气体，保持室内空气清新。

④采光照明条件要好。充足的光线是提高工作效率和产品质量的重要条件。

2. 厨房的卫生要求

(1) 厨房的布局要合理，使原料到成品的流水作业线不发生交叉污染。总流水线是：原料仓库、初加工、烹调、备餐间、餐厅、食具洗消室。三条分线是：菜肴加工成熟一条线；面点加工成熟一条线；备餐、销售、服务与食具洗消一条线。在结构上保证各线在操作时有条不紊、互不干扰，达到提高工作效率的目的。

(2) 厨房的卫生设施应健全。应设置足够数量的洗手池；灶上应有通风除尘设施；冷藏设备最好有两套，使生、熟分开放置；墙面光滑，地面平整且稍有坡度以便于清洗；下水道口设置合理，避免积污水而影响厨房卫生。

3. 餐厅卫生要求

餐厅卫生包括日常清洁卫生和进食条件卫生两个方面。

(1) 日常清洁卫生，主要清洁桌面、地面、门窗、座椅、墙壁和玻璃等物品。桌面和地面的清洁以及座椅的排列摆布等工作应做到经常化。在顾客用餐过程中，应谨慎地清理顾客剩下的废料，如贝壳、虾皮等，在顾客用餐结束后，才能清扫地面。

(2) 进餐条件卫生。精神因素对人体的正常生理活动有很大影响，而进餐条件的好坏直接影响人的精神状态，从而影响人的摄食和全部营养过程。因此，应提供一个良好的进餐环境给用餐者。

4. 储藏室的卫生要求

烹饪原料的储藏房间应通风、防潮、防湿、防霉变等；原料堆放要合理，以便于室内卫生的清洁工作；应采取适当措施消除苍蝇、蟑螂、老鼠等；储藏室内应避免堆放药物及其他对人体有害的物品；食品添加剂应加标签放置；储藏室的方向朝北为好，最好有避光窗帘，避免食品受光照变质。

5. 冷藏设备的卫生要求

(1) 食品冷藏前应当是新鲜的，取用时应本着先进先出的原则。

(2) 应熟悉原料的性质，掌握其存放的温度和时间，以减少营养素损失并避免因储存温度不适或时间过长而使原料变质。

(3) 注意生熟分开，避免交叉污染。熟食品待凉透后再冷藏，生料应初加工后才能冷藏。

(4) 熟悉原料特点，合理摆放。存放食品时，应堆码整齐，不要乱堆乱放。含水多的原料应放在搁架的下方，含水少的放在上方。摆放物品时不要紧贴蒸发排管，应留有一定空隙，以保证制冷效果。

(5) 冷藏设备中应严禁存放药品和杂物，以防止污染和发生差错，出现事故。

(6) 定期洗刷消毒，保持室内环境卫生。冷藏设备并不是"保险柜"，尤其在夏天随着开启柜门或库门会带入一些微生物，再加上天热温差大，制冷效果差和有食品作为良好的培养基（冰箱中主要是嗜冷性微生物）等条件，很易引起食品变质，所以对冷藏设备应定期清洗。夏季约每隔半个月彻底清洗一次，冬季约每隔一个月清洗一次。

（四）食品生产经营卫生

1. 食品生产的卫生管理

食品在生产过程中，从原料到成品涉及多个环节，每个环节管理不好都可使食品质量受到影响，因此应对各个环节加强管理，以保证食品的卫生质量。

(1) 原料应符合卫生要求。要使成品符合卫生要求，首先就应保证原料的质量，所以不能使用不新鲜或已变质的原料。加工中要求加食品添加剂或食品强化剂的，一定要符合卫生标准。

(2) 生产设备应符合卫生要求。在食品加工过程中，所使用的工具、容器、机械等与食品密切接触，对食品的卫生质量也有关系。因此，除应注意保持生产设备日常的清洁卫生外，还应注意其原材料不应影响食品的色、香、味及营养成分，而且对人体无害。

(3) 操作人员应注意个人卫生。操作者讲究卫生是保证食品卫生质量的重要环节。操作人员除应按照各种食品的工艺要求认真操作外，还应注意一些在本章中讨论的具体的个人卫生问题。

2. 食品储藏的卫生管理

(1) 温度、湿度要求。食品储存时，应根据其不同性质适当控制温湿度，但一般以较低温度和湿度为宜。含水分少的食品如米、面、豆类、奶粉等，其存放环境的相对湿度应在70%左右；含水分多的食品的适宜湿度一般在90%左右。

(2) 食品的堆放原则。大量的食品存放要注意食品之间、食品与墙壁之间留有足够的间隙，不可过分密集。各类物品应分类存放，如食品与非食品、成品与半成品、短期存放与长期存放、有异味与易吸收气味的等各类情况不能混杂，并应定期对库存食品的卫生质量进行检查。

(3) 仓库的清洁卫生制度。食品的存放环境要保持高度的清洁状态，以避免灰尘或异物的污染。应加强食品卫生质量的检查，制定食品出入库的检验制度，变质食品不能入库。搬运食品入库时，工人要穿工作服，避免践踏食品，必要时应有专用靴鞋。应定期进行仓库的清洁和消毒工作，除臭时，可先将食品搬出，用 2 千克/立方厘米的臭氧量充入库内 0.5~1 小时，效果较好。另外，还要采取措施，彻底消灭害虫和鼠类，以保证仓库的清洁卫生。

3. 食品运输卫生管理

食品在运输过程中，也应注意防止污染和变质，所以应根据其性质采取相应措施。如运输易腐食品时应在低温或冷藏且有良好的排除冰水的设备下进行，以免污水污染食品；运输活禽、活畜时要避免拥挤并注意供给足够的饮水及饲料；生食品与熟食品、食品与非食品、易于吸收气味的食品与有特殊气味的食品应分别装运等。运输食品的车辆和船舱等也应严格执行清洗消毒制度。

4. 食品销售的卫生管理

食品在销售过程中受污染的机会较多，因此，销售食品的地址应远离垃圾等脏物堆放的场所，且适度远离车辆疾驶、尘土飞扬的公路。食品销售人员应遵守污水制度，改掉不卫生习惯，不用不卫生的材料包装食品，不用手拿食品，尤其不能用接触货币的手接触食品，提倡工具销售，使食品与货币分开，以减少病原体的传染机会。

5. 食品的"分餐制"管理

分餐制是指服务人员或消费者通过使用公用餐具分配菜点，用餐者各自使用个人的餐具进食的就餐方式。分餐包括自助餐、快餐、盒饭、食堂打饭等，是相对于宴会、聚餐、在家吃饭等"合餐"形式而言。从经营者角度讲，分餐是一种服务方式，是经营者提供的一种有偿服务，按消费者要求提供。按菜式、消费者要求的不同可由厨师在厨房分、服务员在调理台分或服务员在餐桌上分；而为就餐者提供公筷、公勺，则是消费者和经营者互动的就餐方式。

分餐制首先是安全、健康、卫生的用餐方式，其形式也可以多种多样。根据餐饮企业不同的业态和规模，分餐制形式包括服务员在餐桌分餐、上菜前分餐、自助餐、摆放公筷、公勺和一人一份的用餐方式等；其次，分餐制可以预防、减少各种疾病的交叉感染机会。有数据表明，实行分餐制能使疾病的感染率由合餐制的42%降为17%。最后，分餐制还可以减少餐饮浪费现象的发生，使全国餐饮业每年节约粮食和农副产品约100亿元，实现可持续发展。

（1）分餐制的主要形式：

①厨师分餐。厨师在厨房将制作的菜点成品按每客一份分配，由服务员送给每位就餐者进食。

②服务员分餐。餐厅服务人员在调理台或餐桌上将菜点成品按每人一份分配给每位就餐者进食。

③就餐者自行分餐。就餐者通过使用公筷、公勺等公用餐具分取菜点成品，再用各自的餐具进食。自助餐和套餐属于分餐制范畴。

（2）相关要求：

①餐饮企业应为每位就餐者提供符合卫生要求的独立餐具，包括筷子、刀叉、餐勺、餐碟、餐碗等。

②每个餐桌上要配备公筷、公勺，公筷、公勺要区别于就餐者的餐具。

③实行就餐者自行分餐，要做到上桌的每道菜、点心、汤都要配备分餐餐具。

④餐饮企业均应实行分餐制，分餐时可根据企业情况和就餐者的要求采用不同的分餐形式。

⑤要加强对服务人员分餐技术的培训和指导。

☞ 知识链接

地沟油及其危害

通俗地讲，地沟油可分为以下几类：一是狭义的地沟油，即将下水道中的油腻漂浮物或者宾馆、酒楼的剩饭、剩菜（通称泔水）经过简单加工、提炼出的油；二是劣质猪肉、猪内脏、猪皮加工以及提炼后产出的油;三是用于油炸食品的油使用次数超过规定后,再被重复使用或往其中添加一些新油后重新使用的油。

地沟油是质量极差、极不卫生,过氧化值、酸价、水分严重超标的非食用油。它含有毒素,流向江河会造成水体营养化,一旦食用,则会破坏白血球和消化道黏膜,引起食物中毒,甚至致癌。"过菜油"之一的炸货油在高温状态下长期反复使用,与空气中的氧接触,发生水解、氧化、聚合等复杂反应,使油黏度增加,色泽加深,过氧化值升高,并产生一些挥发物及醛、酮、内酯等有刺激性气味的物质,这些物质具有致癌作用。"泔水油"中的主要危害物——黄曲霉素的毒性,根据医学研究称是砒霜的100倍。

(1)"地沟油"会导致消化不良。在炼制"地沟油"的过程中,动植物油经污染后发生酸败、氧化和分解等一系列化学变化,产生对人体有重毒性的物质;砷就是其中的一种,人一旦食用含砷量巨大的"地沟油"后,会引起消化不良、头痛、头晕、失眠、乏力、肝区不适等症状。

(2)"地沟油"会导致腹泻。"地沟油"的制作过程注定了它的不卫生,其中含有的大量细菌、真菌等有害微生物一旦进入人的肠道,轻者会引发人们腹泻,重者则会引起人们恶心、呕吐等一系列肠胃疾病。

(3)"地沟油"会引发强烈腹痛。"地沟油"中混有大量污水、垃圾和洗涤剂,经过地下作坊的露天提炼,根本无法除去细菌和有害化学成分。所有"地沟油"的含铅量严重超标,是个不争的事实,而食用了含铅量超标的"地沟油"做成的食品,则会引起剧烈腹绞痛、贫血、中毒性肝病等症状。

(4)"地沟油"可导致胃癌、肠癌。令人作呕的炼制过程,是地沟油毒素滋生的原因。泔水中含有黄曲霉素、苯并芘,这两种毒素都是致癌物质,可以导致胃癌、肠癌、肾癌及乳腺、卵巢、小肠等部位癌肿。

专家提醒广大的消费者,一旦在饭店、大排档或小摊贩处进食后出现腹痛、恶心、呕吐等症状,一定要在第一时间内到医院进行救治,以免对身体造成更大的伤害。

资料来源:http://www.tech-food.com/news/2011-7-1/n0559233.htm。

思考题

1. 我国食品安全主要存在哪些问题?
2. 解决我国食品安全问题应采取哪些具体措施?
3. 市场上粮油制品的安全问题有哪些?
4. 转基因食品可以安全地消费吗?
5. 什么是食品标准?国家制定相应的食品标准有何指导意义?
6. 我国食品卫生监督管理制度包括哪些内容?
7. 我国食品卫生许可有哪些形式?
8. 结合实际,应如何加强餐饮行业卫生管理?
9. 常用的化学消毒法有哪些?
10. 餐饮行业个人卫生应注意哪些方面?
11. 我国餐饮业为什么提倡分餐制?

参考文献

1. 凌强. 现代饭店食品营养与卫生控制. 北京：旅游教育出版社，2009.
2. 凌强，田克勤. 食品营养与卫生（第二版）. 大连：东北财经大学出版社，2002.
3. 陈春明，葛可佑. 中国膳食营养指导. 北京：华夏出版社，2000.
4. ［日］石分俊治著，永春等译. 漫话功能性食品. 北京：科学出版社，1998.
5. ［美］乔依·保尔著，尤红等译. 精明饮食. 沈阳：辽宁教育出版社，2000.
6. 俞永明等. 说茶饮茶. 北京：金盾出版社，2000.
7. 任顺成. 食品营养与卫生. 北京：中国轻工业出版社，2011.
8. 温继勇. 食品营养与卫生（第二版）. 大连：东北财经大学出版社，2000.
9. 费宏伟. 营养与食品卫生. 长春：吉林摄影出版社，2003.
10. 王尔茂. 食品营养与卫生. 北京：科学出版社，2004.
11. 吴永宁. 现代食品安全科学. 北京：化学工业出版社，2003.
12. 中国营养学会. 中国居民膳食营养素参考摄入量. 北

京：中国轻工业出版社，2000.

13. 薛建平．食物营养与健康．合肥：中国科学技术大学出版社，2002.
14. 刘志诚，于守洋．营养与食品卫生科学．北京：人民卫生出版社，1984.
15. 武汉医学院．营养与食品卫生学．北京：人民卫生出版社，1985.
16. 纵伟．食品卫生学．北京：中国轻工业出版社，2011.
17. 顾奎琴．家庭营养大全．北京：中国人民大学出版社，1990.
18. 国家旅游局人教司．营养与食品卫生．北京：旅游教育出版社，2004.
19. 钟耀广．食品安全学．北京：化学工业出版社，2010.
20. 凌强．现代饭店食品营养与卫生控制．大连：东北财经大学出版社，2001.
21. 食品科学网：http：//www.chnfood.cn/
22. 中国营养产业网：http：//www.yingyang123.com/index.asp
23. 中国营养学会网：http：//www.cnsoc.org/
24. 中华人民共和国卫生部网：http：//www.moh.gov.cn/
25. 中国食品卫生安全网：http：//www.ccpss.com/index.asp
26. 国家食品质量安全网：http：//www.nfqs.com.cn/index.asp

全国高职高专旅游管理专业系列规划教材

旅游学概论

旅游市场营销

旅游法规

中国旅游地理（第二版）

旅游社交礼仪

导游英语（第二版）

饭店英语

导游日语（第二版）

饭店日语（第二版）

现代饭店管理（第二版）

前厅客房服务与管理

食品营养与卫生（第二版）

酒水与酒吧管理

餐饮服务与管理

欢迎广大教师和读者就系列教材的内容、结构、设计以及使用情况等，提出您宝贵的意见、建议和要求，我们将为您提供优质的售后服务。

联系人：柴　艺　　E-mail: charcoalchai@126.com

武汉大学出版社（全国优秀出版社）